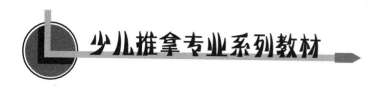

少儿推拿专业系列教材

总主编　孙德仁

少儿推拿功法学

（供针灸推拿、康复保健、中医儿科、中医骨伤专业用）

主　审　孙德仁

主　编　王建红　王秋生

全国百佳图书出版单位

中国中医药出版社

·北　京·

图书在版编目（CIP）数据

少儿推拿功法学 / 王建红 , 王秋生主编 . -- 北京：
中国中医药出版社 , 2024.4
少儿推拿专业系列教材
ISBN 978-7-5132-8559-9

Ⅰ . ①少… Ⅱ . ①王… ②王… Ⅲ . ①小儿疾病—推
拿—教材 Ⅳ . ① R244.1

中国国家版本馆 CIP 数据核字 (2023) 第 223446 号

中国中医药出版社出版

北京经济技术开发区科创十三街 31 号院二区 8 号楼
邮政编码   100176
传真   010-64405721
河北品睿印刷有限公司印刷
各地新华书店经销

开本 787×1092   1/16   印张 18.5   字数 444 千字
2024 年 4 月第 1 版   2024 年 4 月第 1 次印刷
书号   ISBN 978-7-5132-8559-9

定价   74.00 元
网址   www.cptcm.com

服 务 热 线   010-64405510
购 书 热 线   010-89535836
维 权 打 假   010-64405753

微信服务号   zgzyycbs
微商城网址   https：//kdt.im/LIdUGr
官 方 微 博   http：//e.weibo.com/cptcm
天猫旗舰店网址   https：//zgzyycbs.tmall.com

如有印装质量问题请与本社出版部联系（010-64405510）

《少儿推拿功法学》编委会

前　言

　　医学的目的是使人健康，而不是给人找病治病。中医的一大特色就是保健，即所谓"上医医未病之病，中医医欲病之病，下医医已病之病"，注重保健则可"不战而屈人之兵"，就可以不得病，少得病，即使得病了也会很快康复。作为中医学一个重要分支的少儿推拿养生保健调理，正是传承了这一重要理念并服务于少儿健康的，少儿推拿是造福千百万儿童的神圣事业。

　　少儿推拿源于小儿推拿。随着时代的变迁，社会的进步，医疗模式的转变，小儿推拿由医疗领域进入了"治未病"的养生保健领域，扩大了服务的范围和适应证。2009 年在中华中医药学会主办的全国首次小儿推拿学术沙龙上，孙德仁主任医师提出了"少儿推拿"这个概念，与会专家达成共识。2010 年由国家中医药管理局立项、山西省运城中医小儿推拿学校起草、中华中医药学会颁布实施的《中医养生保健技术操作规范·少儿推拿》正式规范了"少儿推拿"的概念。

　　少儿推拿是以中医理论为指导，辨证施治为原则，辅以中药草本药油，运用手法技巧于少儿体表特定部位或穴位之上，疏通经络，调和气血，平衡阴阳，扶助人体正气，改善机体的内部环境，调节脏腑器官生理功能，促进少儿健康生长发育，增强抗病能力，保健身体及防治少儿亚健康和疾病的一门学科。少儿推拿建立在中医儿科学和中医推拿按摩学的基础之上，是中医学的一个重要分支。

　　明代的周岳甫在其著作《小儿推拿秘诀》中充分肯定了少儿推拿的效果："其去轻病，如汤之泼雪；其去重病，如笤之拂尘，渐次亦净。用药犹有差池，而推拿毫无差池。"翻译成现代语言就是：应用少儿推拿治疗较轻的疾病，如同热水泼洒在雪上，可谓立竿见影；应用少儿推拿治疗较重的疾病，就好比用笤帚清扫灰尘，虽然稍慢，但逐渐也能见效。如果说用药物保健身体或治疗疾病还可能会有意外或失误的话，应用推拿一般是不会有问题的。由此可见，少儿推拿操作方法安全，防治效果显著，是真正的绿色疗法。

　　少儿推拿疗法是一个节约资源、绿色环保的健康工程。少儿推拿是一种单纯的手法操作，可以在家庭环境中操作，少儿容易接受，能消除少儿在疾病治疗过程中的恐惧心理。在实施推拿操作过程中少儿没有任何痛苦感，甚至感到是一种享受，使少儿在轻松愉快甚至是游戏之中恢复和保持健康，避免了家长"是药三分毒"的担心，完全符合当今医学界推崇的"无创伤医学"和"自然疗法"的要求。

　　为适应新时期大卫生的根本要求，党和国家站在历史和时代发展的战略高度，提出了医疗卫生工作的"战略前移"。此前移就是抓预防、"治未病"，真正贯彻"预防为主"的方针，它包括了思想观念前移、经费投入前移、研究内容重点前移等内容，改变了传统的"重治疗、轻预防"的思想观念。这一政策的实施也将给我国中医药事业带来深刻影响。

那种认为养生保健是老年人的事，孩子只要吃好穿好，没有什么养生问题，是一个认识的误区。在人的一生中，少儿期的生长发育变化是最为显著、最具特点的。少儿养生保健不仅重要而且非常必要，它决定着孩子一生的健康。少儿推拿就是根据孩子成长的不同年龄阶段的生理、病理特点，有针对性地进行养生保健调理，真正实现健康养生从孩子抓起。

利用少儿推拿养生保健技术来调整少儿健康状态有着悠久的历史和广泛的医疗实践基础，越来越受到家长和医务人员的重视。

少儿推拿之生命在临床，临床之关键在疗效。如何提高少儿推拿的养生保健治疗效果，做到一旦临证，机触于外，巧生于内，法从手出，手随心转，手到意到，意到气到，气到功到，手到而病除？精准的辨证和熟练的技术手法是必不可少的条件。而精准的辨证和熟练的技术手法，则建立在认真学习、理解和掌握中医学基础、中医儿科学基础、经络腧穴学、推拿手法学等相关基础学科知识之上。唯有如此，才能学好少儿推拿，准确辨证施治，为少儿的健康成长提供优质服务。

少儿推拿已经有几千年的历史，为少儿的健康成长和少儿疾病的预防和治疗做出了巨大的贡献。但几千年来，少儿推拿的教学还是停留在师带徒或在家庭内部父传子的传统方式上。目前，少儿推拿的服务整体水平低下，少儿推拿服务手段缺乏规范，少儿推拿服务管理整体混乱，少儿推拿的专业人才严重匮乏，特别是少儿推拿专业人才的数量匮乏和质量低下已经成为制约少儿推拿养生保健调理事业发展的瓶颈。

为使大家更好地学习和掌握少儿推拿的理论和技术手法，提高少儿推拿的教学、实践和科研水平，造就更多的少儿推拿养生保健调理技术人才，推广普及少儿推拿事业，让更多的少儿享受少儿推拿养生保健服务，全面提高少儿健康水平，使他们不得病、少得病，即使得病了也容易康复，作为全国唯一的以教授少儿推拿为专业的中等专业技术学校——山西省运城中医小儿推拿学校，在国家中医药管理局以及中和亚健康服务中心的指导和帮助下，邀请全国知名儿科专家和推拿大师，从教材规划、编写大纲审定、教材质量的最后审查都进行了严肃、认真的工作。根据学校20年教学经验和学生素质特点，在参考大量文献资料的基础上，转益多师是吾师，转益他法为吾法，兼收并取国内专家、学者之所长，在继承传统理论的基础上，择优吸收现代研究成果，编写了这套"少儿推拿专业系列教材"，包括《少儿推拿中医学基础》《少儿推拿中医儿科学基础》《少儿推拿中医诊断学基础》《少儿推拿解剖生理学基础》《少儿推拿中药方剂学》《少儿推拿经络腧穴学》《少儿推拿手法学》《少儿推拿治疗学》《少儿推拿辅助调理》《少儿亚健康推拿调理》《少儿心理行为异常推拿调理》《少儿筋骨异常推拿调理》《少儿五官功能异常推拿调理》和《少儿推拿功法学》。

本系列教材以养生保健调理为中心，以少儿推拿为特色，以中医学理论为基础，结合现代医学知识和科学技术手段，注重启迪学生的思维和实践能力的培养，以培养少儿推拿调理师所必备的基础知识和能力为主要目的，重在提升少儿推拿调理师的服务水平，注重教材的基础性、实用性和全面性，为有志于学习、推广、普及少儿推拿事业的社会各界人士提供一个学习平台，开辟一条通往成才的道路，使他们用有所学，学以致用。愿天下每个孩子都能享受到少儿推拿的佑护。

由于少儿推拿养生保健调理体系的研究是一项全新的工作，且"少儿推拿专业系列教材"为首次编写，虽经编写人员的共同努力，但仍有许多不尽如人意之处，真诚希望各位学员及专家、学者多提宝贵意见，我们将在今后的教学、临床、科研中，对本系列教材不断修订，不断增加新知识、新观点、新内容，使之更加丰富和完善。

"少儿推拿专业系列教材"编委会

2012 年 7 月

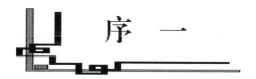

序 一

在山西运城有一所全国唯一的中医小儿推拿学校。该校自1992年创办至今，二十年中培养了数千名少儿推拿专业的学生。该校实施教学、临床、科研三结合的教育模式，突出实践教学，注重技能培养，学生动手能力强，很受用人单位的欢迎和好评。目前，该学校办学规模不断扩大，得到了社会广泛赞誉。

当今社会十分注重学历和文凭，一所中专学校能发展到今天，很重要的一点是这所学校有一位真正热爱中医专业的领头人——校长孙德仁。他1983年从山西中医学院毕业后便一直从事儿科工作，在临床他亲眼目睹了少儿服药和打针的痛苦和不便，同时也发现少儿推拿不仅效果好，而且运用十分方便，容易推广。为此，他潜心钻研少儿推拿理论，虚心向名医名家学习推拿技巧，通过自己的努力终于成为一名很有名望的少儿推拿专家。不仅如此，他深知继承发扬中医事业不能单靠一个人或一代人，而是要靠代代传承，靠团队的力量。于是他多方筹措资金，克服种种困难，在运城开办了全国唯一的一所小儿推拿学校，并且二十年始终如一地从事少儿推拿教学、临床、科研工作，取得了丰硕的成果。

在办校过程中，孙德仁校长不仅身体力行，还带领学校的专家团队共同探索，努力办出学校自己的特色。这就是以少儿推拿"治未病"为发展方向，重点培养学生的推拿保健调理技术。孙德仁校长带领他的团队先后完成了《中医养生保健技术操作规范·少儿推拿》和《亚健康服务规范·少儿推拿调理》的编写工作，在全国产生了较大的影响。

在取得成绩的同时，他们不满足于现状，不断追求。为了进一步提高教学质量，为社会培养更多高质量技术型人才，近年来在原有校内教材的基础上，孙德仁校长带领他的团队编写了一套更加规范的少儿推拿专业系列教材。这套教材不仅反映了他们20年来教学的丰富经验，而且得到了全国有关知名专家的悉心指导，使得少儿推拿专业系列教材在权威性、实用性、适用性上达到了更高的层次，能全面反映具有中医特色的少儿推拿疗法的内涵。

欲穷千里目，更上一层楼！希望他们继续努力，把学校办成一个传承中医少儿推拿技术的基地，办出一个有他们自己特点的文化品牌。得知教材即将付梓，乐为之序！

金义成

二〇一二年十一月八日

（金义成，著名儿科推拿专家，《海派儿科推拿》主编，原上海中医学院推拿系儿科推拿教研室主任）

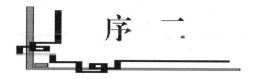

序 二

少儿推拿学是中医学的一个组成部分，有着悠久的历史，是我国历代医家为保证儿童健康、防治少儿疾病的经验积累和理论升华，至今已形成一套在中医基本理论指导下具有独特专科临床体系的中医学科。

推拿古称按摩，远在战国时期，按摩在医疗中就被广泛应用，《史记》中就记载了名医扁鹊运用按摩、针灸成功抢救虢太子的尸厥病。我国第一部按摩专著《黄帝岐伯按摩十卷》（已佚）据考证也是秦汉时期著成的。魏晋至隋唐，推拿按摩更为发展，已有按摩专科，并设立按摩博士、按摩师，于"太医署"内教授按摩。隋唐时期已有膏摩疗法用以保健和防治少儿疾病。唐《备急千金要方》云："小儿虽无病，早起常用膏摩囟上及手足心，甚避风寒。"又云："治小儿夜啼，以小儿母手掩脐中，亦以摩儿头及脊，验。"从晚唐始，我国的按摩疗法已开始传入朝鲜、日本、法国，并流向世界，至今按摩在印度和西欧国家医学中仍被作为独立学科而得到重视。据考证，现在法语的"马沙适"就是根据唐朝称按摩为"摩沙"的译音。

宋代以后，推拿学得到进一步的发展，并且由经验积累上升为理论体系。至明代则完整地形成了少儿推拿学科的独立体系。如收集在《针灸大成》内的《保婴神术按摩经》是我国现存最早的少儿推拿专著，称按摩为推拿亦是从此书开始的。此后，涌现了一大批少儿推拿专著，如《小儿推拿方脉活婴秘旨全书》《小儿推拿秘诀》等。清代熊应雄的《小儿推拿广意》、骆潜庵的《幼科推拿秘书》、夏云集的《保赤推拿法》以及张筱衫的《厘正按摩要术》等是最具代表性的少儿推拿专著，影响很大，流传甚广。

在党的中医政策指引下，少儿推拿专科得到前所未有的发展。山西省运城中医小儿推拿学校作为我国第一所专门培养少儿推拿人才的专科学校应运而生。校长孙德仁主任医师带领该校专业人员认真开展教学、临床、科研工作，为我国少儿推拿人才的培养付出了辛勤的劳动、作出了突出贡献。通过20多年来的教学、临床实践，总结摸索出了培养中医少儿推拿人才的教学模式与系列教材。这套教材包括:《少儿推拿中医学基础》《少儿推拿中医儿科学基础》《少儿推拿中医诊断学基础》《少儿推拿解剖生理学基础》《少儿推拿中药方剂学》《少儿推拿经络腧穴学》《少儿推拿手法学》《少儿推拿治疗学》《少儿推拿辅助调理》《少儿亚健康推拿调理》《少儿心理行为异常推拿调理》《少儿筋骨异常推拿调理》《少儿五官功能异常推拿调理》和《少儿推拿功法学》，是一套比较系统、完整的中等职业少儿推拿专业教科书。我们还高兴地看到，该校在 2010 年开展的由国家中医药管理局委托的"中医养生保健技术操作规范·少儿推拿"课题已通过专家鉴定，该操作规范并已作为国家标准在全国颁布实施。我们相信，这套少儿推拿专业系列教材将在教学实践中不断改进、不断丰富，必将为我国培养中医少儿推拿人才作出贡献。

朱锦善

2012 年 8 月 6 日

（朱锦善，著名中医儿科学家，中华中医药学会儿科分会副会长，全国中医药高等教育学会儿科学会常务副理事长）

编写说明

　　《少儿推拿功法学》是研究少儿推拿功法的基本理论、基础知识、锻炼原则、锻炼方法、作用原理和临床应用规律的一部实用技术教材，是"少儿推拿专业系列教材"的重要组成部分。少儿推拿功法以增强少儿推拿调理师身体素质，提高手法技能和调理效果为目的，具有强健体魄、预防保健、康复理疗的作用，是少儿推拿理论与实践不可或缺的内容。

　　本教材共分七章，系统介绍了功法的历史沿革，功法的基础理论、基础知识，包括功法的分类、练功原则、练功方法、练功中的效应反应，以及功法作用的现代研究；选用六字诀、八段锦、易筋经、少林内功、太极功法、五禽戏、气功及器械锻炼等练功方法，使外部肌肉骨骼的锻炼与内部的意识、呼吸相配合，从身心两方面对少儿推拿调理师进行有益的训练，为提高手法技能与临证推拿调理效果打下坚实的基础。

　　手法是推拿的精髓，功法是手法的灵魂。我们相信把功法与手法有机地结合起来，一定会达到"一旦临证，机触于外，巧生于内，手随心转，法从手出"，以及"手到意到，意到气到，气到功到，功到病除"的目标。

　　少儿推拿功法是长期正确练习与临证实践的积累，是少儿推拿调理师必须掌握的一门专业技能。本教材注重基础性、全面性、科学性、指导性和实用性，深入浅出，力求实现易学、易懂、易掌握。本教材采撷了多版中医药院校本科、专科教材的部分内容和同道的科研及临床成果。在此，谨对各位专家、学者、主编及出版社表示衷心的感谢和敬意。

　　因水平有限，疏漏不足之处在所难免，敬请各位同道及学员多提宝贵意见，以便再版时修订提高。

《少儿推拿功法学》编委会

2023 年 10 月

目 录
CONTENTS

第一章 绪论

第一节 少儿推拿功法学基本概念

少儿推拿功法学是以中医学理论为指导，结合少儿生理病理特点，研究推拿功法的基本理论、基础知识、作用原理、技术要求、练功方法和临床应用的一门基础学科，是少儿推拿学科的重要组成部分。"功"指功夫，包括功底、功时、功力等要素。功底是一个人的悟性与练功素质；功时是指练功时间的累积；功力是练功的效果。"法"为练功方法与原则，主要有徒手练功法、器械练功法、武术练功法及医疗练功法等。总之，少儿推拿功法就是通过各种特定的功法锻炼，达到增强少儿推拿调理师自身身体素质，提高手法技能和临床调理效果的目的。少儿推拿功法是少儿推拿调理师必须掌握的专业技能之一。俗话说"练拳不练功，到老一场空"，对于少儿推拿而言也是一样，"推拿不练功，到老一场空"。

第二节 少儿推拿功法学的内容、任务与研究范围

少儿推拿功法学的主要内容是研究少儿推拿功法的基本理论、基础知识、作用原理、技术要求、练功方法及临床应用，探讨少儿推拿功法、手法与临床的有机联系以及少儿推拿功法练习对少儿局部组织与整体的影响。其主要任务是如何应用传统功法，增强少儿推拿调理师的臂力、臂力、指力、腰腿力量及运用手法的功力、耐力、柔力、巧力和动作的灵活性、协调性。通过自身长期的功法锻炼，激发人体的潜能，从而提高推拿的临床调理效果。

少儿推拿功法学的服务对象是已经从事少儿推拿和准备从事少儿推拿的工作人员，少儿推拿的服务对象是少儿，因此一切关于儿童科学乃至生命科学的研究成果，都是值得我们学习和借鉴的。少儿推拿功法学也应主动适应现代康复医学的发展，使功法最终成为现代康复医学中一种重要技能。随着现代科学的新技术、新方法逐渐被应用到生物学、心理学、行为医学、运动医学、康复医学、脑科学、免疫学等学科中，生命科学得到空前的发展。因此，少儿推拿功法学也要从这些学科中汲取营养，借鉴其中的新技术、新方法来指导功法练习，提高功法练习的水平，更好地为少儿健康服务。

总之，少儿推拿功法学是前人留下的宝贵经验和智慧，我们应在继承的基础上守正创

新，随着时代的发展而汲取新的营养，并且不断构建完整的学科体系，使少儿推拿学科始终充满活力。

第三节　少儿推拿功法与推拿手法的关系

少儿推拿功法学与少儿推拿手法学共同构成了少儿推拿学科的基本技能部分。在古代，二者不分主次。《黄帝内经》云："中央者，其地平以湿，天地所以生万物也众，其民食杂而不劳，故其病多痿厥寒热，其治宜导引按跷。"古时把"导引""按跷"作为治疗疾病的主要手段之一，反映出导引与按跷不分家，这种情况一直延至宋代。唐·孙思邈《备急千金要方》中记载"导引按摩"的方法，如"老子按摩法""天竺国按摩法"，都说明功法和手法在古代被广泛综合地应用于治病和强身之中。直到宋代，手法与功法作为两种不同的治疗调理方法而各自发展，形成两门学科，但作为少儿推拿工作者，则需将功法与手法有机地结合应用。

少儿推拿功法是少儿推拿手法的基础，少儿推拿手法是少儿推拿治疗调理的手段。推拿手法的学习，不仅要把握手法的外观动作结构，更重要的是注重手法的内在力道，即意、气、力。手法操作不是蛮力而是柔力、巧力，即"轻、快、柔、实"。即便是体质强壮的少儿推拿调理师，也需要通过后天的锻炼完成内劲的修炼。内劲，是意识、技巧动作和力的有机结合，单靠手法操作技巧的练习、力量的练习是达不到的，必须通过推拿功法练习，内外兼修才能实现。尤其对于推拿初学者而言，功法的学习和锻炼尤为重要，学好功法就能够为手法学习打下坚实的体能、力量和身体平衡协调等基础。只有深厚的功法锻炼功夫，才能很好地使手法持久、有力、均匀、柔和、深透，最终达到提高推拿调理效果之目的。如少林内功中"前推八匹马""倒拉九头牛"等动作的训练，明显增强练功者的肌肉力量，这有助于振法、抖法等手法的学习和运用；通过较长时间练习易筋经"三盘落地""卧虎扑食"动作可以增强肌肉的耐力，这是保持手法持久性和连贯性的基础；而站桩功、八段锦等功法的锻炼，则是通过锻炼内气，使气到意到、意到力到，关节灵活适度，身体平衡协调，做到用力不僵、不顶、不脱、不拙，是保持手法均匀和缓、舒适有力、刚柔相济的基础。由此可见，推拿功法所锻炼的功力直接影响着推拿手法的疗效。"工欲善其事，必先利其器"，其"事"是少儿推拿手法，其"器"是少儿推拿功法。只有练好功法，方能更好地发挥推拿手法的作用。所以说，功法是手法的基础。

长期的推拿功法与手法相结合训练，不仅可以增强少儿推拿调理师的体能，而且功力不会退化。按照练功姿势练习手法，或临床治疗调理保持练功的架势及其与手法相对应的身法、步法，如㨰法、推法、揉法、按法等诸多手法的临床操作，均要求在一定的档势下进行。由此可见，手法必须与功法相结合，两者相辅相成，从而实现一旦临证，机触于外，巧生于内，手随心转，法从手出，手到病除之目标。

第四节　少儿推拿功法学的学习方法

　　功法练习绝非一日之功，不会一蹴而就。少儿推拿功法需要长期锻炼，循序渐进，反复体会，要有恒心和毅力，还要有一定的悟性。"长期"是指需要长时间不断地练习。功夫是随着练功时间的积累而逐步凸显出来的，应具有"只管攀登，莫问山高"的精神，才能使功夫由小到大，由微至著，才会功到自然成。切忌练练停停、停停练练，三天打鱼两天晒网；或朝三暮四，盲目改换功法；甚至异想天开，追求所谓的神功异术，那么即使有再好的悟性也练不成功夫，也达不到练功效果。

　　古今练功家都强调"悟性"的重要性。"悟性"指的是人们在练功过程中对功法的感悟与思考方式，这种悟性在练功中能起到一定的作用。功法练习的理论源于练功实践，是对练功者身心体验和境界的描述、分析与总结。倘若仅学习功法理论而没有自身的功法锻炼，那么对其理论的把握只能停留在空洞的字句和概念上。所以，只有具备了实际的练功体验，才能真正理解功法理论的内涵所在。因此，理论要熟练掌握，反复体会，反复琢磨，还要坚持不懈地练功实践，反复磨炼，理论与实践相结合，才会相互促进，提高临床疗效。

第五节　推拿功法学发展简史

　　推拿功法起源于生活，通过古时的角斗、仿生、舞蹈等逐渐演变而成。

一、远古时期

　　据史书记载，推拿功法最早产生于公元前 3000 年至公元前 2000 年的新石器时代。当时的人们在采集食物、捕鱼、狩猎等生产过程中会有行走、跑步、跳跃、投掷、攀登、游水、角斗等活动，有时为了缓解身上的病痛会进行自我保健按摩或由他人进行推拿，平日也会通过各种舞蹈动作丰富生活。久而久之，这些生活中的古老方法，逐渐演变为一种有意识的自我保健锻炼功法，而源自这些古老自我保健锻炼功法的有"吐纳""导引""行气"等。"吐纳"就是对身体进行呼吸调整；"导引"是把躯体运动与呼吸融为一体的锻炼；"行气"是以意念配合呼吸，靠意念想象"气"沿周身经络运行的练习。

　　早期功法以仿生舞蹈的形式出现，《吕氏春秋·古乐篇》记载："昔陶唐氏之始，阴多滞伏而湛积，水道壅塞，不行其原，民气郁阏而滞着，筋骨瑟缩不达，故作为舞以宣导之。"这种"舞"的基本作用是宣达腠理，适用于风寒湿所致的各种病症。经过不断实践，早期的原始气功形式逐渐演变为"挢引案扤""移精变气"。据《史记·扁鹊仓公列传》记载，上古名医俞跗擅长应用挢引、案扤疗法。由此可见在黄帝时代，功法就已经独立地应用于医疗保健。

二、先秦时期

这一时期各学派都开始研究养生之道。医家扁鹊、道家老庄、儒家孔孟、杂家吕不韦等对于导引吐纳、强身祛病皆有论述，其中的"坐忘法""吐纳法"等都受到了各方重视。

我国现存最早的医学经典著作《黄帝内经》中记载："往古人居禽兽之间，动作以避寒，阴居以避暑。"（《素问·移精变气论》）这里所说的"动作"应该是指功法最早的雏形导引，可起到防病保健的作用。"中央者，其地平以湿，天地所以生万物也众。其民食杂而不劳，故其病多痿厥寒热，其治宜导引按跷，故导引按跷者，亦从中央出也。"（《素问·异法方宜论》）此处不仅有导引，还有具体的按跷，就是推拿按摩，这样就把功法与手法结合起来了。

此时推拿功法中的精气神兼养、天人合一、顺应自然等养生思想对后世功法产生了深远影响，并且这个时期的养生思想与方法都为推拿功法学奠定了坚实的理论与方法学基础。

三、两汉时期

功法到汉代更加具体化，理论更加丰富。东汉末年，著名医学家张仲景将导引作为"治未病"的一个重要手段运用于临床。他指出："若人能养慎，不令邪风干忤经络；适中经络，未流传脏腑，即医治之；四肢才觉重滞，即导引吐纳，针灸膏摩，勿令九窍闭塞。"（《金匮要略·脏腑经络先后病脉证》）张仲景认为，人得自然五常之气而生存，只有顺应气候变化才能健康，人类健康的根本取决于体内的真气是否通畅。华佗首次将导引动作编成完整的导引套路，指出："吾有一术，名五禽之戏：一曰虎、二曰鹿、三曰熊、四曰猿、五曰鸟。亦以除疾，兼利蹄足，以当导引。体有不快，起作一禽之戏，怡而汗出，因以著粉，身体轻便而欲食。"东晋时期学者张湛所著的《养生集叙》中提到养生十要："养生大要，一曰啬神，二曰爱气，三曰养形，四曰导引，五曰言语，六曰饮食，七曰房室，八曰反俗，九曰医药，十曰禁忌。过此以往，义可略焉。"这里将"导引"列为养生十要之一。

四、隋唐时期

这个时期是推拿功法发展的黄金时期。先贤们系统地将养生功法与医学结合在一起，官方将其确立为重要医疗手段之一，被广泛应用于内、外、伤、妇、五官科病症的预防和治疗。

隋代医家巢元方在他编著的《诸病源候论》中辑录"养生方导引法"289条未曾涉及一方一药，充分体现了推拿功法辨证应用的原则。唐代医家孙思邈的《备急千金要方》、王焘的《外台秘要》均引用了《诸病源候论》的一些内容。佛教功法宗派的形成也正是在此时。

国外的按摩导引术"天竺国按摩法""婆罗门导引法"也正是在此时传入中国，其中的"天竺国按摩法"实为健身功法。

五、宋元时期

宋代在关注功法养生、发展行气按摩的同时，还创造了成套徒手功法，八段锦和六字诀等功法也出现于宋代。

金元四大家的学术观点对功法的推广与发展做出了不菲贡献，寒凉派代表人物刘完素（守真）在其著作《素问病机气宜保命集》中就有关于"六字功法"养生的记载："吹嘘呼吸，吐故纳新，熊经鸟伸，导引按跷，所以调其气也；平气定息，握固凝想，神宫内视，五脏昭彻，所以守其气也；……可以固形，可以全生，此皆修真之要也。故修真之要者，水火欲其相济，土金欲其相养，是以全生之术。"他将五行学说与六字气诀相结合，完善了六字气诀功法与季节的关联性。补土派代表李杲（东垣）主张"夜半收心，静坐片时，此生发周身血气之大要也"。他还说："安于淡薄，少思寡欲，省语以养气，不妄作劳以养形，虚心以维神，寿夭得失，安之于数，得丧既轻，血气自然谐和，邪无所容，病安增剧？"攻下派的张子和主张"邪去则正安"，多用攻伐药，将导引作为汗法的一种。朱丹溪则以"相火论"和"阳有余阴不足论"理论为核心，探讨人之情欲无涯，极易引起相火妄动，阴精耗损，因而提出去欲念、主静养，以养阴保精为原则，借以指导人们养生保健、延年益寿。

南宋书籍《道枢》中记载了八段锦最早的口诀："仰掌上举以治三焦，左肝右肺如射雕；东西独托所以安其脾胃，返而复顾所以理其伤劳；大小朝天所以通五脏，咽津补气左右挑其手；摆鳝之尾所以祛心疾，双手攀足所以治其腰。"八段锦是在古时导引总结而成的八节运动肢体的动功。六字诀功法在宋金元时期都有发展，其中宋代邹朴庵在《太上玉轴六字气诀》指出了六字诀所调理的脏腑："呼有六，曰：呵、呼、呬、嘘、嘻、吹也。吸则一而已，呼有六者，以呵字治心气，以呼字治脾气，以呬字治肺气，以嘘字治肝气，以嘻字治胆气，以吹字治肾气。此六字气诀分主五脏六腑也。"并且对六字诀的读音方法和呼吸亦有要求："念时耳不得闻声……念毕仰头闭口，以鼻徐徐吸天地之清气……吸时耳亦不得闻吸声。"此外还加了叩齿、搅口中浊津漱炼、咽津等预备功。六字诀在元代除在吐纳形式上有所发展，还在具体锻炼上融合了某些导引动作。

此时期整个中国医学发展迅速，学术气氛活跃，是功法理论发展的一个重要时期，称为"新学肇兴"。宋代的印刷技术也利于功法理论的保存。

六、明清时期

明清时期推拿功法更加系统科学且多样化，八段锦也在此时期演变出了十六段锦、十二段锦等功法，形成了庞大的八段锦体系。

明代天启四年《易筋经》的伪李靖序中对"易筋"书名的命名和取意有所交代。"易筋经"就是改变筋骨的方法，"易"是变通、改变之意，"筋"指筋骨、筋膜，"经"则带有指南、法典之意。《汉武帝内传》中记载"一年易气，二年易血，三年易精，四年易脉，五年易髓，六年易骨，七年易筋，八年易发，九年易形"，表述的是道家练气求长生的一种理想。清代乾隆进士凌廷堪在《校礼堂文集·与程丽仲书》中认为《易筋经》是天台紫凝道人所编。此功最初发现于明代天启四年（公元1629年）的一种手抄本，在明代晚期影响力扩大，还演变形成了数个易筋经流派。明代杰出的医学家李时珍结合自己对功法与经络的关系问题集中反映在《奇经八脉考》，其余散见于《本草纲目》中。明代针灸学家杨继洲编著的《针灸大成》一书对先前的针灸学术做了较全面总结，并结合自己的练功实践将经络在功法中的作用在书中做了阐述，对后世产生了深远影响。

清代医家龚廷贤重视养生之道，他的代表作《寿世保元》提倡养内为主。李梴编著的《医学入门》强调动静结合，将功法分为动功、静功两大类，提倡辨证施功。沈金鳌的《杂病源流犀烛》认为"导引、运功，本养生家修炼要诀，但欲长生，必先却病，其所导、所运，皆属却病之法"，对46种病症分别记录了不同的导引运动方法，为研究辨证选功提供了宝贵的文献资料。

此时期，医学功法著作大量出版，书中各种功法基本定型，功法更广泛地被医学家运用。

七、近代功法的发展

近代功法的发展主要自1840年鸦片战争至1949年中华人民共和国成立，一些名医为功法学的理论与实践都做出了较大的贡献。

1858年，医家兼官吏潘蔚以徐文弼的《寿世传真》为底本加以增删，编成功法专著《卫生要术》一书，其中提出功法锻炼是预防疾病的方法之一，若"诚能日行一二次，无不身轻体健，百病皆除"。《卫生要术》后又经王祖源于1881年重摹，改称《内功图说》。

八、现代功法的发展

中华人民共和国成立后，中医药事业发展得到空前的重视，推拿学科得到了更好的发展空间。此时期以少林内功、易筋经、太极拳等传统功法为主，结合现代康复运动医学、器械训练和新编功法，推拿功法发展成熟，全国各中医药院校相继开设了推拿功法学课程。1956年上海成立了中国第一所推拿专科学校，1958年上海市政府又建立了全国第一所中医推拿门诊部，其后北京中医学院也成立了按摩医院。随之，全国各中医院校相继开设了推拿功法学课程，学制设置从起初的中专逐步发展到博士学历教育。推拿功法学人才培养及教育模式发生了改变，从深奥且较难掌握的静功（如大、小周天等），逐渐转向于注重练力重气、形神合一的动功（如少林内功、易筋经、太极拳等），传统运动功法的学习和研究在大学生中也火热起来。近年来，推拿功法学课程在全国各高等中医药院校中广为开设，正逐渐成为一门备受青睐的中医学学科。

第二章 少儿推拿功法学基础理论

第一节 阴阳学说与少儿推拿功法

一、阴阳学说概述

阴阳学说属于中国古代哲学理论范畴。它萌芽于远古，奠基于周初，成熟于春秋战国时期。阴阳学说将自然界的各种事物和现象概括为阴、阳两个方面的属性，认为阴阳之间存在着相互交感、相互对立、相互依存、相互消长、相互转化、阴阳自和的对立统一、消长转化关系。阴阳学说就是运用阴阳之间的对立统一运动，来说明事物的发生、发展和变化规律。阴阳学说应用于中医学，是以自然界运动变化的现象和规律来探讨人体的生理功能和病理变化，从而说明人体的组织结构、功能活动及其相互关系，疾病的发生、发展及其规律，并指导诊断、治疗、养生保健和调理亚健康。

古人提携天地，把握阴阳，《黄帝内经》采用阴阳之间的变化规律来阐释人体的生理病理现象及人与自然的关系。"阴阳者，天地之道也，万物之纲纪，变化之父母，生杀之本始，神明之府也，治病必求于本"（《素问·阴阳应象大论》），旨在说明阴阳是宇宙万事万物发生、发展和变化的根源，人与天地相应。因此，人的生理活动、病理变化，疾病的诊断、辨证、治疗，亚健康状态的判断与调理，都要本于阴阳这个总纲。"人生有形，不离阴阳"（《素问·宝命全形论》）；"阴阳匀平，以充其形，九候若一，命曰平人"（《素问·调经论》），就指出了人体内的组织结构既是相互依存的有机联系，又可以划分为相互对立的阴阳两部分，所谓"阴阳平衡""阴平阳秘"是人体之常。"阴胜则阳病，阳胜则阴病。阳胜则热，阴胜则寒"，"重阴必阳，重阳必阴"，"寒极生热，热极生寒"（《素问·阴阳应象大论》），则是指出了阴阳之间失去正常的消长平衡关系，就会发生各种各样的病理变化。而阴阳双方在一定的条件下可以互相转化，即所谓物极必反。例如，某些急性温热病，在持续高热的情况下，可突然出现体温下降、四肢厥冷、脉微欲绝等症状，就是由阳证转化为阴证的表现。可以这样说，阴阳消长是一个量变的过程，阴阳转化是质变的过程。阴阳关系一旦受到破坏而失去平衡，就会导致疾病或亚健康状态。因此《黄帝内经》特别强调"谨察阴阳所在而调之，以平为期"（《素问·至真要大论》），所以调理阴阳达到阴阳平衡是我们追求的目的。

二、阴阳学说对少儿推拿功法的指导意义

功法锻炼的目的之一就是寻求人体的平衡协调，调整人体阴阳，使之保持动态平衡。升降出入，无器不有，生命活动的基本形式是气机的升降出入，阳主升，阴主降。而阴阳之中复有阴阳，所以阳虽主升，但阳中之阴则降；阴虽主降，但阴中之阳又升。阳升阴降是阴阳固有的属性。人体阴精与阳气的矛盾运动过程，就是气化与形成活动的过程，也是阴阳的升降出入过程，所谓死生之机，升降而已。练功姿势的升降、四肢的开阖、呼吸的出入，无不与阴阳协调有关。阴阳协调，气化正常，则升降出入开阖正常，表现为正常的生命活动。否则，气化失常，则升降出入开阖失常，就表现为生命活动的异常。由于阴与阳两者是对立统一的，所以阴阳之间的升与降、出与入、开与阖也是相反相成的。阴阳学说被用来阐述人体气机的升降出入开阖和生理功能变化，是推拿功法的理论核心。阴阳学说被用来阐述人体气机的升降出入开阖，说明人体生理功能的变化。

气机的升降出入理论在推拿功法锻炼中起着重要的指导作用。如在呼吸锻炼方面，呼气为阳，吸气为阴，阳亢体质者多呼以潜阳，阴虚体质者多吸以滋阴。在功法锻炼的动作方面，向上、向外、轻快、刚性的属阳，可以提升阳气；向下、向里、重缓、柔性的属阴，可潜阳补阴。

阴阳学说认为人体的阴阳变化与自然界四时阴阳变化协调一致时，就可以身强体健，益寿延年。人的阴阳气血随四季气候阴阳的变化而变化，"是故天温日明，则人血淖液而卫气浮，故血易泻，气易行；天寒日阴，则人血凝泣而卫气沉"（《素问·八正神明论》）。春夏阳气发泄，气血易趋向于表，秋冬阳气收藏，气血易趋向于里，故提出"春夏养阳、秋冬养阴"的四时练功法则，主张顺应自然，精神内守，饮食有节，起居有常，做到"法于阴阳，和于术数"（《素问·上古天真论》），借以保持机体内部以及机体内外界环境之间的阴阳平衡，达到增进健康、预防疾病的目的。正如《黄帝内经》所言："故智者之养生也，必顺四时而适寒暑，和喜怒而安居处，节阴阳而调刚柔，如是则僻邪不至，长生久视。"（《灵枢·本神》）

在推拿功法的训练过程中，要注意不同动作的动与静、快与慢、虚与实、刚与柔、开与合、屈与伸、进与退，力度的大与小，配合呼吸上的缓与急、深与浅，意念上的轻与重、有与无等，这些都是阴阳对立、互根、消长、转化学说在推拿功法中的具体应用。一般来讲动为阳、静为阴，在练功时要求动静结合，以应阴阳互根互用之理。在意念的运用上，向上的意念或意守人体上部，如意守印堂或百会，具有升阳抑阴的作用；向下的意念或意守人体下部，如意守会阴或涌泉，具有养阴潜阳的作用。在呼吸锻炼上，呼为阳，吸为阴，阳亢多呼，阴虚多吸。昼为阳，夜为阴，人体早晨阳气初生，中午阳气隆盛，夜晚则阳气内敛，人体休息，恢复精力。一般而言，子午卯酉四正时练功效果好，这与人体气血活动盛衰顺应天地阴阳之道有着密切关系，此乃阳消阴长、阴消阳长之意。在动作上，向上、向外、轻快、刚性的属阳；向下、向里、重缓、柔性的属阴。在姿势上，手掌心向上为阳掌，手掌心向下为阴掌。

总之，推拿功法的锻炼方式一定要符合阴阳的变化规律，在阴阳学说的指导下，通过自我主动练习，来调动体内积极因素，及时调整人体阴阳平衡关系，使之达到动态平衡，起到强身健体、防病治病的作用。

第二节　五行学说与少儿推拿功法

一、五行学说概述

五行学说也属于中国古代哲学理论的范畴，是中国古代用以认识宇宙，解释宇宙事物在发生、发展过程中运动、变化规律及相互联系法则的一种学说。五行学说认为，世界上的一切事物都是由木、火、土、金、水五类基本属性的物质之间有序的运动变化而生成的，木、火、土、金、水的生克制化是宇宙间各种事物普遍联系、协调平衡的基本规律。正所谓"天地之间，六合之内，不离于五，人亦应之，非徒一阴一阳而已也"（《灵枢·阴阳二十五人》）。五行学说认为任何事物都不是孤立的、静止的，而是在不断相生相克的运动中维持着平衡协调，五行之间存在着正常的相生、相克以及异常的相乘、相侮的关系。五行学说比阴阳学说更为细致深入地研究事物或现象的差异性。由此可见，五行不仅是一种分类方法，也是通过五行之间的生克制化探索和阐释复杂系统内部各事物之间的相互联系，以及从这些相互联系中所体现出的统一性、完整性和自我调控机制。五行相生，即是五行之间正常有序的递相资生、助长和促进的关系。五行相克，又称相胜，是指五行之间存在着有序的克制、制约和抑制的关系。相乘，是制约太过之意，指五行之间的相克太过的表现，又称过克。相侮，是指五行之间的反相克，就是由原来受制约的地位，反过来去制约对方，出现了反向的克制，所以又称为"反克"。相乘和相侮，都是不正常的相克现象，属于相克关系的异常变化。需要指出的是：相克和相乘不是一回事，相克是常态，用来说明人体的生理关系；相乘是变态，用来说明人体的病理关系。

《黄帝内经》采用五行取类比象，将人体分为五大系统，各系统间依赖五行的生克关系的平衡维持其正常生理活动；一旦某一环节的平衡被打破，出现乘侮则会发生病理改变。中医学一直将五行学说与阴阳学说一起作为其基础理论框架，应用范围涉及包括推拿功法在内的中医学各个领域。

五行学说运用类比方法，将事物与五行属性相类比，物象具有与某行相类似的特性，便将其归属于某行。如方位配五行、五脏配五行等。方位配五行，旭日东升，与木之升发特性相类似，故东方归属于木；南方炎热，与火之炎上特性相类似，故南方归属于火；西方日落，与金的沉降特性相类似，故西方归属于金；北方寒冷，与水的寒冷特性相类似，故北方归属于水；中原地肥，万物茂盛，与土的生化特性相类似，故中央归属于土。又如五脏配五行，脾主运化而类似于土之化物，故脾归属于土；肺主肃降而类似于金之肃杀，故肺归属于金；肝主疏泄类似于木之生发条达，故肝属于木；心主血脉相应于火之温热，故心属于火；肾主封藏相应于水之润下，故肾属于水。

现以五行之木的特性为例，说明五行学说在中医学的应用。木在人体为五脏之肝，推衍至五腑之胆、五官之目、五体之筋、五志之怒、五声之呼、五变动之握；在自然界为五季之春，推衍至五方之东、五气之风、五化之生、五色之青、五味之酸、五时之平旦、五音之角等。其他四行以此类推，以五行特性分析归纳人体的形体结构及生理功能，构建天人一体的五脏系统。

二、五行学说对少儿推拿功法的指导意义

五行学说在指导推拿功法锻炼方面具有重要意义。五行学说以五行的特性来说明五脏的生理功能；以五行相生相克说明五脏之间的联系和制约所达成的平衡关系，以及这种平衡关系被打破所引起的病理变化。推拿功法正是应用五行与五脏的关系，通过不同季节、不同方位、不同功法的练习，使被打破的五行关系重新得以修复，从而使五脏之间关系达到平衡状态。因此，五行平衡其本质就是五脏平衡，是少儿推拿功法的精华。

早在《黄帝内经》时期已认识到，五行配五脏、配五音、配五方、配五季的练功方法。例如：根据不同声音的发声共鸣部位总结出角、徵、宫、商、羽五种分属五行系统的声音，即我们常说的五音。在临床上可以直接发角、徵、宫、商、羽五音，分别与肝（胆）、心（小肠）、脾（胃）、肺（大肠）、肾（膀胱）系统发生共振效应，通过声波共振即可治疗相应脏腑组织器官的疾病。后世所总结的"六字诀"功法，就是将五行音律学说用于指导功法锻炼的典范。"六字诀"运用嘘、呵、呼、呬、吹、嘻六个字的不同发音，对应调节内脏功能。"嘘"属肝木，"呵"属心火，"呼"属脾土，"呬"属肺金，"吹"属肾水，"嘻"属三焦。六字吐纳法用于治疗疾病时，首先辨明疾病所属的脏腑和经络，再分别选用相应的吐音，如肝嘘、心呵、脾呼、肺呬、肾吹、三焦嘻等方法。三国时期华佗创编的五禽戏是另一种与五行学说紧密结合的功法，用五行学说指导姿势锻炼，认为虎功应肝、猿功应心、熊功应脾、鸟功应肺、鹿功应肾，应用时根据具体证候合理选择和组合，可收到理想的效果。

五行应四时，各有其旺时，据此可选择适宜的练功时间，所以有子、午、卯、酉四时练功方法。根据四季气候不同，春夏之所以温热是因为春夏阳气上升抑制了秋冬的寒凉之气；秋冬之所以寒冷是因为秋冬阴气上升抑制了春夏的温热之气。故夏季当以练静功为主，以防耗阴；冬季当以练动功为主，以防阴盛。

根据五行生、克、乘、侮关系所制订的治疗法则同样也适用于功法训练，五行生克对应着脏腑的动态平衡，如肝血足以济心阳，心阳足以温脾祛湿。可是脾喜燥，而肝的阴血过旺又对脾阳运化不利，因此，要遵循"抑木扶土"的原则，在功法实践中要坚持练习有利于疏肝、舒心、健脾、平肝、和胃的功法，以调理肝、心、脾功能。再如用功法治疗肝阳上亢时，选意守肾经涌泉穴功法，就是取其滋肾水以平肝木之意。总之，上述内容均包含了五行生克乘侮的关系。

练功者还可用五行取类比象的方法，将练功的环境联系在一起，并归属于某一行，把五行与脏腑、方位、季节、五音等对应起来以指导功法锻炼。例如：方位五行配五脏五行，面东练习可调理肝脏功能；面南练习可清泻心火。再例如：在养生时，则根据五行配属的季节着重锻炼某个吐音，如春嘘、夏呵、长夏呼、秋呬、冬嘻等，正应春属木、夏属火、长夏属土、秋属金、冬属水的五行规律。正所谓："春嘘明目夏呵心，秋呬冬吹肺肾宁；四季长呼脾化食，三焦嘻却热难停。"

以五行学说指导推拿功法锻炼，可以全面改善身体机能，增进健康。在临床应用时，可以选择适宜功法治疗疾病和调理亚健康状态，并可根据五行生克防止顺序传变，如肝病传脾，采取培育脾土法以阻止肝病传变的方法，增选一些着重锻炼脾胃的动作等，这就是治未病功法锻炼的具体体现。

总之，五行学说在中医少儿推拿功法方面具有指导意义。五行与人体之五脏有着密切关系，以五行理论为基础的五脏系统生理平衡是人体健康的基础。少儿推拿调理师通过推拿功法练习，调和好五脏平衡，维持自身健康，才能以更好的身心状态服务于少儿健康。

第三节　藏象学说与少儿推拿功法

一、藏象学说概述

藏象学说是中医学基础理论的核心内容之一，是研究人体脏腑生理功能、疾病变化规律及相互关系的学说，旨在通过人体外部的征象来探索内脏活动规律，进而有效地指导养生防病、疾病诊治康复与亚健康调理。藏象学说把人体看成是一个以心为主宰，五脏为中心的统一体。这个统一体可分为肝、心、脾、肺、肾五大系统，各系统分司其职。

（一）肝

肝为"将军之官"，五行属木。肝藏魂，在志为怒，在体合筋，其华在爪，开窍为目，在液为泪，与春气相通应，肝与胆通过经络构成表里关系。

《黄帝内经》把肝比喻为"将军之官"，用将军刚强急躁的性格来形容肝为刚脏的生理特性。肝还具有主升发、喜条达而恶抑郁的生理特性，能够疏泄气机、调畅情志。事实上，急躁易怒的人大多是肝火旺盛爱发脾气，因肝气过旺而化为火气并由心发出。

肝藏血，我们可以从指甲与眼睛的状况来判断肝血的盛衰。人手上的指甲是肝血盛衰的晴雨表，如果指甲比一般人要薄、脆、白，那就是肝血不足。肝开窍于目，如果眼睛经常干涩，易迎风流泪，就表明肝阴血不够。

肝木功能异常，常会出现口苦、头晕目眩、眼干涩、目赤肿痛、两胁胀痛、烦躁易怒、血压高、血脂高、指甲干枯等症状。根据中医天人合一的理论，五行学说认为，青色、酸味、嘘（xū）音都与肝相关，归属肝木系统。

肝经从两胁经过。因此，很多人急躁发怒时，会感觉两胁胀痛。经常拍打两胁或者胆经，有助于清肝利胆，促进肝胆经气血运行，是养护肝胆简便易行的好方法。生活中多发六字诀的"嘘（xū）"音有利于改善肝的功能。

（二）心

心为"君主之官"，五行属火。心藏神，在志为喜，在体合脉，其华在面，在窍为舌，在液为汗，与夏气相通应，心与小肠通过经络构成表里关系。

《黄帝内经》称心为"君主之官"，掌管一身的血脉运行并主管人的神明，即精神、意识和思维。

心藏神，心的气血充盈，神得以涵养，则头脑清楚、神思敏捷、睡眠香甜。如果心的气血亏虚，则表现为记忆力下降，睡眠轻浅而多梦。

中医认为，大喜伤心。这就是说，过度惊喜会使心功能受损，比如范进中举就是大喜伤心的典型例子。

心开窍于舌。中医通过观察舌的形态与色泽变化以及语言表达的流利程度来判断心的功能状况。比如舌尖经常溃疡的人，就是心火旺；讲话时频繁出现断点，说明心气虚弱；舌根下的静脉色泽紫暗而曲张，说明心血管多有动脉硬化。

心火系统功能异常，常出现心慌心悸、心前区疼痛、嘴唇指甲发青、口舌生疮、失眠多梦、神经衰弱、冠心病等病症。根据中医天人合一理论，五行学说认为，红色、苦味、呵（hē）音都与心相关，归属于心火系统。

在日常生活中，可以通过敲心包经，按揉内关穴、大陵穴、极泉穴等简易方法来推动心气、心血运行。平时多发六字诀的"呵（hē）"音有利于改善心的功能。

（三）脾

脾为后天之本，"谏议之官"，五行属土。脾藏意，在志为思，在形体为四肢和肌肉，其华在唇，在窍为口，在液为涎，与长夏之气相通应，脾与胃通过经络构成表里关系。

脾主运化。运，即转运、输送；化，即消化、吸收、转化。脾主运化，指脾具有将水谷化为精微，并将精微物质转输至全身各脏腑组织的功能。

饮食物的消化和营养物质的吸收、转输，脾起主导作用。脾的运化功能主要依赖脾气升清和脾阳温煦的作用，脾宜升则健。"人纳水谷，脾气化而上升"，"脾升而善磨"。水谷入胃，全赖脾阳为之运化，所以说"脾有一分之阳，能消一分之水谷；脾有十分之阳，能消十分之水谷"。

脾开窍于口，通过观察口唇的色泽判断人体气血之盛衰。如果口唇色泽苍白或者暗淡无色，就表明脾气不足，气血生成乏源。

历代医家非常重视脾胃的养生作用。脾的运化功能强健，习惯上称作"脾气健运"。只有脾气健运，机体的消化吸收功能才能健全，才能为化生气、血、津液等提供足够的养料，才能使全身脏腑组织得到充分的营养，从而维持正常的生理活动。反之，若脾失健运，则机体的消化吸收功能便因之而失常，就会出现腹胀、便溏、食欲不振以至倦怠、消瘦和气血不足等病理变化，可以通过这些症状的有无来判断脾胃功能是否良好。如果出现了这些症状，说明脾胃虚弱。根据中医天人合一理论，五行学说认为，黄色、甘味、呼（hū）音都与脾胃相关，归属于脾土系统，能够调养、补益脾胃之气。经常按揉足三里穴可以增强脾胃运化功能。除此之外，也可通过腹式呼吸、摩腹或者静蹲等动作来强健脾胃。

《乐书》中说："音乐者，动荡血脉、流通精神。"中医的音韵养生与西医的音乐疗法有相通之处。日常生活中多发六字诀的"呼（hū）"音有助于改善脾胃功能。

（四）肺

肺为"相傅之官"，五行属金。肺藏魄，在志为悲（忧），在体为皮，其华在毛，在窍为鼻，在液为涕，与秋气相通应，肺与大肠通过经络构成表里关系。

肺具有治理调节全身气、血、津液的作用。肺主气司呼吸，呼吸功能正常，肺吸入的清气与水谷精微之气在胸中结合才能生成宗气；一身之气的敷布和气机才能得以调节。肺朝百脉，全身的血液都要通过经脉而会聚于肺，经肺的呼吸进行气体交换而后输布全身，血液运行，也要依赖肺气助心行血。

肺在志为悲，悲伤会阻滞人体气机的运行，故过悲则伤肺。因此，我们应该保持乐观的心态，避免不必要的悲伤情绪，否则有害于肺。

如果病邪犯肺，导致肺气宣降出入失调，便可出现以下常见症状：咳嗽、气短、咳血、易感冒、哮喘、鼻炎、慢性咽炎等。时间长了，气郁化火就会造成皮肤粗糙、痤疮等。

根据中医天人合一的理论，五行学说认为，白色、辛味、呬（sī）音都与肺相关，归属于肺金系统。经常按摩迎香穴可有效防止鼻炎；膻中穴是调理肺之气机的要穴，常敲打或按揉此处，对于多种肺部疾病均有良效。日常生活中多发六字诀的"呬（sī）"音有助于改善肺的功能。

（五）肾

肾为先天之本，"作强之官"，五行属水。肾藏志，在志为恐，在体合骨，其华在发，在窍为耳和二阴，在液为唾，与冬气相通应，肾与膀胱通过经络构成表里关系。

《黄帝内经》认为肾乃"藏精之所，主骨生髓"，意即生命的发动机。肾藏精主生长发育，如果少儿生长发育出现问题，比如五迟、五软，就说明肾的精气不足了。

肾开窍于耳，肾气充足则耳大饱满、精力充沛，做事业自然拼劲十足、无往不利。肾气不足就会出现经常耳鸣、听力下降等症状。

肾主骨是指人的骨骼强健与否，由肾精气盈亏所决定。骨质疏松的人要补养肾的精气，肾的精气足了，骨骼就强健有力了。

根据中医天人合一的理论，五行学说认为，黑色、咸味、吹（chuī）音均与肾相关，归属于肾水系统。

腰为肾之府，腰膝酸软多属肾虚。经常转动腰，对肾有好处。太极拳或者气功站桩，都有一个要点叫松腰，就是通过松腰来调养肾气。在腰上有个要穴叫肾俞穴，经常拍打肾俞穴，对肾的精气有很好的调养作用。日常生活中经常发六字诀的"吹（chuī）"音有利于改善肾的功能。

二、藏象学说对少儿推拿功法的指导意义

藏象学说不仅用于指导养生防病、疾病诊治康复与亚健康调理，对少儿推拿功法练习同样具有重要的指导意义。

（一）吐故纳新

人体与外界环境之间的气体交换称为呼吸。呼吸过程是指人体吸入自然界之清气，呼出体内浊气的气体出入交换、吐故纳新的过程。呼吸是生命活动的重要指征，是人体重要的生命活动之一，也是全身各组织器官正常生理活动的必要保证，是周身之气升降出入运动的具体表现形式之一，它包括"吸清"与"呼浊"两方面的内容。吸清是肺通过肃降作用，从鼻腔或口腔将自然界的清气吸入体内，再途经喉、气管、支气管进入肺，在肺部进行气体交换。肾主纳气的功能则让呼吸保持一定的深度，防止呼吸表浅。天气通于肺，口鼻者为气之门户，喉是清浊之气出入升降的要道。吸入肺中的清气与脾上输的水谷精微之气，互相结合形成宗气。宗气一方面温养肺脏自身和喉咙等上呼吸道，以继续维持正常的

呼吸运动；另一方面由肺入心，在心肺的共同作用下布散周身，内注脏腑经脉，外濡肌肤腠理。其中，清气通过经脉下达于肾，由肾封藏摄纳，使气有所归，同时也充养了肾气。呼浊过程，是指吸入体内的自然之清气被周身组织器官所充分利用，并在新陈代谢的交换中产生了浊气，其大部分通过经脉又复上行至心入肺，在肺的宣发作用下，再经气管、喉、鼻（口腔）等呼出体外。有一部分浊气则通过皮毛汗孔排泄。

五脏都参与气的升降出入调节，因此五脏中任何一脏的功能异常，均可导致气机的异常。肾主纳气，肺所吸入之清气有赖肾的摄纳，防止呼吸浅表。肺为气之主，肾为气之根，肺主呼气，肾主纳气，阴阳相交，呼吸乃和。肝主疏泄，调畅气机，为刚脏而主升；肺主宣肃，吐故纳新，为娇脏而主降，升降得宜则气机舒展。脾主运化，水谷精气由脾上输，与肺的呼吸之气相合而生成宗气。宗气走息道而行呼吸，贯心脉以行气血。脾脏不仅调节气的运行，而且调节气的质量。心主血，血为气之母，气非血不和，气不得血，则散而无统，血是气的载体，并给气以充分营养。因此，推拿功法的呼吸练习可以使五脏调和，气机调畅，有益五脏的功能活动。

（二）调节情志

中医学认为，人的意识思维虽由心所主宰，但其功能活动受五脏的调节。肝藏魂，心藏神，脾藏意，肺藏魄，肾藏志。

肝藏魂，在志为怒。魂乃神之变，魂的精神活动包括谋虑，故又有肝主谋虑之说。怒是情绪激动时的一种精神变化，属于不良情志，怒则伤肝，常使人情绪冲动而铸下大错——"盛怒者迷惑而不治"（《灵枢·本神》）。另外，大怒还可致血液上逆，正所谓"大怒则形气绝，而血菀于上，使人薄厥"（《素问·生气通天论》）。

心藏神，在志为喜。喜则气和志达，可见"喜"是对外界信息的良性反应，有利于"心主血"，但喜乐过甚则伤神，"喜乐者神惮散而不藏"（《灵枢·本神》），就是指过度喜乐给人造成的危害。

脾藏意，在志为思。意，是意识；思，是思考。正常的思考有赖脾的健运，思考过度或所思不遂则能导致情绪抑郁、不思饮食等，即所谓"思虑伤脾"。

肺藏魄，在志为忧。人初生之时，耳目心识，手足运动，为魄之灵，是由外界刺激引起的一种精神活动。年老时肺气虚衰，语言善误，这从病理上阐明了肺与魄的关系。另外，忧伤肺，故"愁忧者气闭塞而不行"（《灵枢·本神》），就会影响气机的运行。

肾藏志，在志为恐。恐与惊相似，不知而受之谓惊，自知而受之谓恐。惊则气乱，恐则气下，惊恐伤肾，气机紊乱，"恐惧者神荡惮而不收"（《灵枢·本神》）。最常见的是惊恐导致大小便失禁。

综上所述，人之魂神意魄志及怒喜思忧恐等精神意识活动都依靠五脏的功能调节，但心为主导。因此，心神的调整是推拿功法练习过程中难度最大的，也是最难做到的。静气凝神，心无旁骛是推拿操作时的最高境界。这就要求少儿推拿调理师必须经过长期的功法训练，才可能做到排除杂念，只有心神的清静无为，才能真正达到入静的状态。

少儿推拿功法与五脏皆有密切关系。其中以心神的调节为根本，一动一静、一呼一吸，无不强调心神的重要，通过各种方法的训练，强化心神的专一性、主宰作用，排除各种杂念、烦恼，使心神归于定态。如少林内功档势和上肢调身方法，可以调整身形、呼吸和心神。而丹田开阖呼吸、深长呼吸等方法，同时具有疏畅气机、调整肺和肝系的功能。肝气在春季最旺盛，反应最强，春三月为肝木当令之时，肝主疏泄，练动功有助于肝脏气机的调畅。脾升胃降，为人体气机上下升降的枢纽，脾气宜升则健，气血化生有源，则五脏生理功能正常，肌肉强健结实有力。肾藏精，主纳气，肾精决定着机体的生长发育，为人体生长发育之根。肾精逐渐充盛，体格壮实，筋骨强健。补肾填精又是延缓衰老的重要手段，功法锻炼即以"藏惜肾精"为养生之重要原则。

总之，少儿推拿功法着眼于对中医藏象学说的认识，综合运用多种锻炼方法，通过"调身、调神、调息"进而调整脏腑功能，起到强身健体、防病治病的作用。

第四节 经络学说与少儿推拿功法

一、经络学说概述

经络学说是中医学理论重要的组成部分。经络由十二经脉和奇经八脉组成。十二经脉即手三阴经、足三阴经、手三阳经、足三阳经，共四组；十二经脉又分出十二经别、十二经筋、十二皮部。奇经八脉即督脉、任脉、冲脉、带脉、阴跷脉、阳跷脉、阴维脉、阳维脉。奇经八脉有统率、联络和调节全身气血盛衰的作用。

经络内属脏腑，外络肢节，沟通脏腑与体表，循行于周身上下内外，无所不在，将人体脏腑、组织、器官连结成为一个有机的整体，并借此行气血、营阴阳，使人体各部的功能活动得以保持协调和相对平衡。

二、经络学说对少儿推拿功法的指导意义

（一）传递转化

经络是体内信息、能量和物质传递转化运行的通道。通过推拿功法的练习，保持经络通畅，则可维系人体的正常生理功能。反之，则发生病理变化，导致亚健康状态或疾病。正所谓："经脉者，所以能决死生，处百病，调虚实，不可不通。"（《灵枢·经脉》）

（二）调节气机

经络学说的形成与针灸、练功有着密切关系，推拿功法又受到经络理论的指导。通过对经络的直接刺激或间接刺激，可以出现末梢血液循环旺盛、腺体活动增强等现象。如"霸王举鼎""双手托天"可以调理刺激任脉、手三阳经、手三阴经。通过特定的调息方法，如丹田开阖呼吸、停闭呼吸法等可以明显提高人体的抗病能力，改善机体免疫功能。通过特定的意守方法，如意守某一经络或穴位等可起到疏通经络的作用。少林内功"顶天抱地""海底捞月""双手托天"等动作的练习可以调理气机，促进十二正经和奇经八脉的通畅，从而达到疏通经络、调节气血的作用。

（三）养生祛疾

许多推拿功法都是在经络学说的影响下，依据经络循行规律而编创的。如李时珍在《奇经八脉考》中就反复强调了奇经八脉对于练功和诊病的重要性。针灸学家杨继洲在《针灸大成》中指出了任督二脉与练功的密切关系，认为众多功法虽有"种种不同，岂离任督？"由此可见，功法与经络关系密切。其实人体内的经脉之气，原本是相通的，只是一般人体会不到而已。只有通过练功，充实了元气，活跃了经气，在入静状态下才可感知这种内气循行的情况。唐代医家孙思邈指出"凡孔穴者，是经络所行往来处，引气远入抽病也"（《千金翼方·卷第二十八·针灸下·杂法第九》），说明对体表的腧穴给予适当的刺激，能够通过经络而调整脏腑的生理功能活动，亦可祛除病症。在练习不同的功法时，旋腰转脊，屈伸四肢，会使肌肉与韧带处于不同的张力变化之中，从而对全身多个腧穴产生牵拉、拧挤和压揉的作用。亦可意守几个穴位，使气血运行此处，起到防病治病的养生保健功用。

第五节　精气神与少儿推拿功法

一、精气神概述

精、气、神在古代被称为"三元""三才""三宝"，是人体生命活动的原动力和物质基础。清代董德宁在其著作《悟真篇正义》中指出："三元者，三才也，而三才之中，各有三元也。其在天为日月星之三光，在地为水火土之三要，在人为精气神之三物也。"

（一）精

精是指构成人体的基本物质，是人体各种功能活动的物质基础，是人体各种营养物质的总称。"夫精者，身之本也。"（《素问·金匮真言论》）精有广义和狭义之分。

广义之精泛指构成人体和维持生命活动的基本物质，是维持人体生长发育、生殖和脏腑功能活动的有形的精微物质的统称。广义之精包括禀受于父母的生命物质，即先天之精，以及后天获得的水谷之精，即后天之精。

狭义之精是禀受于父母而贮藏于肾的具有生殖繁衍作用的精微物质，又称生殖之精。

精有先天与后天之分。

先天之精又称肾本脏之精。先天之精，禀受于父母，与生俱来，是生育繁殖、构成人体的原始物质。"人始生，先成精""两神相搏，合而成形，常先身生，是谓精""精合而形始成，此形即精也，精即形也"（《景岳全书·卷之二入集·小儿补肾论》）。先天之精藏于肾中，出生之后，得到后天之精的不断充实，成为人体生育繁殖的基本物质，故又称为"生殖之精"。

后天之精又称五脏六腑之精。后天之精，来源于水谷精微，由脾胃化生并灌溉五脏六腑。人出生以后，水谷入胃，经过胃的腐熟、脾的运化而生成水谷之精气，并转输到五脏六腑，使之成为脏腑之精。脏腑之精充盛，除供给本身生理活动所需要的以外，其剩余部分则贮藏于肾，以备不时之需。当五脏六腑需要这些精微物质给养的时候，肾脏又把所藏之精气，重新供给五脏六腑。一方面不断贮藏，另一方面又不断供给，循环往复，生生不已。这就是肾藏五脏六腑之精的过程和作用。

由此可见，后天之精是维持人体生命活动、促进机体生长发育的基本物质。"肾者受五脏六腑之精而藏之，故五脏盛乃能泄，是精藏于肾而非生于肾也。五脏六腑之精，肾实藏而司其输泄，输泄以时，则五脏六腑之精相续不绝"。

先天之精与后天之精来源虽然不同，但却同藏于肾，二者相互依存、相互为用。先天之精为后天之精准备了物质基础，后天之精不断地供养先天之精。先天之精只有得到后天之精的补充滋养，才能充分发挥其生理效应；后天之精也只有得到先天之精的活力资助，才能源源不断地化生。即所谓"先天生后天，后天养先天"，"精者，一身之至宝，原于先天而成于后天者也，五脏俱有而属于肾"。

（二）气

气是人体内活力很强、运行不息的极精微物质，是构成人体和维持人体生命活动的基本物质之一。气概括起来有两个含义：一是构成人体和维持人体生命活动的精微物质，如水谷之气、呼吸之气等；二是指脏腑组织的功能活动，如脏腑之气、经络之气等。这两者是相互联系的，前者是后者的物质基础，后者是前者的功能表现。气的重要性正如《难经·八难》中所言："气者，人之根本也，根绝则茎叶枯矣。"气运行不息，推动和调控着人体内的新陈代谢，维系着人体的生命进程。人体之气的主要功能有推动、温煦、防御、固摄。

气的运动称作气机。气的基本运动形式是升、降、出、入。气的升降出入运动是人体生命活动的根本，一旦停息，也就意味着生命活动的终止。

气的运动而产生的各种变化称为气化。诸如体内精微物质的化生及输布，精微物质之间、精微物质与能量之间的互相转化，以及废物的排泄等都属于气化。在中医学中，气化实际上是指由人体之气的运动而引起的精气血津液等物质与能量的新陈代谢过程，是生命最基本的特征之一。"味归形，形归气，气归精，精归化，精食气，形食味，化生精，气生形……精化为气"（《素问·阴阳应象大论》），就是对气化过程的高度概括。气化为形、形化为气的形气转化过程，包括了气、精、血、津、液等物质的生成、转化、利用和排泄过程。"天食人以五气，地食人以五味"（《素问·六节藏象论》），就是说人体必须不断地从周围环境摄取生命活动所必需的物质。人体的脏腑经络，周身组织，都在不同的角度、范围和深度上参与了这类气化运动，并从中获取了所需要的营养物质和能量，排出无用或有害的代谢产物。人体的气化运动是永恒的，存在于生命过程的始终，没有气化就没有生命。由此可见，气化运动是生命的基本特征，其本质就是机体内部阴阳消长转化的矛盾运动。

（三）神

神，是中国古代哲学中的概念，也是中医学中的概念。在古代哲学范畴中，神是指调控宇宙万物发生、发展、变化的一种力量，是宇宙的主宰及规律。如《周易·系辞上》说："阴阳不测谓之神。"《素问·阴阳应象大论》说："天地之动静，神明为之纲纪，故能生长收藏，终而复始。"可见，古代哲学范畴的神，是有关宇宙万物发生、发展、变化的认识。中医学中的神学说是对人体生命的认识，是研究人体之神的概念、生成、作用及其与脏腑、精气血相互关系的理论。因此，中医学的神理论与古代哲学的神理论有着严格的区别。

中医的神是人体一切精神、思维活动的体现，也是人体形体的功能或功用。精是构成人形体的根本，"故生之来谓之精，两精相搏谓之神"（《灵枢·本神》），神随着个体的发生、发育、成长、消亡而发生、发展和消亡。神由先天之精气所化生，当胚胎形成之际，生命之神也就产生了。出生之后，在个体发育过程中，神还必须依赖于后天水谷精气的充养。神是物质的产物，所以《灵枢·平人绝谷》说："神者，水谷之精气也。"《灵枢·本脏》还说："人之血气精神者，所以养生而周于性命者也。"意思是说，人体血气精神是相互为用的，是奉养形体的，它可以布散于全身而维护生命，是保持生命的根本物质。

神有广义与狭义之分。

广义的神是指人体生命活动的总称，是整个人体生命活动的外在表现，如整个人体的形象以及面色、眼神、言语、应答、肢体活动姿态等，无不包含于神的范围。换言之，凡是机体表现于外的"形征"，都是机体生命活动的外在反映。

狭义的神是指人们的精神、意识、思维活动，即心所主之神志。

神从其性质又分为元神和识神。元神由父母之精在胚胎时形成，是先天之神，它具有不受人的精神意识、思维活动的支配而主宰生命活动的功能；识神是人出生之后，受天地自然界万物影响后所产生的精神意识、思维活动。元神和识神相互协调统一，共同维持正常的生命活动。

综上所述，精、气、神三者是一个不可分割的整体。明末清初医家喻嘉言在其著作《医门法律》里说："寿命之本，积精自刚，然精生于谷。"这说明精、气、神虽最初是受于父母之精，更有赖于后天的充养，这样才能源源不断地滋生。《素问·上古天真论》中还说"积精全神"，就是告诉我们要摆脱杂念，聚精会神，指出了只有"积精"才能"全神"。

二、精气神对少儿推拿功法的指导意义

少儿推拿功法更偏重于对精、气、神的直接锻炼，以达祛病强身、延年益寿之目的。功法的练气是通过培补体内元气而实现的，元气充沛则脏腑气血功能健旺，元气不足则难以抗御外邪侵犯而发病，正所谓"正气存内，邪不可干"，"邪之所凑，其气必虚"。通过功法锻炼可以不断调动和充盈人体元气，推动和激发脏腑气血功能，扶正祛邪，达到强壮体质的目的。人体内的神与气都是无形的，需赖有形的精作为物质基础。因此，历代先贤都强调练功首先实精，精满则气壮，气壮则神旺，神旺则五脏功能健旺，输布精华以滋养肌肤肢节，达到养生、延年、祛病之目的。神是生命活动的主宰，人体生命活动变化和脏腑精气盛衰，可通过神表露出来，"得神者昌，失神者亡"。因此，练功者必须重视调心练意的锻炼，充分发挥人体各种潜能，直接激发身体效应。

总之，精属有形，气属无形，神由精气所化生，为生命之主宰。功法修炼人体内的精、气、神，主要通过调心练意使心存正念而除杂念，意静则神不外耗、心肾相交、水火共济，则精气得养，精充气足则神更旺，如此生生不已。

功法练习当以精、气、神锻炼为核心。一是通过固摄先天，减少其耗损；二是通过培补后天，促进精、气、神的不断化生。"练精化气，练气化神"，这是精、气、神的化生规律，对功法练习者具有重要指导意义。如坐式八段锦"摩肾堂法"可以引心火下温丹田，练精化气；"叩齿集神法"鸣天鼓，鼓舞肾气上充于耳；少林内功"马裆势"要求呼吸自然，重心放在腰部，使呼吸之气下沉丹田，滋养先天元气。精、气、神贯穿于推拿功法的始终，从练精化气，到练气化神，精、气、神一直受到历代练功先贤的重视。因此，精气神理论、阴阳学说、五行学说、藏象学说与经络学说共同构成了中医学的基础理论，对推拿功法学具有重要指导意义。

第六节　少儿推拿功法与少儿推拿手法

少儿推拿功法是指以增强少儿推拿调理师的身体素质、提高手法技能应用水平为目的的锻炼方法，少儿推拿功法是少儿推拿学基础的一个重要组成部分。推拿功法源自古代的导引术。导引乃是调呼吸、摇筋骨、动肢节、生气血的健身运动，具有强身健体、防病治病作用，常与按跷配合应用。由导引衍化而生的各种健身功法名目繁多，其中许多功法又成为推拿疗法的一部分。

少儿推拿功法是少儿推拿手法的基础。功法是自身修炼，通过"炼身、炼息、炼心"达到调节"精、气、神"的目的，可以使推拿调理师具有充沛的精力、强健的身体、持久的体力与耐力、灵活的关节、敏锐的手感，是保证推拿手法轻快、柔实、平稳、持久、深透的基础。只有这样，推拿调理师才能熟练掌握和运用各种推拿手法，胜任推拿调理治疗工作。在临床实践中还可以选择适合患者的功法，指导患者进行锻炼，从而提高治疗调理效果。

一、少儿推拿功法对少儿推拿手法的意义

功法锻炼的目的，是增强少儿推拿调理师的身体素质，提高手法的功力，以求达到最佳治疗效果。少儿推拿是"人疗人"，以生命影响生命，是通过能量信息的传递转化，"以我之正，纠儿之偏"，所以欲纠偏者，自身必正。可见，推拿手法操作与少儿推拿调理师身体素质密切相关。

推拿手法操作是一种时间较长、强度较大、体能消耗较多的工作，对少儿推拿调理师的体力、耐力、心理有很高的要求。因此，作为一名少儿推拿调理师除了必须具备良好的身体素质外，还须骨节灵活、筋脉柔和，心平气静、形神归一。正如《黄帝内经》所强调的："缓节柔筋而心和调者，可使导引、行气。"（《灵枢·官能》）

（一）道法自然

人类是大自然的产物。在人类进化的过程中，生命机能也在不断发生变化，人类发展的每一个阶段都需要和大自然的发展相适应，相符合。虽然人类是相对独立的个体，但是生老病死也难以脱离大自然发展的规律。古人在很早以前便提出了道法自然的观念，就是说，方法和规律都源于自然，规律和原理并不是由人类创造的，而是自然的产物，是客观

存在，人只是发现它而已。中医的推拿方法也是在遵循自然规律和人类发展规律的基础上产生的，主要是以人体的运行特点和身体机能为基础，将推拿功法赋予一定的实践，这就是推拿手法。

练功者应将身心融入自然界之中，强调思想集中，排除杂念，使身心并练，内外兼修，整体调节，练力重气，心身合一。通过这种思想高度集中的功法练习，可使功法练习者逐渐做到心神合一、心身合一，在做推拿手法时，能保持内心的平静并能很好地控制自己的身体，做到收放自如，协调统一，达到《医宗金鉴》所描述的状态："一旦临证，机触于外，巧生于内，手随心转，法从手出。"

（二）整体观念

整体观念不仅是哲学理论，也体现在中医学理论的发生、发展过程中，在中医的推拿功法中体现得更加明显。

1. 整体为主　中医学认为人是一个有机的整体，是一个完整的生命体系。只有人体的整体性能得到不断的提高，才能够对各个部分的生理功能提供充分的保障。

2. 注重局部　局部是构成整体的重要组成部分，整体是局部的支撑，二者相辅相成，缺一不可。如果相互脱离而单独存在，就不能保证整体与局部功能的充分发挥。

推拿功法是从整体上对人体的机能进行深入研究；而推拿手法则是在功法理论的基础上，将实际的推拿方法落实到机体的某一部分，属于局部的范畴。因此，推拿功法与推拿手法的融合是保证推拿调理效果和促进人体健康的重要内容。

（三）由内到外

推拿功法与推拿手法还要满足力学特点，无论是从内到外还是从外到内都是推拿方式的主要方面。从人体的结构上看，由于人体的外部特征是由内部的性能决定的，也就是人们所说的"由内而发"。因此，在进行推拿的过程中，还是以由内到外的方式为主。从人体的内部出发，掌握其变化规律，这也是推拿功法精华之所在，即：蓄势其内，发动其外。然后根据人体的实际感受以及身体外部的特点来采用具体的推拿手法，有针对性地进行调理。

（四）静中求动

推拿功法把动与静看作是有机的统一体，因此遵循静即是动、动即是静、静中求动、动中求静的训练法则。尽管如此，推拿功法的锻炼强调的还是静中求动，因为在静中才容易感受到生生不已的自然之动，而这种自然之动，正是人体机能运动的原始动力。因此，推拿功法的入门是从静中求动开始的。

（五）专业性

功法锻炼的目的在于提高少儿推拿调理师手法技能和临床应用水平，这一目的就决定了功法练习必须具备很强的针对性和专业性。换句话说，功法锻炼是为推拿手法而存在的。因此少儿推拿功法的所有内容和方法都是为达成这一目的而设计和展开的，都是加以选择性的吸收和开发出来的。

（六）可操作性

功法锻炼的可操作性和实用性体现在少儿推拿功法与少儿推拿手法的衔接过程中，使少儿推拿功法与少儿推拿手法成为有机的整体。功法锻炼的可操作性为少儿推拿手法的质量提供了基础保证，在这一过程中二者衔接得越紧密，其合理程度就越高。功法锻炼的效率越高，少儿推拿手法的实际应用和临床效果就越好。

（七）实用性

少儿推拿功法的好坏最终要落实到少儿推拿手法在临床应用的实际效果上。手法操作的临床效果是由多方面因素构成。从手法的力学角度来看，它主要由身体的整体素质条件和正确的手法操作方式与技能来决定。良好的功法锻炼正是这些决定因素的基础。一方面少儿推拿功法为少儿推拿手法提供这些决定因素的基础，而另一方面少儿推拿手法临床效果的好坏又为功法练习提供反馈信息，进而对功法锻炼加以不断修正和完善。如此循环往复使少儿推拿功法的实用性不断提高，从而也保证了少儿推拿手法在临床应用的能力和调理效果不断提高。

现代研究发现，功法练习对少儿推拿调理师的身体有着良好的锻炼作用，可增强心脏与肺脏功能，双向调节胃肠功能，系统锻炼全身肌肉等。因此，少儿推拿功法就成为少儿推拿调理师的必修课程。

二、少儿推拿功法对少儿推拿手法的作用

（一）增强功力

良好的推拿手法必须具备持久、有力、均匀、柔和、深透的基本技术要求；必须具备一定的指力、臂力、腰力、腿力；必须具备规范的手形、身形、步形。这些手法要求，必须通过不间断的功法锻炼才可以获得。

功法练习可以锻炼肌力、耐力与巧力，提高指力、腕力、臂力、腰力、腿力，提高手法的技巧和功力，保持推拿过程中正确的姿势、手形、步形、身形。

八段锦、易筋经、少林内功就是着重进行长时间的肌肉静止性锻炼，以增强全身肌肉的持久力，使手法能严格按照规定的技术要求和操作规范持续操作足够的时间而不变形，保持动作和力量的连贯性，保证手法对机体的刺激能产生良好的疗效。

太极拳主要针对手法的均匀、柔和两点要求，通过练习，做到劲力不僵、不顶、不脱、不拙，各关节灵活自如，使手法连贯协调，变换顺畅自然。

俯卧撑、哑铃操、指力训练等力量练习主要针对肌肉的力量进行锻炼，以增强指力、臂力、腰力、腿力，使手法具有较强的力度和持久的耐力。

（二）静心宁神

功法练习可以静心宁神。在实施推拿操作的过程中，需要平心静气，全神贯注，切忌心猿意马，杂乱浮躁。特别是少儿推拿调理师，当孩子第一次接受推拿调理治疗，一个陌生人在他身上摸来摸去时，孩子的本能反应是抗拒，不配合，甚至哭闹，这很正常。只是

在这种情形下，少儿推拿调理师可能会手忙脚乱，心浮气躁，有可能无法控制场面。因此，少儿推拿调理师除了有良好的技术操作水平，还要有高超的沟通能力，这样就可以避免在某些特殊的环境里乱了方寸。"心主神明"，推拿功法通过长期的"入静、放松、守意、调息"等意念锻炼，就可以达到心静如水、神定若山的境界，做到心手合一，心到意到，意到气到。

总之，少儿推拿功法与少儿推拿手法密切关联，相互影响，从本质上说，少儿推拿功法可以提高少儿推拿调理师的身体素质，优化手法操作和提高临床应用能力。功法锻炼时要求"以意行气，以气贯力"。治疗调理时要求意念集中、气力相随，内力从手而发，使"功力"信息有效地传递给患者，不仅作用于体表脉络，而且可以深达筋脉骨肉，甚至脏腑。换句话说，少儿推拿手法是少儿推拿功法在临床应用的具体体现，同时也为功法锻炼的选择性提供依据。

本节论述了少儿推拿功法对少儿推拿手法的意义和作用，从功力、体力、耐力、重力、持久性、深透性和技巧性几个方面分析了功法练习对少儿推拿手法的良性影响，明确了功法练习的必要性。其目的就是更好地指导手法练习和临床实践，全面提高少儿推拿调理师的整体素质及临床治疗调理效果。

第三章　少儿推拿功法学基础知识

第一节　少儿推拿功法的特点

少儿推拿功法属于传统功法范畴，具有传统功法的特点。

一、练力重气，形神合一

少儿推拿功法中"形、神、意、气"的关系至关重要。功法练习的很多动作看似以锻炼力量为主，但其实质则是通过锻炼调节内在意与气达到内劲和柔力的积蓄。内劲和柔力的锻炼更注重意和气，而不只是表面力量的锻炼，具有"练力重气"之特征。少儿推拿功法练习在练力方面设计了许多局部训练方法，如颈、腰、胯、腿、臂、腕、指等部位肌肉力量的练习，强调整体的协调性和统一性，注意借助整体的力量通过某一局部释放出来。注重培育内气来提高力量，通过内在气机活动来调节力量的分配和释放，使形体活动和主观意念高度协调统一，从而做到"形神合一"。

神以形为物质基础，"形具"才能"神生"。练神是通过多种形体动作来实现的，形体的动作姿态是外在的、可见的，神、意、气是内在的、无形的。形体动作姿态是神、意、气的外在表现，因此，形、神、意、气四者实为一体，不可分割。

功法练习重视通过形体锻炼、强壮内气来提高意气相依，通过调节内在气机来达到调神的作用，使练功者的形体运动与意念高度协调统一，即"形神合一"。因此，在练习每一个动作时都强调神的配合，这就是形到力到，力到气到，练力重气，最终达到形神合一。

二、由外及内，内外兼修

内外兼修是指功法练习对内在的经络、脏腑、气血、精气神与外在的筋骨皮肉兼顾修炼的锻炼方法，即"内练一口气，外练筋骨皮"。以少林内功、易筋经为代表的推拿功法练习，其目的就是通过"抻筋拔骨"，牵动经筋、经络，进而调节脏腑功能，畅通气血，达到强身健体之目的。

初学少儿推拿手法者，尤其是年轻气盛者，自觉体力较强，但在实际操作时，往往手法的持久力不足，手法的柔和度较低，肢体关节的灵活性不够，操作时精气神不够专注。因此，功法训练应采用由外及内的方法，即开始阶段以筋骨皮肉的锻炼为主，逐步过渡到与内在经络、脏腑、气血、精气神训练相结合，以培养少儿推拿手法初学者由外及内的修炼功夫，最终达到内外兼修的目的。

三、动静结合，以动致静

动，指形体外部和体内"气"的运动。前者即"外动"；后者即"内动"。静，指形体与精神的宁静。前者即"外静"，后者即"内静"。静的另一个含义通"净"。所谓"净"，是指逐步淡化练功过程中的意念活动，尽量使内在的精神意识活动纯净无瑕，自然过渡到恬淡虚无的较高练功境界。

动与静是相对的。静功是指没有肢体活动、肌肉骨骼的动作，重在锻炼身体内部；动功则有肢体及肌肉骨骼的运动锻炼，既有利于疏通经络、调和气血，又有利于入静。

动静结合是推拿功法的基本练功形式，既要动中求静，又要静中求动。动中求静，是指在进行外在肢体肌肉筋骨运动锻炼时，保持心境平静，并逐步达到"净"的要求。静中求动，是指保持外在肢体安静，运用意念与呼吸相结合，调节气血和脏腑运动。

在功法锻炼过程中，更强调动中求静、以动致静的锻炼方法，既保持四肢筋骨外在运动形式，又运用意念入静和呼吸调节，力求精神专注，进而调整内在脏腑的功能，促进气血的运行。尤其推拿功法在肢体肌肉的锻炼方面具有一定特点，即保持肢体形态不变的同时，进行肌肉的静力性运动（又称等长收缩运动），调动内在气血的运行。

四、自我练习，贵在坚持

少儿推拿功法学是一门理论性与实践性均很强的学科。在学习过程中，一方面要重视学习，充分理解推拿功法的基本理论，研读一些有关导引、吐纳、养生的古代文献，熟悉一些推拿功法常用的研究方法，使自己在推拿功法练习过程中做到不仅知其然，而且知其所以然。另一方面，又必须身体力行，不断进行自我练功实践，坚持不懈，切忌一曝十寒、半途而废。只有刻苦练功，才能强身壮体，提高手法的功力技巧。在推拿实践中，如能根据需要，将少儿推拿功法应用到疾病的防治、康复和亚健康的调理中，必将进一步加深对少儿推拿功法的认识。

第二节　少儿推拿功法的作用

少儿推拿功法以中医基础理论为指导，结合现代科学研究的最新成果，系统、全面地运用到徒手练功法、气功练功法、器械练功法等实践中，功法可操作性强，应用广泛，对于开展推拿手法的理论探讨、临床实践及教学科研具有指导意义。

少儿推拿功法练习者主要包括两个方面，一是指从事少儿推拿工作的少儿推拿调理师自身练习；二是指结合年长少儿病情或亚健康状态指导其选功练习。因两者练习的强度、动作有所不同，功法对两者的作用亦有所不同，对于前者的作用更大更广。因为少儿推拿调理师通过自身练功不断改善自我健康状态，增强自身技能，使自身气血平和，骨正筋柔，这样才能为少儿调理时在手法娴熟的基础上，发力柔和深透，带出正气，治疗调理效果自然高度提升。

少儿推拿功法学是研究和探索生命奥秘的科学，其原理主要是运用中医系统的理论原则和方法，注重机体内外的协调统一，有效地发挥自身能动作用，将功法与手法有机结合，通过经络穴位的传导、转化、调节作用达到各个脏腑、组织、器官间的平衡，加速机体的新陈代谢，调和气血，修复身体各种损伤，以达到养生保健、调理亚健康状态和防治疾病之目的。

少儿推拿功法通过特定的锻炼方法增强体质、提高自身抗御病邪和自我修复的能力，因此，功法练习对人体的影响是整体而全面的。少儿推拿是以人疗人，用生命影响生命，只有健康的生命才能给少儿带来健康，这对少儿推拿调理师而言是非常重要的。如果少儿推拿调理师自身处于亚健康或疾病状态，那么在给少儿进行推拿调理过程中就有可能给少儿带来不良影响甚至感染疾病。

功法练习过程是一个身心高度结合的过程。在这个过程中，对人体产生了很多积极的作用，对人体的影响是整体而全面的。概括起来主要包括：①改善神经系统的功能。使大脑的兴奋与抑制合理交替进行，神经系统得到锻炼，可消除疲劳，使头脑清醒、思维敏捷。②提高循环系统的功能。增强心脏功能，加速血液循环，激活各组织脏器，提高生命活力。③提高呼吸系统的功能。增强呼吸肌运动，有利于气体交换，提供细胞新陈代谢所需氧气。④增强运动系统的功能。增强肌肉、骨骼和关节力量，起到支撑、保护和运动作用，提高肌肉的持久耐力。

一、平衡阴阳，调节脏腑

（一）平衡阴阳

阴阳的动态平衡是维持人体正常生理活动的基础，阴阳平衡关系的破坏，就意味着机体功能失调或疾病的发生。机体功能失调或疾病的发生、发展，辨证论治，预后凶吉，都是以阴阳学说为理论依据的。如《黄帝内经》中指出："阴胜则阳病，阳胜则阴病。"所以，功法能养生治病的机制，必然是寓于阴阳变化之中的。例如：对阴盛阳虚者，应选择动功进行锻炼，以求助阳胜阴；对阴虚阳亢者，则应选择静功为主进行锻炼，以养阴制阳。夏季以练静功为主，以防耗阴；冬季以练动功为主，以防阴盛。再如：阳亢者，病势向上，则要求练功时意念向下；气虚者，病势向下，则练功时要求意念向上。所有这些，皆为平衡阴阳。

少儿推拿功法中的易筋经、少林内功、八段锦都是以形体活动为主的功法，都属动功，也都属阳。但在每个功法开始的预备势和结束的收势则以静为主，也都属阴。因此，动中有静，静中有动，动静相合，动以练形，静以养神，练养相兼，这是功法平衡阴阳的基本作用。如在少儿推拿功法的姿势锻炼中，以形体的上下、左右、前后、俯仰、屈伸等动作也都包含着阴阳的变化。呼吸中以呼气为阳，吸气为阴，通过呼吸的配合就能帮助习练者起到平衡阴阳的作用。例如：对具有阳盛阴衰或阴虚阳亢体质的人，宜采用偏重于泄出体内阳热浊气的功法进行锻炼，可选以呼吸吐纳为主的功法；对阴盛阳衰或阳虚阴亢体质的人，宜采用偏重于益阳消阴的功法进行锻炼，可选练八段锦功法；对阴阳偏盛偏衰不太明显体质的人，宜采用调和阴阳的功法进行锻炼，可选练易筋经、五禽戏等功法。这些都是以阴阳平衡理论为指导，因人制宜，辨证练功的例证。

（二）调节脏腑

中医学说把人体中的肝、心、脾、肺、肾称为脏，把胆、小肠、胃、大肠、膀胱称为腑。脏腑是人体生命活动的根本，脏腑功能协调，则精气血津液充足。因此，脏腑形神得养是健康的基本保障。脏腑功能协调是通过相互依赖、相互制约、生克制化的关系来实现的。通过推拿功法锻炼，既可协调脏腑，增强脏腑新陈代谢的活力，又可调整脏腑间的失调，纠正其偏差。如易筋经、六字诀、五禽戏等功法，都是以增强脏腑功能为目的的功法，这也是功法协调脏腑的作用原理。

功法锻炼还可以改善脾胃功能，对脾胃起到较好的调理作用，强化脾主运化、统血及胃之受纳水谷的功能；同时随着形体运动的导引，可使营气经过脾胃转输于肺中，进入脉道，成为血液的组成部分而营养全身。可见，推拿功法锻炼能够通过气的推动作用，加强血液运行，为人体提供较高的营养物质，正如《黄帝内经》所说："是故血和则经脉流行，营覆阴阳，筋骨劲强，关节清利矣。"（《灵枢·本脏》）同时，少儿推拿功法还有疏通经络、祛病强身的作用。明代医家李时珍的《奇经八脉考》说"然内景隧道，惟返观者能照察之"，意思是说，脏腑内景和经络隧道，只有通过某种修炼的人，才能内视（返观）体察认识到。可见，人体五脏六腑及经络的变化在进行某种静功锻炼过程中是能够觉察出来的。

脏腑失调是人体失去健康的病理基础。人体的生长、发育、衰老与肾脏密切相关。中医学认为肾乃水火之宅、阴阳之根、元气之本，所以，功法练习以腰部为主，把命门作为意守的重点部位，如此则命门相火旺盛，肾气充沛，可推动其他各脏腑的生理活动。如命门元阳之火充足，则脾阳得资，脾气健运，水谷得以运化，从而为人体脏腑、经络乃至四肢百骸的正常活动提供物质基础，这就是少儿推拿功法能全面增强体质的原理所在。另外，心主神志，调心就是调神。心清神凝，则身安气和，并使魂、魄、意、志处于协调安定状态，这样就能使五脏安和，心身健康。

二、培育元气，扶正祛邪

（一）培育元气

《素问·上古天真论》曰"恬淡虚无，真气从之，精神内守，病安从来"，是对少儿推拿功法培补人体元气的精辟阐述及高度概括。"正气存内，邪不可干"。所以，培育元气，增强体质，提高人体抗御病邪能力是练功的本质所在。

（二）扶正祛邪

扶正是增强体内的正气，扶助人体对疾病的抵抗力；祛邪是祛除各种致病因素给机体造成的损伤。少儿推拿功法就是从扶助正气入手，如"体松、入静、调息"都属于整体锻炼方法，就是在内部力量逐渐充实的基础上增强体质，提高自身抵御外邪、祛除邪气之能力。通过功法锻炼达到扶正的目的，其本身就是一种有效地预防疾病、祛除病邪的方法。

宋代医家陈无择在其著作《三因极一病证方论》中认为致病因素有三类：外因（风、寒、暑、湿、燥、火）；内因（喜、怒、忧、思、悲、恐、惊）；不内外因（饮食、起居、外伤、劳倦等）。无论内因、外因还是不内外因，都被看作是导致亚健康状态或疾病发生、发展的条件。人体出现亚健康状态或疾病，在体质相同的条件下，取决于致病因素的种类、性质和强度。在致病因素相同的情况下，则取决于机体的内在条件，即机体的抵抗疾病能力。内因是变化的根本，外因是变化的条件。练功就是扶正，即培育人体正气，这是一种有效的祛邪方法。所以扶助正气，增强机体抵抗疾病的能力是练功的本意。三国时代的名医华佗有一句名言："人体欲得劳动，但不当使极尔。动摇则谷气得消，血脉流通，病不得生，譬犹户枢不朽是也。"（《三国志·魏书·吴普传》）说的就是这个道理。

三、疏通经络，调和气血

（一）疏通经络

经络遍布全身，是人体气血津液运行的通道，是联络五脏六腑的枢纽。经络有广泛而重要的生理作用，概括起来，有运行气血、营内卫外、联络脏腑、传递信息等。经络畅通，气血运行通畅才能维持人体正常的生命活动。若经络不通，气血津液运行不畅，达不到滋养五脏六腑的作用，就会产生不同的病症。所谓不通则痛，通则不痛，要想恢复身体健康，就需要疏通经络。推拿功法的医疗保健就是通过疏通经络这一机制来实现的，在功法练习过程中，通过肢体的活动，并配合意念循经络运行或直接沿经络的意识导引，或按摩拍打等来疏通经络，可达到气血运行通畅及祛除病邪的目的，如周天功及按摩拍打等功法。

（二）调和气血

气血是构成和维持人体正常生理活动的基本物质，是维持人体生命活动不可缺少的精微营养物质。气具有推动、温煦、防御、固摄和气化等作用，而血除了具有营养和滋润的作用外，还具有载体的作用。没有血这个载体，气就不能在经脉中运行。同样，没有营卫之气，血得不到充分的营养补充，机体很难维持正常的生理活动。因此，气血之间是相互依赖、相互制约的关系。

正常情况下，气血维持着"气为血之帅，血为气之母"的相辅相成的动态平衡状态，称作气血调和。气血调和之人，身体健康，病邪难以侵入；而气血不和者，百病乃变化而生。练功过程中，以意领气，血随气动，从而调和人体气血，维持人体健康状态。而对于患者常采用意守病灶的方法，即病灶在哪里，意念就放在那里，以意领气至病灶，以气推动病灶部位气血运行，疏通经络改善病灶部位的血供，给以营养和滋润作用，使病灶组织得以修复，恢复气血调和的状态。

四、培蓄内劲，强健体魄

（一）培蓄内劲

少儿推拿功法强调姿势的锻炼、呼吸的调节、意念的应用，通过功法锻炼来导引气的运行及呼吸的变化。如易筋经，随着形体动作的变化，呼吸主动配合动作导引，采取自然呼吸的方法，使意气相随，气贯全身；再如五禽戏，通过"外导内引"，在动作升降开合作用下导引内气运行，达到气贯周身；又如六字诀，运用呼吸吐纳，分别调理肝、心、脾、肺、肾以及三焦的气机，起到气行周身，调和脏腑的功能。

要做到推拿手法所强调的持久、深透等要求，除了手法熟练以外，功法的练习是一个主要的方面。推拿功法的"外练筋骨皮，内练一口气"，以及"呼吸精气，独立守神，肌肉若一"等锻炼过程，可以达到调畅气机、生化精血的作用。气机调畅，才能充盈气血，运行精血，维持人体的正常生命活动，而气血旺盛者，身体强健。在功法练习时，意念的高度集中，可有效地促使精气血的生成及转化，提高其功能和质量，进而"以意领气、以气贯力"，使人体产生一种"内劲"。这种"内劲"不仅有益于自己的身体功能，更能使练功者的推拿手法做到持久、有力、深透，加强推拿手法的治疗作用。

（二）强健体魄

少儿推拿功法对健康者来说，也是一种较好的锻炼项目，可以增力添劲，强筋壮骨，凡是坚持正确锻炼并达到一定练功程度的人均可体验到练功的效果，可以明显改善人体消化、呼吸、心血管和神经系统的功能。同时能加深睡眠，消除疲劳，增强体力、脑力和耐力，提高工作效率，这对少儿推拿调理师尤为重要。例如：易筋经中的"韦驮献杵"势就是一种调节身心的很好功法，可增强手腕悬劲和持久力；"三盘落地"势则具有加强腰力和腿力的功能；"卧虎扑食"势，不仅可增加腰力，而且更可增强臂力，特别是指力。少林内功中"前推八匹马""倒拉九头牛""风摆荷叶""霸王举鼎"等势，具有向上的举力，向前的推力，回收的拉力，向两侧的分力和向内的合力以及旋转力，每一招一式，无不体现劲力的运用，都具有增强臂力的作用。所以，只要正确掌握练功的方法，并认真地坚持锻炼，就可以使人筋骨强健、肌肉满壮、精力充沛、身手敏捷。

少儿推拿功法既能练力又能添劲。以气催力，以力贯劲，意到气到，力到劲到，使全身肌肉收缩力增强，当气运行于身体某部位时就能产生高度爆发力与耐受力。功法练的是内气，也称真气。锻炼呼吸之法是功法的重要内容之一。通过呼吸的调节，使内气在体内循环，达到内气"按摩"之目的，从而使内气生力添劲。通过意念与姿势配合的方法，以意领气，真气流注于体内四肢百骸、五脏六腑，使全身气血流畅，以达神清气爽、气力倍增之效。这种以气催力的功法运用可使推拿手法达到"持久、有力、均匀、柔和、深透"的要求，操作时能够做到以气贯力于内，以意发力于外，从而保证推拿手法的功效，提高手法的技巧与治疗调理效果。

通过练力与练气相结合，使气力合一，内力倍增，以意运气，长期锻炼会产生内劲。练功中只注重练力而不注重练气，或只注重练气而不注重练力，均难以产生效用。故推拿功法锻炼只有通过姿势、呼吸、意念相结合，才能达到增强内气、以气催劲、强筋壮骨的目的。

五、养生益智，延年益寿

（一）养生益智

少儿推拿功法还能激发人体潜能，使人能获得某些潜在的功能。如意守上丹田，可使人的身心完全放松，充分休息，缓冲外界环境对大脑的不良刺激，恢复人体的正常活动，使人精力旺盛，思维敏捷，具有超常的记忆能力，故前人有"入定读书，易于明理"之说。"入定"即进入神安心静的状态，静能生悟则易于明白书中的道理，这就是古人所说的练功有"息心明理"之效。南朝梁时期的文学理论家刘勰在其著作《文心雕龙·养气篇》中指出："是以吐纳文艺，务在节宣，清和其心，调畅其气，……意得则舒怀以命笔。"意思是说：从事文学创作务必适时休息，保持心情清静，神气调和通畅，而后方能"心情舒畅地写下去"。并且认为这也是养气的一种方法。由此可见，功法锻炼确有开发人体潜能的积极作用。

除此之外，推拿功法锻炼还可开发人的智力，这一点在古代典籍中有很多明确的记述。研究表明，通过推拿功法锻炼，能使大脑的疲劳较快地消除，使精力旺盛，注意力集中，感知觉敏锐，记忆力增强，思维能力提高，从而能提高智力水平。

（二）延年益寿

少儿推拿功法不仅可以养生益智，还可以延年益寿。人到老年，阴精虚衰，真元渐亏，身体各种功能都逐渐衰退，这是人类生命过程的必然规律。衰老是一个多环节的生物学过程，受到多种因素的综合影响，具有不可逆性，但延缓衰老的进程也是完全可以实现的。

自古以来，人们把练功作为一种防止衰老、延年益寿的方法。衰老是指生物生长发育达到成熟后，随着年龄的增长，机体在结构与功能方面出现各种衰退变化以及这些变化不断发展的过程，是人类生命过程的必然规律。一般而言，衰老有生理性衰老和病理性衰老两种：生理性衰老是整个生命过程中必然发生的普遍性、退行性变化；病理性衰老是指由于各种疾病引起的衰老。在影响长寿的多种因素中有先天性因素，主要为遗传因素，也就是说存在一种遗传性长寿体质或称为老化速度慢的体质，这一体质的形成目前只能依赖先天遗传，还无法进行人为控制。遗传可影响寿命，但不能认为遗传决定寿命，还必须考虑诸多的后天因素，如饮食因素、环境因素、社会因素等。因此，对每个人来说，要保持健康，延年益寿，还必须通过主观努力。

延年益寿就是通过各种有效途径，健康地活到最高寿命。据古代文献记载，长期进行练功的人大多能达到长寿的目的。如老子活了一百多岁，孙思邈活到一百四十二岁，华佗的学生樊阿活到一百多岁，吴普活到九十多岁。《黄帝内经·素问》的"上古天真论""四气调神论""生气通天论"中对抗衰老都做了精辟的论述，其中《素问·上古天真论》说得更具体："上古之人，其知道者，法于阴阳，和于术数，食饮有节，起居有常，不妄作劳，故能形与神俱，而尽终其天年，度百岁乃去。"这在长期练功的老年人中是屡见不鲜的。有些老年人到了八九十岁，血压不但没有异常增高，视力和听力也并无减退，睡眠深熟，精神饱满，声音洪亮，行走健稳，耐寒暑能力强，少生疾病。

练功是一种综合锻炼，既包括精神调养、稳定情绪，使人积极乐观；又包括生活规律，合理饮食，使人劳逸结合。明代文学家陈继儒撰写的《养生肤语》就明确指出："精能生气，气能生神，则精气又生，神之本也。保精以裕气，裕气以养神，此长生之要方。"推拿功法的锻炼本身就具有养气、养血、养精和养神的功效。所以，练功是一种强身健体、延年益寿的好方法，也是各种抗衰措施的纽带。实践证明，推拿功法锻炼能够调动和发挥机体内在潜力，延缓衰老，防治老年智力减退，增进身心健康，达到延年益寿的目的。

第三节　少儿推拿功法的分类

　　历经数千年的发展，推拿功法形成了众多的门派，功法种类繁多，各具特色。少儿推拿功法是按功法锻炼的姿势、动静和锻炼部位等进行分类。

一、按功法锻炼的姿势分类

　　功法练习的体位姿势主要有卧势、坐势、站势和行走势，分别称为卧功、坐功、站功和行功。

（一）卧功

　　卧姿是人们休息时的常态，同时也是功法练习的一种基本姿态。凡是按照一定的姿势要求，采取卧势进行锻炼的功法，统称为卧功。常用的卧功锻炼姿势有仰卧式和侧卧式。

　　1. 仰卧式　练功者仰卧，垫枕的高低以舒适为度。两腿自然平伸，两脚靠拢或分开，两上肢平伸于身体的两侧，肘臂放松，掌心向下，两手握拳或手指微曲，放于大腿的两侧（图 3-3-1a）；或两手相叠轻放于小腹上（男右手在下，女左手在下）（图 3-3-1b），有助于形成腹式呼吸。也可将一只脚放在另一只脚的脚踝上（图 3-3-1c），练久时两脚可以调换一下。口唇轻闭，舌抵上腭，两眼睁开含视或两眼轻轻闭合微留一线之缝，此法易于进入"意守"状态，也有助于形成腹式呼吸。

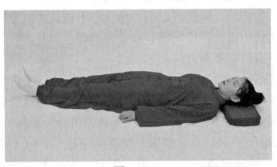

图 3-3-1a

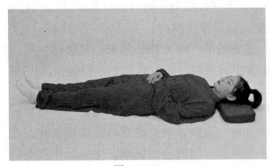

图 3-3-1b

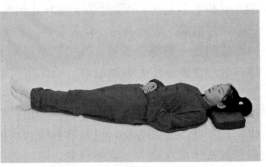

图 3-3-1c

2. 侧卧式　左侧卧位或右侧卧位均可。若胸腹腔器官有病者，宜卧向健侧或采用仰卧式。右侧卧位时，右肩在下，面向右侧躺卧，枕头高低以舒适为宜。右腿平伸或微屈在下，左腿弯曲，轻放在右腿上；右手自然地放在枕头上，手距面部两拳左右，左手自然地轻放在左髋上（图3-3-1d）。或右手自然地垫在眼睛下方的枕头上，左手自然地轻放在左腿上。左侧卧位时上述姿势相反。总之，无论左侧卧位还是右侧卧位都以练功者自然舒适为佳。卧位后口齿轻闭，舌抵上腭，两眼轻闭或微留一线之缝。

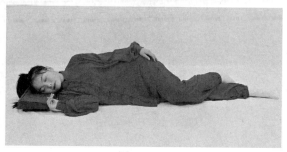

图3-3-1d

卧功是一种常用的习练方式，尤其适用于某些久病体弱常年卧床者，也可用于睡前的诱导入睡，加快消除疲劳。

（二）坐功

凡是采取坐势并按一定姿势要求练功的功法，统称坐功。常用的坐功有平坐式、盘坐式及靠坐式。

1. 平坐式　平坐式又称普通坐式，可以坐在椅子、凳子上或床边练功。坐在椅子、凳子或床边上练功，高度适宜，坐位时能使两脚踏地。要求上体端正，含胸拔背，松腰收腹，两脚平行踏地，与肩同宽，松肩沉肘，肘臂微曲，手心向下，轻放于两大腿上（图3-3-2a）或两手相叠放于小腹处。口齿轻闭，舌抵上腭，两眼轻闭或微留一线之缝，意守丹田。

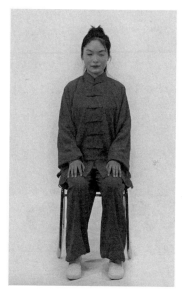

图3-3-2a

2. 盘坐式　分为自然盘坐、单盘坐和双盘坐三种。

（1）自然盘坐式　自然盘坐的动作要领是把两腿依照自己的习惯盘起来，两小腿交叉，将两脚置于两腿的下面，两脚跟抵于两大腿后面的中部，上体端正，松肩屈肘，含胸虚腋，两手掌心向下或向上自然放于膝部（图3-3-2b）；或两手相叠置于小腹前（图3-3-2c）。两眼轻闭或睁开含视，意守丹田。

（2）单盘坐式　单盘坐式是把一脚放在另一条大腿的上面，如左腿盘在右腿的下面，左脚尖和右膝相对，右小腿置于左小腿的上面，两手掌心向上或向下自然放于膝部（图3-3-2d）；或两手相叠置于小腹前（图3-3-2e）。两眼轻闭或睁开含视，意守丹田。

（3）双盘坐式　双盘坐式是指左右两小腿相互交叉，两足掌朝上，互叠于两侧大腿上，两膝着褥，两手掌心向下或向上自然放于膝部（图3-3-2f）；或两手相叠置于小腹前（图3-3-2g）。两眼轻闭或睁开含视，意守丹田。

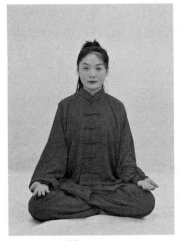

图3-3-2b

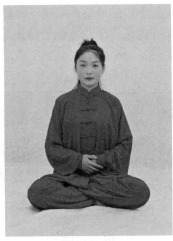

图3-3-2c

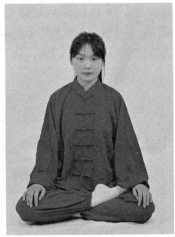

图3-3-2d

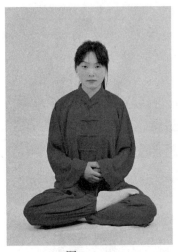

图3-3-2e

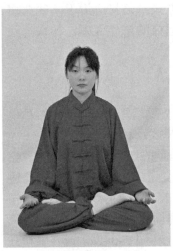

图3-3-2f

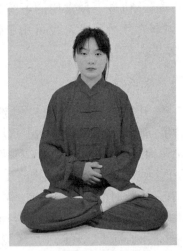

图3-3-2g

3. 靠坐式　是一种介于坐式与卧式之间的体式。按坐式要求，上体倚靠在靠垫或枕头上（枕后部不可悬空）；也可坐在沙发或靠椅上，下肢依环境和习惯自主选择自然盘膝式或平坐式，以动作自然舒适、气血流通为宜。

坐功多适用亚健康者，也是体弱患者由卧式转为站式、以增强体力的一种过渡姿势。靠坐式多用于体弱患者。

（三）站功

凡是采取站立姿势、两脚不动进行锻炼的功法，统称站功。常用的有自然站式、下按站式、按球站式、抱球站式。

1. 自然站式 身体自然站立，头如顶物，两目微闭，默视远方或含光内视，口齿轻闭或微开，舌抵上腭，含胸拔背，收腹敛臀，松髋屈膝，两脚平行略分开与肩等宽，脚尖稍内扣，松肩虚腋，两臂下垂，肘略微屈，掌心向里，手指向下，五指微屈分开（图3-3-3a）。

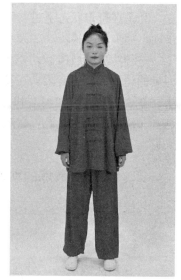

图3-3-3a

2. 下按站式 两足平行分开，与肩同宽，沉肩松髋，两上肢下垂于体侧，手指向前伸直，掌心向下，如按两侧气柱于手心（图3-3-3b）。

3. 按球站式 在自然站式的基础上，两上臂呈环抱状，两手指尖相距与胸宽，大拇指与其余四指分开，五指微屈，掌心向下，如按水中浮球，两手高不过乳、低不过脐（图3-3-3c）。

4. 抱球站式 在自然站式的基础上，两手作环抱树干状，两手指尖相对，掌心向内，五指分开，手指微屈，形如抱球。两手低不过脐、高不过肩，站桩架势的高低可根据身体健康状况酌情运用（图3-3-3d）。

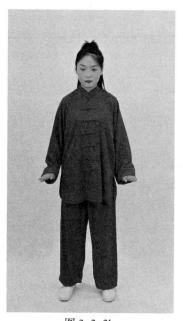

图3-3-3b

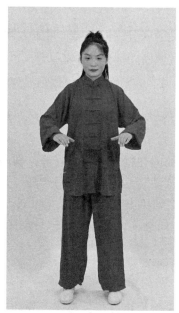

图3-3-3c

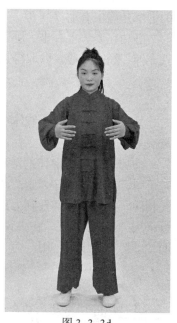

图3-3-3d

站功式具有调运气血、增强体力特别是下肢力量的作用，锻炼方便，对环境要求不高，任意一块平整干净、周围清洁的地面均可练功。由于站功式活动量大、容易疲劳，重病体弱者及初练推拿功法时不宜采用此式。因此，站功式适合中青年或体质强壮者练习，不适宜年老体弱者。

（四）行功

凡是在行走状态下进行锻炼的功法都属于行功。行功种类繁多，虎步功、鹤步功、鹿步功、熊步功，猿步功、涉水步、甩手步等是其中较有代表性的功法。

这种功法的肢体运动姿势更加多样化，功法种类繁多。在姿势的结构上有繁有简；在力量的运用上有刚有柔；在动作的速度上有快有慢；在用力的程度及摆动的幅度上有大有小；在姿态上，有优美柔和、挺拔苍劲、轻盈舒展、敏捷灵活、威猛刚强、气势磅礴等。这些功法的多样性，既可以适应多种情况的需要，同时也可以从各方面提高练功者的锻炼兴趣。

二、按功法锻炼的动静分类

传统功法有动静之分。静功和动功是少儿推拿功法的两个重要范畴。

（一）静功

凡在功法锻炼时，外在肢体不进行活动的功法，都可归属于静功。古代的吐纳、行气、静坐、坐禅等都属于静功的范围。

静功从形体上看外静不动，两眼垂帘，调心入静，即所谓"外静内动"。因此，静功的锻炼是静中有动。

静功在姿势上有坐、卧、站的区分，但主要着重于人体内部的调养。通过锻炼可使元气充沛、经络畅通，以取得强身健体、祛病延年之功效。

（二）动功

凡在功法锻炼时，肢体按功法要求不断变化的一类功法，都属于动功，如易筋经、五禽戏等。

动功是指外在形体的活动和内在精神的相对安静，即所谓"外动内静"。因此，动功锻炼时，首先要动中求静，即"动"是指"外动"，"静"是指"内静"；其次，要做到意气相随，意到气到，气到力到。动功主要采取站式和行式进行锻炼，但在特殊情况下，也可采用"坐式动功"。古人说，强身莫善于习动，一身动则一身强。练习动功可起到强健筋骨、增进健康的作用。

（三）静动功

凡是把静功与动功结合起来的锻炼方法，都属于静动功。其特点是"先静后动"，静功和动功既有联系也有区别。一般来说，静功虽对形体也有锻炼作用，它更注重精神的宁静和体内气息的调整；动功则更注重锻炼外在的肢体和强健筋骨。在具体的锻炼过程中，可以把静功和动功结合起来，先静后动，动中有静，这是功法习练的较高境界。

三、按功法锻炼的内外分类

功法习练有内外之分，习惯上称之为"内功""外功"。

（一）内功

内功是指注重锻炼人体内部的气息、脏腑、经络、精气、血脉等的功法。习惯上把各种静功都归属于内功的范畴，即"静则练内""内练一口气"。内功虽对人体外部形体也有锻炼作用，但它更注重锻炼人体内部的组织器官和功能。

（二）外功

外功是指注重锻炼人体外部的形体诸如骨骼、肌腱、肌肉、皮肤等的功法，即人们常说的"动则练外""外练筋骨皮"。一般情况下将各种动功归属于外功的范畴。但有的动功对机体内部功能的锻炼作用也很明显。

内功和外功并不是截然分开的，如"五禽戏"要求内外结合，动静相兼，刚柔并济，神形合一，既讲究外练筋骨皮，也讲究内练精气神，真正做到了"内外兼修，形神俱调"。

第四节 少儿推拿功法练习的基本原则与要求

一、功法练习的基本原则

少儿推拿功法虽是防病健体的一种锻炼方法，但也是一种体力活动。怎样才能适宜地进行练功，防止伤损和保证充沛的体力及良好的效果，必须注意以下基本原则。

（一）以松致静，功法自然

1. 放松 放松是指在练功中不仅要求肢体放松，还要求精神放松。松，不是在练功中肌肉松弛、松散无力，而是以松为主，松中有紧。通常人在清醒状态下，机体一般处于比较紧张的状态，活动时虽然有松有紧，但总体是紧张多放松少。所以，在练功时，就特别注意肢体和精神的放松。放松、入静与自然是功法锻炼过程中的最基本要求。也就是在练功中除了紧张所需要练习的肌肉外，其余部位肌肉和精神要求放松，不要僵直，以利于气血的流通，运动时要求全身各大小关节都要放松，不要僵硬，保持一定的松软度。不管是何种功法，锻炼的各个阶段都必须遵循这一基本原则。例如，我们在练习少林内功时，肌肉要求静止性用力，但要求呼吸自然和意念放松。每一种功法对姿势都有一定要求，要保持某一姿势就必须有一定肌肉群处于紧张状态，这似乎与少林内功的霸力相矛盾。其实，这时的肌肉紧张是在保持姿势的前提下，使各部肌肉达到最大限度地放松，将矛盾统一起来。这在开始锻炼时不容易做到，但经一段时间锻炼后，就会逐渐做到松而不懈、紧而不僵。

2. 入静 入静是指在功法锻炼过程中的杂念相对减少，处于高度宁静、轻松、舒适的状态。入静程度的深浅反映着功法锻炼放松状态的好坏，直接关系到锻炼效果。所以，放松与入静是互相促进的，放松有助于入静，入静又有助于放松。

3. 自然 自然是指功法锻炼时的心情自然、姿势动作自然和呼吸自然。练功时的姿势、呼吸和意念都应该符合生理的自然，动作姿势在准确而又不勉强的基础上进行。功法锻炼中不要用意过强，主观追求境界和功夫，要勿忘勿助，似有意似无意，法归自然，所以有"练功贵乎自然"之说，可见"自然"这一原则的重要。功法锻炼中的自然原则要贯彻到练功各方面和全过程，不论坐、卧、站、行都应做到自然舒适，毫无勉强；呼吸时也应在自然的前提下宁神静息，自然达到柔、细、匀、长；意念活动更应自然，要自然过渡到似有似无，绵绵若存。如易筋经锻炼中的三盘落地势，上托如千斤、下按如浮球，都是锻炼到一定程度自然而成。

综上所述，松静自然不仅是确保练功取得功效的重要法则，而且也是防止练功出偏的重要保障。松是指形体而言，静是指精神而言，而自然则是针对功法锻炼中的各个环节，如姿势、呼吸、意守和精神状态都要自然，功法锻炼要从消除精神紧张状态入手。只有精神不紧张，才能做到形体的真正放松。

上面所说的松静自然主要针对功法锻炼过程而言，广义的松静自然是指平常生活中的一种状态，这样才能巩固功法锻炼效果，达到更高的功法锻炼境界。

（二）动静结合，阴阳和合

"动"是指肢体的活动及肌肉骨骼的锻炼，使经络疏通，气血调和，有助于集中注意力，通过动而达到静，有利于入静。"静"，是指练功时要求精神专注、意念集中，做到"心静"。人在清醒的状态下，大脑总是在比较紧张地工作。所以，大脑需要在一定的时间内有一个消除疲劳的安静状态。因此，"静"就是要不断地排除杂念，使得精神宁静。动静结合包括两种含义：一是指练功方式上动功和静功相互配合，动生阳，静生阴，动静结合，阴阳和合，可强身祛病。二是指在练功过程中，动功练习时要动中有静，外动内静，意念集中，使肢体动静自如，所谓以静寓动；静功练习时要静中有动，入静放松使体内经气运行，气血流畅，此谓外静内动。如易筋经中部分动作是定势静练，但不是静而不动，而是静中有动，静中求动。所以，动静结合既有利于外在形体运动，又可促进机体经气运行与聚集，达到内外兼修、阴阳和合的目的和境界。

（三）意气相随，形神合一

1. 意气相随 "意"，是指练功时的意念活动，包括思想、感情、意识、思维等。大脑活动的生理过程与意识过程是密不可分的，前者是后者的物质基础，后者是前者的活动产物。"气"是指内气，它是指功法锻炼过程中意念入静后，在内劲不断作用下逐渐形成的。练功中意气相随是指通过锻炼，在功法练习中达到"意之所在，气即至焉"的境界。通过功法练习，以意行气，以气催力，掌握用力技巧和方式，为少儿推拿手法学习和推拿临床操作打下基础，使手法操作达到意气相随、刚柔相济之目的。

必须指出，对气的运行不可过于专注，意念引导动作也不能过于集中，否则易致气机僵滞。气和意要有张有弛，时隐时现，轻轻引导。如易筋经的掌托天门下落时先吸气，意念也由微渐著汇至丹田，意气与运动配合，既使内外得到全面锻炼，也可提高锻炼效果。但对气感不明显者，不必过于追求"气感"，采用"以意导体"的锻炼方法同样可收到良好效果。

2. 形神合一 "形"是指形体动作；"神"是指精神意念。练功中要求形体变化、动作变换要形随意动，聚精会神，不能毫无章法、心不在焉地乱做动作，要在意念指导下进行内动和外动，力求"形神合一"。只有这样，才能"内练精气神，外练筋骨皮"。所以，练功中要注意调神与调形的合一，调神起着主导作用，调形又可反作用于调神。轻松柔软的肢体活动和悠长匀细的呼吸有利于意念的放松，有利于心神入静。意、气、形、神协调统一，才能疏通经络、调整阴阳、补益气血、增强自身的抗病能力，达到强身壮体、防病治病的目的。

（四）循序渐进，持之以恒

1.循序渐进　循序渐进是指少儿推拿功法需要按照　定的锻炼方法与步骤逐渐深入和提高。动作上要由简单到复杂，锻炼时间上要由少到多，练功要求上要从浅入深，练功的运动量上要逐渐增加。简而言之，循序渐进实质上就是指要掌握好运动量的问题。唐代医家孙思邈精辟地总结了"养生之道，常欲小劳，但莫大疲及强所不能堪耳"的基本原则，就是告诉我们运动不要过度，要适当掌握运动量。运动量太大，动作过分剧烈，可使体力消耗过大，人感到非常疲乏，出现头晕、心慌、气促、失眠、胃口不好等现象，有的人从此对运动不感兴趣，甚至产生恐惧心理。有些看来是练呼吸，但刻意追求，使呼吸运动过量，也会出现胸闷气塞、两胁疼痛等偏差。所以，运动量如果过大，不但不能练好身体，反而会损伤身体。运动量过小，虽然不会出什么问题，但达不到良好的健身效果。因此，合理掌握好运动量是循序渐进的关键。由于每个人的体质不同、基础不同和个体差异，每个人练功的要求及运动量的大小也应该有所不同。根据每个人掌握功法的快慢不同，其收效时间也有差异。如有的人练了几天就体力增强，而有的人则需练几个月才有感觉。所以，动作由简单到复杂、锻炼时间由短到长、锻炼要求由浅入深、运动强度逐渐递加是遵循"循序渐进"客观规律的具体体现。尤其是体弱多病者，欲通过功法锻炼来增强体质，更不能急于求成，所谓"欲速则不达"就是这个道理。

2.持之以恒　持之以恒是指功法锻炼需要长久地坚持不懈。

在练功过程中，容易出现两种情况：一种是急于求成，锻炼过多过猛；另一种是松懈散漫，一曝十寒，这些都违背了功法锻炼的客观规律。要获得好的效果，必须经过坚持不懈的锻炼才能达到目的。练功者要从思想、生活、时间安排以及场地选择等各个方面为长期坚持练功做好充分准备，只有持之以恒，才能真正练好功法。同时，尽量根据个人的爱好和具体的情况，采取不同的练功方法，无论功法和锻炼方法是难是易、功法内容是否熟练，都必须认真完成，要合理安排好自己的练功量，严格按计划训练，保质保量完成练功计划。

任何事物都有其自身的发展规律，功法锻炼也一样，必须要有一个过程，更要遵守循序渐进的原则，按照科学方法进行练功，才能"功到自然成"。先浅后深，持之以恒，最后就能达到炉火纯青的地步。

二、功法练习的要求

（一）功法练习的练前准备

因人制宜，从增强体质出发，全面锻炼，长期锻炼，持之以恒，循序渐进，逐步提高，认真做好准备活动和整理活动。

1. 端正练功态度 功法练习与锻炼首先要端正态度，树立牢固的专业思想，明确锻炼目的，发挥自己的主观能动性，树立信心；其次练功要有规律，充分认识功法锻炼在专业技能训练中的重要性与必要性，根据需要选择适宜的功法，并了解所练功法的理论基础及实际锻炼的重点和难点，做到循序渐进、勤学苦练、持之以恒。

2. 选择适宜功法 选练功法时要专一，应选择适宜自己专业的功法，特别是初练者，切不可朝此夕彼。少儿推拿调理师应先以八段锦、易筋经与少林内功为基本功法进行锻炼，待基本掌握且有一定的功底后再选练其他功法。这样才能入静意守，功到自然成，不致误入歧途。

3. 选好锻炼环境

（1）环境选择 功法锻炼前，应选择安静的场地或环境，练功需在温暖避风的条件下进行。因为练功的目的在于培育真气，所以必须依靠阳气的温煦。练功时要求全神贯注，若受寒风侵袭，势必影响练功者的入静。此外，练功时需要吐故纳新，故要求练功环境空气清新。如果练功时周围空气浑浊或是雾霾天气，则是以浊换浊，势必损害人体，这就失去了练功的本意。

（2）天气选择 练功应选择在气候平和的天气下进行，不宜选择在天气突变，诸如狂风暴雨、电闪雷鸣、寒冷潮湿、烈日当头等环境下练功。

4. 选择合适时间

（1）练功要定时，锻炼时间最好安排在早晨或傍晚。

（2）不宜在情绪波动较大的情况下练功。

（3）不宜选择在空腹或过饱时练功。

（4）不宜强忍溲便进行练功，以免影响形体和意念的放松。

（5）不宜选择在疲劳、生病、女子经期或孕期等特殊情况下勉强练功。

5. 准备锻炼物具

（1）衣服宜宽松，鞋以软底布鞋、球鞋或练功鞋为宜。

（2）准备好练功所用的坐垫与器械练功的器具等。

6. 意念镇静从容

（1）功法锻炼中应做到思想集中，心神合一，排除杂念。不能心猿意马，左顾右盼，不开玩笑，不勉强，不蛮干。练功中应尽量避免高声说话、大喊大叫或对练功者直呼其名，以防练功者受惊。

（2）功法锻炼要求调匀呼吸，不可屏气、憋气、闭气、提气，以免自伤与走偏。

（3）不执着练功中的热、凉、动、摇等练功效应。在练功中出现异常感觉时，要努力自制，否则应立即停止练功。如出现头晕、胸闷、胸痛、烦躁等不适感时，应及时请教老师，以免发生练功偏差与不适。

（4）练功间歇时，用干毛巾将汗擦干。宜做散步、蹲起、摇肩等整理放松性活动，以使气血通畅。不宜大声吵闹，互相扭打，以免神散气乱而影响练功效果。

（二）功法练习的姿势要求

练功者要求形体状态自然放松，不论哪种功法，对形体的姿势均有一定的要求。尽管功法种类不同，姿势各异，但对功法练习中姿势的要求都有共同点，就是要自然放松。自然放松不是松散懈怠、弛而不张，而是指松而不懈、柔和不僵。

1. 头颈 头颈部的基本要求是头正颈松，同时还包括收视反听、舌抵上腭等。头部正直，在传统功法称之为"头如悬"或"悬顶"，即是说头顶正中像被一根线向上牵引着，这样头部自然就正直了。头为至高清虚之地，脑在其中，中医认为"脑为髓之海，髓海有余，则轻劲多力，自过其度；髓海不足，则脑转耳鸣，胫酸眩冒，目无所见，懈怠安卧"（《灵枢·海论》）。又"脑为元神之府"，故头正、顶虚悬，不仅是周身中正之关键，而且可诱导气机上升以健脑养神，使神主宰全身活动之功能增强，而呈现精神抖擞状态；若头倾失悬则精神易萎靡，身体难以达到平衡要求。当出现前俯后仰、左右倾斜时，应于头顶求之。

2. 眼目 眼目应轻闭而不紧，紧闭则暗而黑昏；不闭则神露过明而弛。故练静功大都要求双眼轻闭，初练功容易困倦或意念散乱时，可露一线微光。目光一般要求平视或略微下视，例如目视鼻准。这里视线的要求与睁眼或闭眼无关，但与意守有密切联系，如意守丹田和内视丹田的操作有类似之处。一般说来，站式多要求平视，有些功法还要求目光略高于平视。坐式的目光可稍下视，当然平视也可。

3. 口 口要轻轻闭合，要求舌抵上腭，是将舌自然地轻轻抵于上腭，应抵在上腭与牙齿的交接处，轻触即止，并无抵抗之意，如此则可使任督两脉交通。头部还须注意舒展眉头和放松面部肌肉，要求面带微笑，微笑即表示轻松愉快的情绪，而愉快的情绪在形体锻炼过程中的体现就是眉舒面和。微笑并不要求真笑出来，而是要有一点笑意，嘴角不那么绷紧，面部表情安详舒缓、自然愉悦。

4. 上肢 上肢的基本要求是松肩坠肘。松肩是指两肩放松，自然垂下来，不可耸肩。耸肩不但使肌肉紧张，而且直接影响气机下沉，有碍腹式呼吸的形成。耸肩在站式练功双臂抬起时比较容易发生，尤其是抬臂过高的时候。因此，站桩时无论抱球还是托球，手臂的位置一般都要求放在膻中与下丹田之间。坠肘是指两肘下垂，不可用力挺紧，它是松肩的延续。松肩不仅是肩膀的放松，而且要顺势松到肘。整个肩臂放松了，坠就可以自然形成。无论是站式还是坐式，肘部都常常是肩臂下垂之力的一个支撑点和转折点。坠肘的操作，就是勿使这个点上移。另外，在站桩时，大都还有虚腋的要求，腋下如夹球，即双臂不要贴在两胁上，应该分开。这也是为了使肢体更加舒展和舒适，如果双臂紧夹在一起，气血的周流必然会受到影响。

5. 胸背 胸背的基本要求是含胸拔背。含胸拔背是一种体态，"含胸"是使胸三角（天突穴与两乳头连线组成的三角区域）放松，使呼吸顺畅，有利于气机下沉，形成腹式呼吸；"拔背"有利于脊柱伸展，使督脉更为通畅。含胸不同于凹胸的紧张内收，是胸部要有宽舒的感觉，是在肩锁关节放松，两肩微向前合、两胁微敛的姿势下，胸腔上下径放长，横膈膜下降舒展，含胸是胸部的"蓄势"，是整个脊柱拉伸的体现。含胸的操作与下颌内收直接关联，收下颌时胸部自然就会往里收一些。练功所要求的含胸，胸部内收的程度很小，只要不故意挺胸，再加上下颌微收与松肩就可以了。含胸与拔背的操作是同时的，含胸的程度决定了拔背的程度。拔的意思是挺拔而不弯曲，故含胸拔背操作正确时，脊柱基本上竖直。脊柱在腰背部有一个生理弯曲，含胸拔背的结果是部分抵消这个生理弯曲，因此，这时脊柱的竖直程度比日常要更大些。且由于下颌微收，脊柱在颈部的生理弯曲也被抵消了一部分，故练功中脊柱从上到下都能充分伸展。

6. 腰胯　腰胯的基本要求是伸腰沉胯。无论是站式还是坐式，伸腰沉胯的操作都十分重要。"伸腰"是腰部要伸展开、挺直，不能塌腰，其作用主要是将腰部的脊柱伸直。注意伸腰不是挺肚子，腹部还是要略向内收。"沉胯"是胯部要向下坐，坐式练功要求臀部略向后突出，就是为了更好地沉胯。站式练功要求臀部如坐高凳，用意也在于此。伸腰沉胯除有利于伸展开脊柱外，还使身体的重心能够落在下腹，即使是站式，也可将身体的重心下移，这就非常有利于气沉丹田。

7. 下肢　下肢的基本要求是轻松安稳。站式时，在能够保持直立的前提下，两腿要尽量放松，双膝应微屈，屈的角度以不超出足尖为限。双脚的距离一般要求与肩同宽，五趾微微抓地。双脚的脚型有内八字、外八字和平行式三种。内八字即脚尖内扣式站立，这种姿势站立稳固。外八字即脚尖外展式站立，这种姿势的灵活性强。两脚平行式站立比较符合人体生理的自然姿势。站式练功时下肢（连带整个身体）并非完全挺直不动。一般情况下，会有些微微的晃动，这不是站立不稳，而是站立得更稳。坐式时下肢可以比站式时放松。平坐时双脚脚型的安排同站式。盘坐及跪坐时双下肢均有压迫，练功后应轻轻拍打按摩之，使气血周流顺畅。

（三）功法练习的手型要求

基本手型是指功法锻炼上肢的基本动作。包括拳、掌、勾三种手型。结合功法中上肢冲、推、架，外展、内收、旋转等各种姿势进行锻炼，有增强手臂肌力、拧劲和耐力的作用。

1. 拳法　拳法是少儿推拿功法基本手型之一。

（1）基本动作　四指相并伸直，拇指伸直与四指自然分开。先将四指的指关节内屈，接着将四指掌指关节内屈并卷拢握紧，然后再把拇指弯曲紧扣在食指和中指的第二指节上（图3-4-1a）。此即拳家所说的"握拳如卷饼"。

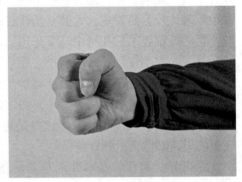

图 3-4-1a

（2）动作要求　五指紧握，拳面要平，拳背和腕关节要平直。食指、中指、无名指和小指第一节指骨构成的平面叫拳面，手背的一面称拳背，手心一面称拳心，虎口一侧称拳眼。拳心朝下者为平拳；拳心向上者为仰拳；拳眼朝上者为立拳。拳从腰间向前，在前臂配合下向内旋转并快速伸直，力达拳面，直线前进，称为冲拳；自腰间往上向前打出称为撩拳；经侧面向前打出称为贯拳（又称摆拳）；经上向前打出称为劈拳。

2. 掌法　掌法是推拿功法基本手型之一。

（1）基本动作　五指伸直，自然并拢，腕关节伸直。手心一面称掌心，手背一面称掌背，手腕内侧突出处称掌根，小指一侧称为掌外侧。

（2）动作要求　指直掌平，伸腕。

掌型有立掌、仰掌、俯掌、直掌、反掌、瓦楞掌、虎爪掌和扇形掌之分。

①立掌　五指并拢，自然伸直；大拇指微屈，指关节贴于食指旁；腕关节背伸，指尖

朝上，掌心朝前者，为立掌（图 3-4-1b）。

②仰掌　五指并拢，自然伸直；大拇指微屈，指关节贴于食指旁；腕关节伸直，指尖朝前，掌心向上者，为仰掌（图 3-4-1c）。

③俯掌　五指并拢，自然伸直；大拇指微屈，指关节贴于食指旁；腕关节伸直，指尖朝前，掌心向下，掌背向上者，为俯掌（图 3-4-1d）。

④直掌　四指并拢，自然伸直，拇指伸直向上与四指分成八字形，小指一侧向下，腕关节伸直者为直掌，又称为八字掌（图 3-4-1e）。

⑤反掌　五指并拢，自然伸直，腕关节伸直，掌心向外，小指侧向上，拇指虎口一侧向下者为反掌（图 3-4-1f）。

⑥瓦楞掌　四指并拢伸直，并依次向内微错，腕关节伸直，拇指伸直略内收，使掌心内凹，形似瓦楞，故称瓦楞掌（图 3-4-1g）。

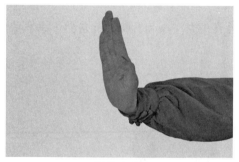

图 3-4-1b

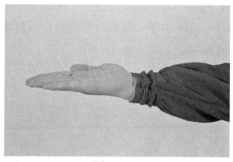

图 3-4-1c

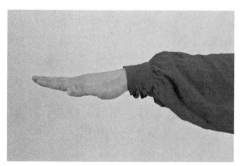

图 3-4-1d

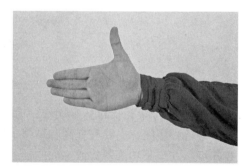

图 3-4-1e

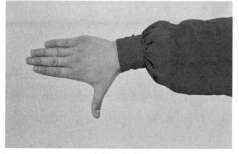

图 3-4-1f

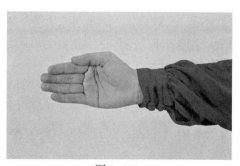

图 3-4-1g

⑦虎爪掌　五指自然分开，腕关节背伸，把拇指指间关节及其余四指的第二、三指节内扣弯曲成虎爪形，故称虎爪掌（图3-4-1h）。

⑧扇形掌　五指用力分开，掌指伸直成扇形，腕关节伸直，故称扇形掌（图3-4-1i）。

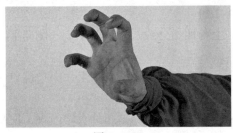 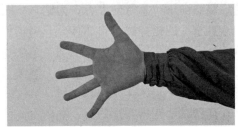

图3-4-1h　　　　　　　　　　　　　　图3-4-1i

3. 勾手　勾手是少儿推拿功法基本手型之一。

（1）基本动作　五指自然伸直，五指末节指节并拢在一起，腕关节自然下垂弯曲成钩形，故称勾手（图3-4-1j）。

（2）动作要求　五指并紧，腕关节尽量屈曲。

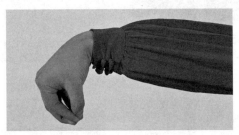

图3-4-1j

（四）功法练习的步法要求

步法是功法锻炼下肢的基本动作，有并步、八字步、马步、弓步、虚步、丁步、仆步、歇步等各种步法，主要有提高和增强下肢肌力、霸力与持久力的功用。

1. 并步　并步是功法各势锻炼前的预备动作。

（1）基本动作　头端平，两目向前平视，下颏微向里收，胸需微挺，直腰拔背，蓄腹收臀，松肩，两臂自然下垂于身体两侧，五指并拢微屈，中指贴近裤缝，两脚贴靠并拢，全脚掌着地，髋膝放松，两腿伸直并立（图3-4-2a）。

（2）动作要求　身体上下正直，口唇轻闭，舌抵上腭，定心息气，神情安详。

2. 八字步

（1）基本动作　两腿左右开立，两脚掌相距为本人脚长的2倍，两脚跟外展，两脚尖内扣成八字形，两腿直立，身体重心落于两腿之间，是为内八字步（图3-4-2b）。两脚跟贴靠并拢，两脚尖外展45°成八字形，两腿直立，身体重心落于两腿之间，是为外八字步（图3-4-2c）。

（2）动作要求　上身正直，舒胸直腰，收腹敛臀。

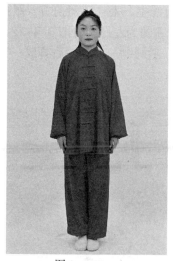
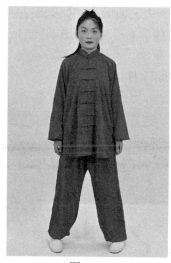
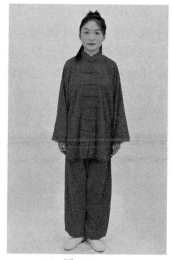

图 3-4-2a   图 3-4-2b   图 3-4-2c

3. 马步

（1）基本动作　两脚左右平行开立（约为本人脚长的 3 倍），两脚掌着地，足尖正对前方成平行状或略内扣。屈膝屈髋 45° 以下成半蹲式，或大腿与地面呈水平状半蹲，膝稍内扣不超过脚尖，身体重心落于两腿之间，两手抱拳于腰间。两脚左右平行开立与本人两肩等宽，屈膝屈髋下蹲，称为小马步（图 3-4-2d）。两脚左右平行开立，两脚相距为本人脚长 5～6 倍，屈膝半蹲，大腿与地面成水平状，称为大马步（图 3-4-2e），又称悬裆式。

（2）动作要求　上身要求正直，挺胸直腰，收腹敛臀，脚跟外蹬，不能脚尖外撇，两脚距离不宜过大或过小，不要形成弯腰跪膝姿势。

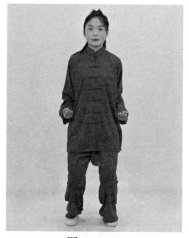
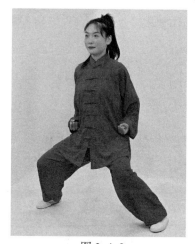

图 3-4-2d   图 3-4-2e

4. 弓步

（1）基本动作　两腿前后开立，两脚相距为本人脚长的 4～5 倍，两脚掌着地，前腿屈膝半蹲，大腿接近水平，脚尖向前稍向里扣，膝部和小腿与脚掌成垂直；后腿挺膝蹬直，脚尖外展 45°～60°，斜朝前方，前脚尖和后脚跟在一直线上，上体正对前方，眼向前平视，两手抱拳于腰间。弓右腿为右弓步（图 3-4-2f）；弓左腿为左弓步（图 3-4-2g）。

（2）动作要求　上身正直，挺胸，直腰，塌臀，前腿弓，后腿绷。前脚同后脚成一直线。不宜将后脚拔跟、后腿屈膝和上体前俯。

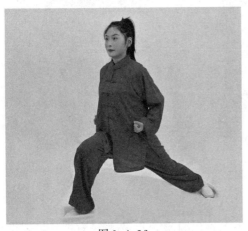
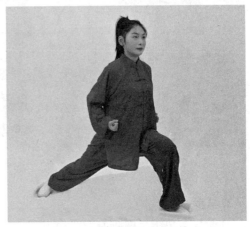

图 3-4-2f　　　　　　　　　　　　　　　　　图 3-4-2g

5. 虚步

（1）基本动作　两脚前后开立，后腿屈膝屈髋下蹲，脚尖略外撇，全脚掌着地；前腿膝关节微屈向前伸出，脚尖虚点地面，身体重心落于后腿，是为虚步。后腿屈膝半蹲，大腿接近水平，前腿脚背绷紧，脚尖虚点地面者为低虚步。后腿屈膝屈髋微蹲，支撑全身重心，前脚脚前掌虚点地面，距支撑脚一脚长，称为高虚步。左脚在前，脚尖虚点地面者称为左虚步（图 3-4-2h）；右脚在前，脚尖虚点地面者为右虚步（图 3-4-2i）。

（2）动作要求　上身正直，挺胸直腰，收腹敛臀，虚实分明。

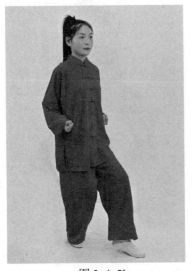
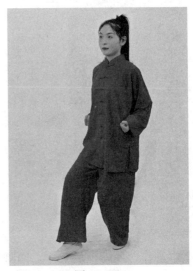

图 3-4-2h　　　　　　　　　　　　　　　　　图 3-4-2i

6. 丁步

（1）基本动作　丁步有三种步型。

①两腿直立，一腿在后，脚尖稍外撇，另一腿稍向斜前方跨出，足跟距站定腿的足一拳远，与站定腿的足弓垂直成丁字形。两手叉腰，两脚掌均着地，重心落于后腿，是为丁步（图3-4-2j）。

②两脚中间相距本人脚长2～3倍，两腿伸直站立者称为大丁步（图3-4-2k）。

③两腿屈膝半蹲，一腿全脚掌着地支撑，另一腿脚跟踮起，脚尖里扣并虚点地面，脚面绷直，贴于支撑脚足弓处，重心落于支撑腿上，两手叉腰，眼向前平视。左脚尖点地为左丁步（图3-4-2l），右脚尖点地为右丁步（图3-4-2m）。

（2）动作要求　上身正直，挺胸直腰，收腹敛臀，下肢虚实分明。

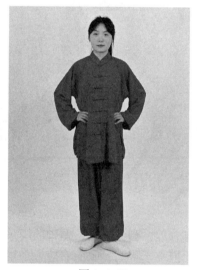

图3-4-2j

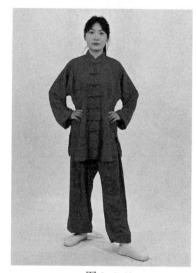

图3-4-2k

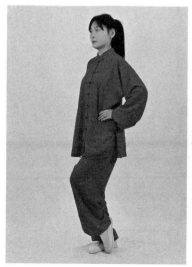

图3-4-2l

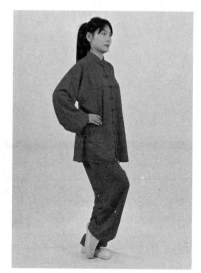

图3-4-2m

7. 仆步

（1）基本动作　两脚左右开弓，一腿在体侧挺直平仆，接近地面，全脚掌着地，脚尖里扣，另一腿屈膝全蹲，大腿和小腿靠紧，臀部接近小腿，膝部与脚尖稍外展，全脚掌着地，两手抱拳于腰间，并稍向仆腿一侧转体，目视仆腿一前方，是为仆步。仆右腿为右仆步（图3-4-2n）；仆左腿为左仆步（图3-4-2o）。

（2）动作要求　上身要求正直，挺胸直腰，沉髋。

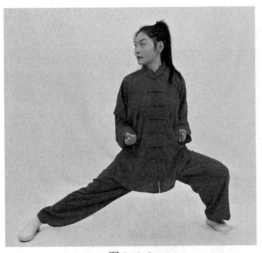
图 3-4-2n

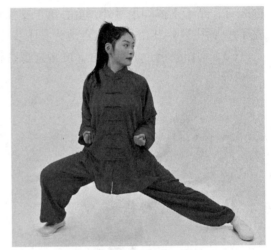
图 3-4-2o

8. 歇步

（1）基本动作　两腿交叉靠拢全蹲，右脚全脚着地，脚尖外展，左脚前脚掌着地，膝部贴近右腿外侧，臀部坐于左腿接近脚跟处，两手抱拳于腰间，眼向右前方平视，是为右歇步（图3-4-2p）。

（2）动作要求　挺胸直腰，两腿靠拢并贴紧。

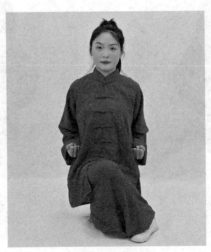
图 3-4-2p

（五）功法练习的呼吸要求

气平心静是功法练习中调息的关键。要求练功者呼吸自然平和，在自然平和的原则指导下，尽力做到深、长、匀、细。深是指呼吸之气深达下焦（丹田）；长是指一呼一吸的时间较长；匀是指呼吸之气出入均匀，无忽快忽慢现象；细是指呼吸之气出入细微。需要强调的是，深、长、匀、细的呼吸并不是每一个练功者一开始就能达到的，而是在练功过程中安宁情绪、集中意念的基础上慢慢出现的。所以练功者不要强求在短时间内即形成完整的深长呼吸，否则易使胸肌和腹肌紧张，阻遏气机下降，反而出现气短、胸闷、胃胀、胁痛等症状。因此，要求呼吸自然，这样才能逐步地通过呼吸练习，使之由浅入深，由快至慢。当练功到一定程度后，方可达到自然而平和的深、长、匀、细呼吸。

呼吸锻炼要求善于掌握自己的活动和情绪，从而达到深、长、细、匀的呼吸程度。深长细匀的呼吸是功法练习的积累。所谓呼吸深长，就是指呼吸深而次数少，平均 2～4 次/分钟，而不感到气闷不适，但这都是在功法锻炼积累的基础上逐渐形成的，并不是主观地硬屏出来的。所谓呼吸细匀是指呼吸微细而均匀，这同样是功法练习日久积累而成的，而且细匀与深长是相互促进的。"功到自然成"，任何深长细匀的呼吸都要经过长期刻苦的锻炼才能获得，这就要求顺其自然和循序渐进。

常用呼吸形式包括胸式呼吸、腹式呼吸、胎息和其他的特殊呼吸方法。

1. 胸式呼吸　胸式呼吸是推拿功法练习调息中一种常见的形式，它的表现特征是呼吸时可见胸部起伏，吸气时胸部隆起，呼气时胸部回缩。人在站立时的自然呼吸形式一般就是胸式呼吸。练功中的自然呼吸，是在意识的调控下进行的自然呼吸。其练习的第一步，就是将自然的胸式呼吸向深、长、匀、细的方向引导，练习的原则是用意不用力。但在呼吸形式练习之初，完全不用力可能难以做到，此时可以用意为主，即稍稍用一点力，待胸中的气息出入调匀之后，就可以引导气息向下发展，从胸式呼吸逐步转为腹式呼吸。需要强调的是这个转变不可能一蹴而就，一定要循序渐进，一般可采用分段下降的方法。例如，先下降到膻中穴处，待此处气感充实了，气息出入稳定了，再向下延伸到脐部，最后到达下丹田。

在此气息逐步下降的过程中，胸式呼吸可以过渡为胸腹混合式呼吸，呼吸时可见胸部和腹部同步起伏。

2. 腹式呼吸　腹式呼吸的操作特征是呼吸时腹部起伏。依起伏方式的不同，腹式呼吸可分为顺腹式呼吸和逆腹式呼吸两种。顺腹式呼吸是吸气时腹部隆起，呼气时腹部缩回；逆腹式呼吸与之相反，吸气时腹部回缩，呼气时腹部膨出。

从胸式呼吸逐渐过渡到腹式呼吸，一般是先过渡到顺腹式呼吸。通过自然呼吸的锻炼，逐渐加以意识引导，在气息下降的同时，顺势加强腹部的起伏运动。其方法是：吸气时，轻轻用意念使腹肌放松，腹部自然隆起；呼气时，轻轻用意念使腹肌收缩，腹部自然凹下。经过一段时间的锻炼，腹肌起伏逐渐自然地加大，腹式呼吸取代胸式呼吸，成为自然呼吸的起始点，顺腹式呼吸即告形成。需要注意的是，从胸式呼吸过渡到腹式呼吸的锻炼过程中切忌勉强用力。逆腹式呼吸的练习常需要经过专门训练，同时需要教师指导，难度较顺腹式呼吸稍大。训练逆腹式呼吸法可从着重注意呼气开始，而不去理会吸气，意念在呼气时引内气下行，聚于丹田。久而久之，呼气时腹部充实隆起，吸气时则放松缩回，逆腹式呼吸便自然形成了。逆腹式呼吸锻炼逐渐熟练后，还可以配合提肛动作，即吸气时肛门微缩，前阴微收；呼气时肛门及阴部同时放松，如此则更有利于内部的气机运行。

无论是训练顺腹式呼吸还是逆腹式呼吸，练习中都切忌故意挺肚子。腹部的起伏功夫，即腹部的隆起或回缩主要依靠气息吐纳自然形成，不必人为刻意造作。故练习时应注重在吐纳上下功夫，腹部只是配合。纳气深而多时，腹部自然隆起，随着腹壁回缩的压力，气息也自然排出。

胸式呼吸的练习是为了过渡到腹式呼吸，而腹式呼吸的目的是形成丹田呼吸。练功高层次境界要求的呼吸形式是胎息，丹田呼吸则是进入胎息的开始。

3. 胎息 胎息有两种解释。

一是气息自脐中出入。明代思想家袁了凡在其著作《摄生三要》中指出："初学调息，须想其气，出从脐出，入从脐灭，调得极细。然后不用口鼻，但以脐呼吸，如在胞胎中，故曰胎息。"他还说："人在胎中，不以口鼻呼吸，惟脐带系于母之任脉，任脉通于肺，肺通于鼻，故母呼亦呼，母吸亦吸，其气皆于脐上往来。"可以想见，胎息是在呼吸形式上返老还童，因为胎中的婴儿是以脐呼吸的。

胎息的第二种解释是体呼吸，即遍身呼吸、毫毛呼吸。如北宋医书《苏沈良方》中说："一息自住，不出不入。或觉此息，从毛窍中八万四千云蒸雾散。无始已来，诸病自除，诸障自灭。"（《苏沈良方·卷第六·养生说》）

胎息的两种解释可以看作是它的两个阶段或两种形式，前者是初步的，后者是从前者进一步发展而来的。练功高层次境界所要求的胎息是指后者，即体呼吸。

胎息多见于推拿功法练习的静功练习中，在推拿功法练习的动功练习中不常用。

4. 其他调息方式 推拿功法练习中除了胸式呼吸和腹式呼吸外，某些功法对呼吸的调控有着一些特殊的要求。这些特殊的调息形式有数十种之多，现选择有代表性的停闭呼吸、提肛呼吸和发音呼吸做简要介绍。

（1）停闭呼吸 停闭呼吸是指吸气与呼气之间，或一次呼吸之后停顿片刻再继续呼吸的方式。例如"吸—停—呼、呼—停—吸、吸—停—吸—呼"等方式。这种呼吸方法中的"停"可以引导体内气机的运化。

（2）提肛呼吸 提肛呼吸指吸气时有意识地使会阴部肌肉收缩，呼气时放松会阴部肌肉的呼吸方式。一般练周天功时需配合提肛呼吸，练其他静功也可择时选用。

（3）发音呼吸 呼气或吸气时配合吐字发音的呼吸方式即发音呼吸。一般配合呼气时发音可泻实，如呼气六字诀配合吸气时发音可补虚；如吐纳导引功中的"山根纳气"法。

（六）功法练习的意念要求

练功的意念要求是把注意力集中到身体某一特定的部位，或者把意念集中到某一事物上，再通过特定的呼吸，逐步使外驰的心神集中起来。练功杂念不断地得到排除，渐至杂念平息，进入宁静状态，使心神处于一种高度安静、轻松舒适的特殊运动状态。这样就易使全身肢体与脏腑器官都得到自然放松，促使气血运行通畅。练功姿势的松弛与否，可直接影响到呼吸的匀、细、深、长。若呼吸能做到自然平和，深长匀细，以至于若存若亡，绵绵不断，那么，练功杂念定会逐渐减少，外驰的心神就容易得到收敛。心神收敛，就易入静，入静可促使心定而不动（或少动）。心若定而不动，五脏六腑及四肢百骸就容易处于放松状态。因此，练功有素者就容易进入宁静状态，以至气血调和。

推拿功法练习中意念的形式和方法，可归纳为三种：虚静无为法、意识导引法、意守存想法。

1.虚静无为法　这一方法是使意识活动虚静，达到无思、无念的特殊精神状态，在这种状态下人体生命活动会自然发生有序的变化。正如明代万尚父在其著作《听心斋客问》中描述的那样："心归虚静，身入无为，动静两忘。到这地位，三宫自然升降，百脉自然流通，精自化气，气自化神，神自化虚……若心不虚静，则内无真宰，虽精炁亦不可得而役也。"可见，虚静无为法最根本的要求是精神上的虚静，以此来优化人体生命活动，即《黄帝内经》所谓"恬淡虚无，真气从之，精神内守，病安从来"（《素问·上古天真论》）。

2.意识导引法　意识导引法是指积极主动地将意识与人体生命活动紧密结合，运用意识引导气的通行流畅以及气的开阖升降。如意识与形体动作相结合；意识与气的运行规律相结合以引导、强化气的流行；意识与呼吸运动相结合。

3.意守存想法　意守和存想都是将意识主动地贯注在相应的事物上，从而引发人体生命活动的变化。意守与存想既有区别又有联系，其区别在于存想的对象与意守的对象有质的不同，存想的对象是想象的，而意守的对象是实有的。

意守的对象可分为体外对象与体内对象。体外对象诸如日月星辰、山川岳岭、江河湖海、虫鸟鱼兽、花草树木等；亦可以为非实体的声音，或某一形象等；体内对象诸如关窍穴位（如百会、膻中、丹田、气海、命门等）、经脉循行线路等。在推拿练功中，意守不要求对所意守的事物产生认知或思想，只是要求将意识"轻轻地放在意守的事物里"，即所谓"似守非守"。因为意守之目的不在于认识意守对象的本质，而在于借助意守对象的单一性和感性特征以排除练功者的杂念并诱导其感受。例如意守丹田，并不是要认识丹田有何具体的形象，而是要借以驱逐其他念头，使神意和丹田之气相结合以此强化丹田气机。推拿功法练习中除丹田外，还经常意守练功动作中所用的肢体和动作线路，在推拿功法练习中强调动作的规范和准确也是一种意守形式。

存想的对象大都是练功者所熟悉的情景、事物，或者是所崇敬的偶像等。由于摆脱了实际事物的束缚，存想的对象也可以是日常生活中根本不存在的事物，例如神话传说中的人物、景物。因此，存想对象的范围要远远大于意守，凡可以想象的事物都可以作为存想的对象。在功法练习中经常采用存想的方法，某些功法存想增加力量的意念，如推山、托天门、拉九头牛等。

（七）功法练习的运动量要求

功法练习要想取得好的效果，除了科学而系统地安排练功的内容外，还要因人而异合理安排适合个人的练功运动量。练功运动量是指人体在练功过程中所能完成的生理负荷量。运动量的组成内容包括强度、密度、时间、数量、练功项目特性等，若改变这些内容中的任何一个都会影响练功效果。

1.强度　强度是指练功过程中运动的程度，是由练功者个人体质及生理适应程度而定，不可一概而论。

2.密度　密度是指单位时间内重复练习的次数，密度在运动量中反映时间与次数的关系。

3. 时间　时间是指在一次练功过程中练功的总时间、单一功法完成的时间、上一次练习与下一次练习之间的间歇时间、练习中完全休息的时间等。现代体育运动训练所采用的间歇训练法，就建立在运动时间的组合基础之上。

4. 数量　数量是指在一次练功过程中重复练习的量或练习的总量，练功中没有一定的数量就没有一定的质量，也不会取得良好的练功效果。

5. 练功项目特性　练功项目特性是指功法练习中的各种练习方法，如徒手或器械等。不同的练习方法对人体的作用也不同，所以在安排练功运动量时要考虑到这个因素。运动量诸因素是相互依存和相互支持的，在全面考虑这些因素的基础上，才能因人而异地制订出适合个人情况的运动量，保证良好的练功效果。

我国古代医学家和练功家对掌握运动量的问题有过很多的论述。《后汉书·方术列传》中说："华佗，字元化，晓养性之术。"华佗曾对他的学生吴普说："人体欲得劳动，但不当使极耳。动摇则谷气得消，血脉流通，病不得生。譬犹户枢，终不朽也。是以古之仙者，为导引之事，熊经鸱顾，引挽腰体，动诸关节，以求难老。吾有一术，名五禽之戏：一曰虎，二曰鹿，三曰熊，四曰猿，五曰鸟。亦以除疾，兼利蹄足，以当导引。体有不快，起作一禽之戏，怡而汗出，因以着粉，身体轻便而欲食。"吴普按照华佗所说的方法练功，享年九十余岁，耳目聪明，齿牙完坚。唐代名医孙思邈也曾精辟地指出："养性之道，常欲小劳，但莫大疲及强所不能堪耳。且流水不腐，户枢不蠹；以其运动故也。养性之道，莫久行久立，久坐久卧，久视久听。盖以久视伤血，久卧伤气，久立伤骨，久坐伤肉，久行伤筋也。"（《备急千金要方·道林养性第二》）明代医家俞弁撰写的医史著作《续医说》指出："善养生者形要小劳，无至大疲，故水流则清，滞则浊矣。养生之人，欲其血脉运动如水之流，坐不欲至倦，行不欲至劳，频行不已，然宜稍缓，即是小劳之术也。"（《续医说·卷五·养生杂言·养生小劳》）上文中所说的"但不当极""常欲小劳""无至大疲"，都是在强调要适当掌握运动量，不要运动过度。

当运动量过大时，体力消耗亦大，常使练功者感到头晕、心跳加速、呼吸急促、失眠、食欲不振、身体疲乏等。有些功法重在练习呼吸，如果刻意追求，使呼吸运动过量，也会出现胸闷气塞、两胁疼痛等偏差。运动量过大不但不能练好身体，相反会练坏、练伤身体。

运动量过小，机体不会产生疲劳，达不到良好的健身强体效果。因为经过运动达到疲劳的机体，在运动结束之后，会有一个超量恢复阶段。在这个阶段机体的能力不仅可以恢复到原来的水平而且还可能超过原来的水平，使体质增强。

合理掌握好运动量是循序渐进的关键。要做到"因人制宜"，每个人练功的运动量大小要有所不同。青年人运动量可大些，中老年人运动量要适当减少，体质好的人运动量应大些，体弱多病者运动量应酌情减少。只有这样，才不会因锻炼而损伤身体。

（八）功法练习的营养卫生要求

人类生命的存在过程，是人体在进行各种生理活动中，不断地从外界获得新的物质，通过在体内进行消化与吸收的物质代谢过程。参与体内新陈代谢的物质，主要是从食物中摄取。因此，利用食物的过程，也是机体获得营养的过程，与机体健康有密切关系。合理的营养能促进健康且是防病强身的手段。众所周知，保障人类健康、长寿的因素与措施有很多方面，如七情六欲、环境因素、营养因素、社会活动、人际关系、各种锻炼等。在众多的影响因素中，营养和各种体育活动（包括少儿推拿功法练习）都是维持和促进人体健康的重要因素。在这两者中间，营养是构成机体组织的物质基础，体育活动则可以增强机体的功能，两者科学地配合，可更有效地维持人体正常生理功能，提高健康水平。如只注重营养而缺乏功法练习等运动和锻炼，会使人的肌肉松弛、肥胖无力、功能减弱；在进行推拿功法练习等运动锻炼时，缺乏必要的营养保证，则体内的物质能量消耗就无法得到及时补偿，从而对身体健康或体质造成不良影响和后果。现代科学研究证明，膳食的质量、摄取量与推拿功法练习运动量有着密切的关系，想要获得良好的推拿功法练习效果，使身体健康、强壮，必须有与之相适应的营养保证。推拿功法练习后如未及时补充营养，会使身体功能和运动能力下降，并易出现乏力、疲劳不适等症状。所以这就要求在推拿功法练习后特别强调饮食营养（质量和摄入量），以保证身体的需要和推拿功法练习的预期效果。

所谓的合理营养，就是要求膳食中包含有机体需要的一切营养元素，各种营养元素含量适当，才能全面满足身体需要。一般而言，功法练习过程中，要适当提高含有高蛋白质的食物摄入，诸如鸡蛋、鱼、肉、奶等。同时，必须注意在每次功法练习后首次进食的时间。由于功法练习时体内血液比较集中于运动器官，胃肠等消化系统相对处于缺血和抑制状态，消化功能相对减弱，如果功法练习结束后立即进食，就不能很好地消化与吸收，尤其是富含蛋白质的食物。故一般建议在功法练习结束后休息 30 分钟再进食较为妥当。因此，合理摄取营养膳食与掌握适时的进食时间，才会对身体有益，从而确实保证功法练习的效果。

三、功法练习的注意事项

（一）功法练习前的注意事项

1. 要选择安静的练功环境，温度要适宜，练功要求最好在室内温暖避风的环境下进行。为了培育真气，必须要依靠阳气的温煦。人在练功时会全神贯注，此时若受风邪侵袭，将影响练功者的入静。

2. 练功的环境，空气要新鲜，练功需要吐故纳新，如果空气混浊，将有害人体。

3. 练功的衣服宜宽松，不宜穿过多或过紧，不宜穿皮鞋，鞋跟不宜过高，以穿软底布鞋、运动鞋为宜。

4. 练功前应先解大小便，不宜强忍溲便练功，以免影响形体和精神上的放松和防止伤肾。

5. 练功前不宜吃得过饱。饱餐之后，人体的气血集中于消化系统，此时练功，易影响消化功能。

6. 练功时间最好在早晚，练功要定时，要按时作息。练功要持之以恒，不要时练时停。每日练功时间以 30 ～ 60 分钟为宜。

7. 练功前身心要放松，不要做剧烈运动。过度疲劳或空腹时不宜练功。

8. 练功要循序渐进，要遵循从简到繁、从少到多的原则。并根据各自的体质状况，合理安排练功时间与运动量。

9. 要明确练功的目的，选择适当的功法来练习，选练功法要专一，不要对功法见异思迁，朝此夕彼。

10. 应以八段锦、易筋经与少林内功作为基本功法进行练习，当这几个功法基本掌握之后，再选练其他功法。

11. 女子经期或孕期不宜练功。

（二）功法练习中的注意事项

1. 练功时精神要集中，要排除杂念。不能心猿意马，左顾右盼。全身要放松。如果练功时思绪烦乱，喜怒不宁，就不要勉强练功。练功中严禁直呼其名，以免受惊吓。

2. 呼吸要自然，不可屏气、憋气、闭气、提气，以免引起自伤。

3. 不要贪享练功时的热、凉、动、摇等舒适感。在练功中出现异常感觉时，应立即停止练功。若出现头晕、胸闷、胸痛、烦躁等不适感觉时，要及时请教老师，以免发生练功偏差与损伤。

4. 若练功时出汗，练功间歇时，要用干毛巾将汗擦干，可做散步、摇肩等整理放松活动，以使气血通畅。不宜大声吵闹、互开玩笑，以免神散气乱，影响继续练功。

（三）功法练习后的注意事项

1. **避风忌寒**　练功完毕时，若有汗，要先将汗擦干，穿好衣服，不可马上吹风或用冷水冲洗，也不可当风而立，因为此时人体腠理疏松，毛孔开放，外邪最易入侵而致病。故古人说"避风如避箭"。

2. **调节饮食**　练功结束后，应适当活动身体，以调和气血，并适量饮温热茶水与营养性饮料。人以胃气为本，脾胃为后天之本，气血生化之源，历代医学家、练功家都十分注意胃气的保养。金元四大家之一的朱丹溪就明确指出："好酒腻肉，湿面油汁，烧炙煨炒，辛辣甜滑，皆在所忌……虽然肠胃坚厚，福气深壮者……纵口固快一时，积久必为灾害。"（《格致余论·养老论》）此论虽指养老而言，但对练功后饮食调节其理亦同。所以，节制饮食为练功后保养的重要方面，切忌纵口暴饮暴食。

3. **注意休整**　练功后要注意休息，虽说生命在于运动，练功可以使气血通畅，但要注意不要过劳。《黄帝内经》说，"五劳所伤，久视伤血，久卧伤气，久坐伤肉，久立伤骨，久行伤筋"（《素问·宣明五气》），说明过度劳累会给人体带来损伤。练功本身是养生健体，但也是一种运动和消耗，要根据每个人的体质强弱来练功，不宜过度劳累，以免耗伤正气。《黄帝内经》中的"不妄作劳"也是这个意思。

4. **节欲保精**　练功后忌纵欲耗精。"夫精者，身之本也"。精能化气，肾精充足则精力充沛，气机旺盛。因此，节欲保精，节制性生活，对练功者来说，尤为重要。养精、养气、养神是练功者的宗旨。

5. **适当休息**　练功后若感觉胸闷、胸痛、疲惫、精神不振、气短，甚至咳血，且长时间不能恢复者，多由于练功量过大或过度憋气所致，应适当休息，暂停练功或进行治疗后再循序练功。

第五节 少儿推拿功法练习的反应及处理

少儿推拿功法练习者在进行功法练习时，会产生各种不同的功法练习反应，主要的功法练习反应有"正常效应"和"异常效应"。

一、正常效应

正常效应是指功法练习过程中通过调身、调息、调心的作用，使机体在大脑皮质的作用下达到正常的自我调整状态而产生的各种现象，如全身或局部微汗、胃肠蠕动增强、睡眠增加、食欲增强、记忆力改善、性功能改善、经络反应等。正常效应对机体起到有益的作用，是功法练习者经络通畅、气血调和的表现。

（一）温热和出汗

温热和出汗是自主神经功能兴奋的一种表现，也是营卫顺调、正气旺盛的一种正常反应。这种现象在功法练习者中出现比较普遍，由于推拿功法练习者在保持特定的放松姿势和深长的呼吸、意念的集中过程中导致机体血液循环的增强，末梢血管扩张，肢体血容量增加，因而产生四肢和全身皮肤温度上升。经测定，功法练习到一定程度时，练习者意守部位的血流量可增加25%～30%，皮肤温度也可提高2～3℃；也有的功法练习者手足干裂，在练功后其症状明显减轻或消失；也有的功法练习者局部呈现出热气游走的感觉。曾有报道称温热和出汗占正常反应的60%～70%。

（二）新陈代谢旺盛

随着功法练习时间的推移，功法练习者每次功法练习时或功法练习后都会感觉到精力充沛、头清目明、心静体宽、面红肤泽、舒适轻松等现象，这是由于练习者在进行功法练习中姿势放松，呼吸深长，以意引气，自主神经功能得到了锻炼，内脏功能和大脑功能得到有效调整，促进了机体的新陈代谢。

（三）唾液分泌增多、胃肠蠕动活跃、食欲改善

少儿推拿功法练习者在功法练习中由于放松入静，舌抵上腭，对唾液腺产生了刺激，直接引起了唾液分泌的增加。又由于功法练习中的调息，从而加大了对膈肌运动的控制。膈肌的运动可直接对腹腔脏器（如胃、肠、肝、脾）起到柔和的按摩作用，进而调整胃肠功能，使胃肠的紧张力和蠕动力明显提高，导致排空时间明显缩短，故而有助于食物的消化、吸收；在增强食欲的同时，也反射性地间接引起唾液分泌增多，待唾液分泌量增多至满口时，可分次咽下，以意送入丹田，并通过咽津咽气，增进食欲，帮助消化，这对治疗各种慢性消化性疾病，尤其是对慢性胃肠功能减弱的消化不良和习惯性便秘均有较好的效果。对于原来体形较胖或有高血压、冠心病的患者，深长的腹式呼吸则可使其饥饿感消失，有助于控制饮食。

必须注意的是，在进行功法练习时，功法练习者往往自己可以听到腹内咕噜作响的肠鸣音，或有矢气增多、噫气增多等现象，这是消化系统的正常反应。

（四）动触现象

动触现象是指功法练习者在功法练习中出现的一些平时感觉不到的特殊症状，如痒、痛、冷、暖、重、轻、涩、滑、酸、胀、麻等，这些属于功法练习中的自发动和气感现象。这些感觉的出现，大多在身体局部，且多为短时间出现后又自行消失，这可能与功法练习后经络通调、气血运行流畅以及大脑入静后的感受性增强有关，属正常感觉。不过，在功法练习中对这些现象应采取不追求、不助长、顺其自然的态度，摒弃过分追求获取这些感觉的行为。

少儿推拿功法练习是一个循序渐进的过程，其效应反应又往往是在多次反复的功法练习后产生。效应反应除了上述已列举的以外，还包括了对疾病的调治等，有的患者在功法练习一段时间后，病情逐步好转，精神和体力日渐恢复，性欲也随之增强，这种情况是正常的，但应加以控制，避免过度消耗精气，影响身体健康。又如有些功法练习者在练习时会出现循经感传现象，当发生这种情况时，应消除疑虑和紧张心理，在严密观察下，适当减少练功时间，让机体主动地自我调节，使病灶向好的方向转化、发展直至症状消失。

二、异常效应

异常效应又称"不良反应"或"功法偏差"，是指功法练习者在功法练习中出现偏差，引起某些异常的心理、生理变化，产生不舒适甚至痛苦的感觉。这种反应会干扰入静后的正常生理功能与心理功能，不利于人体的身心健康。古代文献中多将它称为"走火""入魔"等。

（一）异常效应的产生因素及表现

功法练习后出现异常效应，大多数是由于功法练习者在功法练习中缺乏正确的指导、动作要领掌握不当或急于求成所形成的一种机体和行为反常的现象，也可能由于功法练习时意守过于集中或急于寻求练功中出现异常景象的刺激，或受到突然的外界刺激，或受到别人练功出偏的暗示等，上述原因均会引起练功中出现惕怵不安的状态。有些练功者自身就有某些潜在的心理障碍，如病理性幻觉、思维与意识障碍等，这些障碍在平时表现轻微或隐而不现，但会通过入静后诱发出现或加剧，甚至会出现哭笑无常或精神抑郁等精神异常表现，严重者可发展到自身不能控制的地步，使机体出现经络不通、气机紊乱等现象，在精神和／或躯体上会产生痛苦不堪等病态表现。

异常效应的主要临床表现是在精神和躯体两个方面。精神方面的症状多表现为焦虑不安、心神不宁、紧张、易怒、悲伤、失眠、兴奋过度或情绪抑郁、迟钝、多疑、健忘等，甚则出现极度恐惧、幻觉、幻想、哭笑无常、强迫观念、外动行为失控等心理行为异常的症状，可归纳为精神分裂症样型、癔症样型和神经官能症样型三种类型。

躯体方面的症状多表现为头痛、头昏、头胀、胸闷、心悸、呼吸不畅、两胁胀痛、腹部胀痛，甚则出现各种异样感觉，如寒战、热极、麻痛、身体蚁行感等，四肢出现微动、小动、大动不止等或自感"内气"外泄等。异常效应多是因为缺乏正确的指导、功法练习方法不当、急于求成等因素所造成的。所以，初学者在功法练习时，一定要掌握正确的姿势。如在功法练习中遇到外界因素的干扰、刺激时，可暂时停止练功；如不适症状较轻的可改练放松功，一切顺其自然。出现严重的异常反应时可暂停练功，待不适症状消失后再练。功法练习者一旦出现某种异常反应时，应及时找出产生偏差的原因，并对症处理，必要时可寻找医生给予帮助。

（二）防偏措施

对于功法练习偏差要以预防为主，尽量减少和避免功法练习中出现偏差。以下措施可能对预防功法练习者的偏差有帮助。

1. 在有经验的功法练习老师或医生指导下选择一种适合自己身体的功法，有步骤、有计划、循序渐进地进行练习，避免急于求成。

2. 熟悉并掌握练功要领，根据动静相兼的原则，练完静功后，可适当练习动功，既能防止偏差，又能早期纠治轻度偏差。

3. 选择安静良好的功法练习环境。注重功法练习的"三调"（调身、调息、调心）。

4. 保持良好的精神状态和心理修养，在情绪波动时可暂停功法练习。

5. 随着功法练习的深入，内气增强，气血活跃，自身可能有一时性的幻觉、幻景出现，这是正常现象，所以要做到既不追求，也不恐惧，来之不惧，去之不留，顺其自然。切忌自以为是，盲目蛮练。

（三）纠偏措施

对于功法练习者已经出现了偏差现象的，应先找出原因，针对性地纠正。对思想情绪紧张、烦躁者，应进行规劝解说、疏导转移，得以调整，使精神宁静。对腹胀、腹肌疲劳者，要保持自然呼吸，减少腹肌的紧张用力，即可消除。对腹胀明显者，可暂停练功，做腹部自我按摩。对腰酸背痛者，应暂停腹式呼吸，身体微向前俯，使胸腰部肌肉放松休息后再继续练功。对因练功坚持时间太久引起的腰酸背痛，应缩短时间，待体力恢复后，再逐渐加长练功时间。对功法练习的姿势不正确，意守太紧或呼吸不正确者，应及时予以纠正。以下措施可能有助于纠正偏差。

1. 意守穴位法

（1）意守涌泉　适用于因肝阳上亢之实热证和全身气机紊乱者，练习者如出现头痛、头胀、胸闷、腹胀等，应把意念放在足底心的涌泉穴上。

（2）意守内关　适用于功法练习中出现胸闷、心悸等症状的功法练习者，将意守放在"内关"穴上，可退心和小肠之实热。

（3）意守足三里　适用于因气机不调而引起的胸腹胀满、胃肠之实热的功法练习者，将意念放在"足三里"穴上，可顺畅经络、祛胃肠实热。

2. 局部纠偏法　纠正身体某一部位，如头、胸、腹等部位出现的痛或气机乱窜等异常偏差反应，常用"六字诀"退火纠偏法，即用嘘、呵、呼、呬、吹、嘻六个字配合脏腑，以泻五脏六腑之实热邪火。如退郁积于肝、胆之实热邪火，可以睁大双目念"嘘"字；退郁积于小肠之火，可上下起立念"呵"字；退郁积于脾胃之实热邪火，可以托手踮脚时念"呼"字；退郁积于肾、膀胱实热之火，可以双手抱膝念"吹"字；清肺、大肠之实热之火，可以左右开阖念"呬"字；清郁积于三焦之实热邪火，可以仰卧平伸念"嘻"字。

3. 整体纠偏法　指全身上下各部位出现了气机乱窜等异常偏差反应，此时功法练习者应停止功法练习，并需用整体纠偏退火法以纠正之。可采用正坐，即身体端坐，两膝关节伸直，两脚尖上翘，两手置于两大腿上，目视两足大趾。待自感"病邪之气"下降到足部后为止。

不论是局部纠偏退火，还是整体纠偏退火，都宜配合做自上而下的拍打放松退火功法，拍打放松退火功法与拍打放松功动作基本一致。

4. 其他纠偏法　适用于受不良暗示诱导而致的偏差。具体方法是：采用坐、卧、立式均可，肢体放松，呼吸细慢匀长，意念上存想或默念有关字句，也可存想外景，从而使自我意识得到调整，达到纠正偏差的目的。

5. 心理纠偏法　包括心理疏导、催眠暗示等，需要专业的心理医师进行操作，本文不再赘述。

第四章 少儿推拿功法常用术语与练功穴窍

第一节 常用术语

一、意念

意，是指练功时的精神活动，包括思想、感情、意识、思维等。

意念，是指大脑入静后产生的能动的自律性调控，大脑处于潜在功能的轻度活跃状态。意念是功法练习的重要构成部分，由意念产生的力是功法练习的能量源泉，功法练习中很多功法的形成都是在意念的长期作用下练成的。练功者运用意念内控的方法，在意念指导下调整形体、气息，通过调神、调息、调形，力求达到"形神合一"的境界。调神起着主导作用，而调息和调形又可反作用于调神，使精气神渐臻合一。意念是一种感受，一种体悟。练功中意念调节可以使人体处于一种和谐的整体系统，即阴阳平衡的状态。轻松柔软的肢体活动和悠长匀细的呼吸有利于意念的放松，有利于大脑入静。

姿势的调整、呼吸的调节、内气的运行、动作的锻炼等都是通过意念进行的，若意念不集中、不能运用，即使姿势、呼吸练得再好，也难以很好地实现练功的目的。

二、杂念

杂念本指众多繁杂的思虑，或指不纯正的念头。在少儿推拿功法应用中则是指练功过程中所出现的一些繁杂念头，古人称为"散乱"。散乱原是佛教用语，指烦恼，是心思分散的一种心理过程。在练功中不断出现杂念，这是正常现象。只要情绪乐观，准备工作充分，专心练功，杂念就自然减少。对待杂念，既不能讨厌，又不能硬驱，而是在它出现时能及时警觉，并顺利地排除它。如果这些杂念使人恐惧、恼怒，或心神不宁，则称为恶念。如果是从练功者不纯正的欲望演变而来，则称为邪念。因为练功中要求形体变化、动作变换必须是"意动形随"，不能毫无章法、心不在焉地乱做动作。因此，如果恶念与邪念此起彼伏，导致意念不能集中、思想不能安宁时，则要及时停止功法锻炼。

三、入静

静，有两方面含义，一是与动相对而言，指外在肢体保持某一姿势而静止不动；另一个含义通"净"，指精神意识纯净无瑕，意念专一，恬淡虚无的功法境界。

入静，是指思维活动相对单一，在意念集中、杂念减少的清醒状态下，出现与外界相对隔绝，高度安静，轻松舒适的状态。

入静分为三个阶段：第一阶段为自然舒适，呼吸柔和，心平气缓，情绪逐渐稳定，精神集中，主动抑制各种杂念产生的初级阶段。第二阶段为入静渐渐深入，思绪更加净化，心息相依，心神宁静，意念专一的中级阶段，此阶段会出现蚁行感、温热感、寒凉感等。第三阶段为呼吸绵绵深长，若有若无；或用意自如，若存若亡。气息与血脉全身贯通，整个机体状若虚架，轻松飘浮，头脑清晰明快，自觉恬淡虚无，静若止水的高级阶段。

入静境况往往随着功夫的进展而步步深入，其程度取决于功夫的深浅，通过入静意守使自己的心静下来，忘却身边的一切事物，久而久之就可以达到忘我的"恬淡虚无"境界。前人有"入定读书，易于明理"之说，"定"即入静的状态，静能生悟，只有做到心无杂念，注意力才能集中在书卷之上。此说虽指读书而言，于推拿功法之练习其理亦同。

四、意守

意，是指练功时的意念活动；守，指集中和保持。意守，是指在功法锻炼过程中，将意念集中和保持在身体某一部位或某一事物上的方法和过程。意守的方式主要包括意守丹田法、意守穴位法、意守经络法等。

意守要求练功者将意念在一定对象上有选择地集中，心理学称之为注意。有意注意是一种自觉的、有预期目的并经意志的努力而产生和保持的注意。有意注意所集中的对象是由主体根据一定的目的而确定的，要使意识集中在这样的对象上，就必须有维持注意的意志力。通过意守，可以帮助排除杂念，实现"一念代万念"，逐步达到功法入静状态，并在此基础上体察身体各方面的感觉与变化，进行自我调整，以取得更好的练功效果。

五、胎息

胎息是像胎儿一样用脐呼吸。呼吸有内呼吸和外呼吸，外呼吸吸取氧气排出二氧化碳，内呼吸即体内真气活动情况，也就是细胞摄取氧气养料转化为能量的过程。胎儿在母腹中不能直接摄取氧气养料，须由母体通过胎盘脐带供给使之生长发育，古人把这种内呼吸叫作胎息。明代思想家袁了凡在其著作《摄生三要》中指出："初学调息，须想其气，出从脐出，入从脐灭，调得极细。然后不用口鼻，但以脐呼吸，如在胞胎中，故曰胎息。"他还说："人在胎中，不以口鼻呼吸，惟脐带系于母之任脉，任脉通于肺，肺通于鼻，故母呼亦呼，母吸亦吸，其气皆于脐上往来。"在功法锻炼中，胎息法是通过意念诱导的一种高度柔和的腹式呼吸方法。脐部是构成胎息循环的枢纽，称为"命蒂"，意即"生命之根蒂"。出生以后，脐带被剪断，"胎之一息，无复再守"，从此外呼吸取代了内呼吸。古人通过练功重返婴儿，再立胎息。因为胎儿通体柔软，没有精气神的外耗，生命力最为旺盛。练功时鼻息微微，若存若无，丹田开阖，任督沟通，如沐春风，通身舒适，似胎儿般没有外呼吸，只有旺盛的内呼吸。

六、踵息

踵，是指足跟；息，是指深长徐缓的腹式呼吸。踵息，是指用意念引导呼吸之气"直达"足跟。《庄子·大宗师》说："古之真人，其寝不梦，其觉无忧，其食不甘，其息深深。真人之息以踵，众人之息以喉。"就是说古代练功得道之人，睡觉不会做梦，醒来不会忧愁，吃东西不求厚滋味，呼吸很深沉。有道之人的呼吸，可以由内直接到达脚后跟，一般人的呼吸只能够由外到达咽喉，说明得道之人呼吸功夫已练得很深。

七、丹田

丹田是功法锻炼时借以锻炼人体精气神以成丹，达到炼精化气、炼气化神、炼神还虚的场所，因其具有田地般的生发含义，故名丹田。

丹田有上丹田、中丹田和下丹田之说。上丹田为"神"之所在，是宁神练气的起点；中丹田为膻中穴，乃气之所会，亦是心包募穴，为"宗气"之所在；下丹田为"元气"之所在，与人体生命活动的关系最为密切。《中国医学大辞典》称："人身脐下三寸曰丹田，为男子精室、女子胞宫所在地，可为修炼内丹之地。"所谓脐下三寸，并非一点一面，而是小腹正中的一个范围，将丹田理解为这样一个范围更合适些。因此，实际练功时，除特殊情况之外，一般所说意守丹田，都是指意守下丹田。

古人认为下丹田是"性命之祖""生气之源""五脏六腑之本""十二经之根""阴阳之会""呼吸之门""水火交会之乡"，是真气升降开阖的枢纽，是汇集烹炼、储存真气的重要部位。虽然从现代解剖学和生理学的观点看，下丹田所在的部位至今并未发现有特殊的形态和功能，但通过意守丹田来促进练功人的意识达到入静状态，取得疗效，则早已被实践所证实。

八、三关

在周天功法中，当内气在督脉、任脉上运气，经过督脉上的三个部位时，经气不易通过，古代功法家把这三个部位名之为三关：第一关是尾闾关，第二关是夹脊关，第三关是玉枕关。《寥阳殿问答篇》曰："人之尾闾，在尻背上第三节……丹书名曰尾闾关是也。人之背脊二十四节……有关在二十四节头尾之中……此即夹脊关也。人之后脑骨，一名风池，其窍最小而难开……此关名玉枕又曰铁壁也。"也有些功法家把内丹术的三步功法称为三关，如"炼精化气，炼气化神，炼神还虚，谓之三花聚顶，又谓之三关"。

九、内气

内气是练功时在体内呈现的"热"与"动"的现象，指在练功过程中产生的一种"内动"感受，即在小腹、腰部和手脚，以温热的气样流动或温水荡漾等一些舒适感觉出现。在功法练习时，意念的高度集中，可有效地促使精气血的生成及转化，提高其功能和质量，进而"以意领气、以气贯力"，使人体产生一种"内劲"。所以，练功家云："心到则意到，意到则气到，气到则力到。"内气就是在意守入静后的不断作用下逐渐形成的，内气"热"与"动"的特性乃是人体在特定状态下呈现的物理特性和生化反应。

十、小周天

任督二脉气血循环即为小周天通畅，任脉运行于人体前部，为六阴经汇聚之所，为阴脉之海，督脉运行于人体后部，为六阳经汇聚之所，为阳脉之海。小周天本义指地球自转一周，即昼夜循环一周，后被内丹术功法借喻内气在体内沿任、督二脉循环一周，即内气从下丹田出发，逆督脉而上，经会阴，过肛门，沿脊椎督脉通尾闾、夹脊和玉枕三关，到头顶泥丸，再由两耳分道而下，会至舌尖，与任脉接，沿任脉而下，沿胸腹正中下还丹田。经历尾闾、夹脊、玉枕三关，上、中、下三丹田和上下鹊桥（上鹊桥在印堂、鼻窍处，下鹊桥在会阴、谷道处）做周流运转。正如李时珍在《奇经八脉考》中指出："任督两脉，人身之子、午也。乃丹家阳火阴符升降之道，坎离水火交媾之乡。"子时为阴气已极阳气始动之时，午时为阳气至极阴气初萌之时。故子午代表天体的日月，人体的心肾，卦象中的坎离，方位中的南北。因其范围相对较小，故称小周天，又称子午周天、取坎填离、水火既济、玉液还丹等。

十一、大周天

大周天即在练功达到通小周天的基础上升到更高的境界，即练气化神的过程，它是在小周天阶段基础上进行的，后天精气得到充实，并逐步返还成先天精气，全身经脉都能打通，甚至人与自然相通。以常规练功方式进行呼气，意守丹田，使气下沉丹田后经会阴分为两股，分别沿大腿内侧的三阴经向下运行至足心涌泉穴，再伴随吸气，从足外侧提气使气上升经腿外侧三阳经上升至会阴穴，提肛收腹使气沿督脉过"三关"遍行于背，直达百会再顺两耳前经面颊会合于舌尖，再开始呼气。这种运气方法称大周天。

十二、意气相随

"意"是指功法锻炼者的意念活动。"气"是人体的真气，它包括呼吸之气和练功家所说的内气。意气相随是功法锻炼者用自己的意念活动去影响呼吸和内气的运动，使体内的气息运动和意念活动一致。进行呼吸锻炼时，要使呼吸随着意念活动缓缓进行，在自然条件下逐步把呼吸锻炼得柔细匀长，好像"春蚕吐丝，绵绵不断"。进行内气锻炼时，则是功法锻炼者以自己的意念活动进行"意守"，并结合呼吸运动去影响"内气"的活动，使"内气"在意念活动的影响下，从"意守炼气"到"以意领气""气随意行"，逐步达到"意气相随"的境界。如气沉丹田或以意引导内气在体内沿一定经脉运行等。当然，从"意守炼气"到"意气相随"，不是以意强领，而是在"自然"的前提下，待"内气"形成之后自然呈现的。

以意行气，以气催力。只有掌握了用力技巧和方式，才能使手法操作达到刚柔相济的目的。练功中要意、气、形三者协调统一，才能疏通经络，平衡阴阳，补益气血，增强自身抵御邪气的能力，达到强健体魄、御外调内、防治疾病的目的。

十三、恬淡虚无

恬淡虚无是意识活动虚静，无思、无念的特殊精神状态，语出《黄帝内经》："恬淡虚无，真气从之，精神内守，病安从来。"（《素问·上古天真论》）恬淡虚无是指对生活淡泊质朴，心境平和宁静，外不受物欲之诱惑，内不存情虑之激扰，达到物我两忘的境界。正如《淮南子》所说："静漠恬淡，所以养性也。和愉虚无，所以养德也。"放之又放，空之又空，性淡德厚，物我两忘，自然地达到了"虚"，达到了"无"的境界。这时"虚无"与天地相通、天人合一，真气就会像阳光一样，扫去所有的阴霾疾病，使全身的经络畅通，神明自得，疾病无从发生，这也是历代练功家的健康追求。

十四、气沉丹田

气沉丹田是指功法锻炼时用意念将气下引至下丹田的方法，但尽量保持自然，不要用意念强行向下引气，因为"先天之气宜稳，后天之气宜顺"。后天之气宜顺就是指呼吸要顺其自然。气沉丹田实际上就是呼吸配合意识的一种呼吸方法，呼吸时要自然平和，深、长、匀、细，使呼吸之气深达下焦。功法锻炼时能够气沉丹田，炼精化气，积累内气，形成内劲，使内气在周身运行，与外形匹配成内劲外用。

十五、三才

精、气、神是人体生命活动的三大要素，古代称之为三元、三才、三宝。精、气、神三者相互为用，是人体生命活动的原动力和物质基础，为养生长寿之根本。

第二节　常用练功穴窍

穴窍，是功法练习中对特定穴位的习惯称谓，是人体脏腑经络气血输注出入的处所。穴窍在练功中有其特殊作用。练功有素者通过姿势、呼吸、意念的锻炼，可以使身体的某些穴位开阖灵敏，以调整气机，达到扶正祛邪、调治疾病的目的。

一、百会

（一）位置

位于头顶正中线与两耳尖连线的交叉处。

（二）应用

百会穴位居颠顶，联系脑部，是调节大脑功能的要穴。百脉之会，贯达全身。头为诸阳之会，百脉之宗，故百会穴为全身经脉之气会聚之处。百会穴性属阳，又于阳中寓阴，故能通达阴阳脉络，连贯周身经穴，对于调节机体的阴阳平衡起着重要的作用。

练功中，意守百会有升阳举陷、益气固脱的作用。常用于治疗调理子宫脱垂、胃下垂、脱肛、遗尿等症。练小周天功气达玉枕关而上行时，可意守百会，微仰头，与呼吸配合，即有通关运气作用。此穴为人体督脉经络上的重要穴道之一，是治疗多种疾病的首选穴，医学研究价值极高。

二、天庭

（一）位置

印堂与前发际之间，即前发际线以下，眉骨以上的额头部位。

（二）应用

天庭是古人对额头的代称。古人将人的面部分为上、中、下三庭，分别对应印堂至发际、印堂至准头（鼻头）、鼻头至下巴三部分。上庭即天庭，位于眉毛至发际之间的额头，天庭又称天门、天目、天根、天心，为神识所聚、所发之处，练功丹成、光照前庭即指此处而言。练功气足，天庭穴开，与外界之气交流，并有内视、透视、遥感等功能。用特殊方法向此处发放外气可激发气机，诱发功能，俗称"开天目"。

三、上丹田

（一）位置

两眉正中间印堂穴内3寸处，又指两眉之间至额颅间。

（二）应用

上丹田为督脉印堂之处，又称"泥丸宫"，藏神之府也。意守上丹田有益智之功效，可开发大脑的潜能。头为"诸阳"之首，人体"阳经"均上注于头面，所以没有练功基础的人，或练功不得法、初练功法及中年以上不善于保健锻炼之人，尤其"上实下虚"者，不宜意守上丹田。即使有一定练功基础者，也不宜久守，因练功是以巩固下元为本，故提倡意守下丹田为主，以免发生头晕、头痛、头胀等症。

四、中丹田

（一）位置

在胸部两乳头连线的中部膻中穴内3寸处，别称"绛宫"。又指部位，即在膻中与神阙之间。

（二）应用

中丹田为宗气之所聚，藏气之府也。中丹田是气功学通小周天时的所经之处。平常修炼养生功时，如有中气下陷、妇女月经过多之病症，可意守中丹田。但如果处理不当容易引起胸闷，要慎重使用，人体有三宝"精气神"，中丹田就是气的家，称为气户。

中丹田为练气化神之处，若练功不得法时，可使气上冲而凝聚不散，可引起胸闷、憋气及胸痛等症。

五、下丹田

（一）位置

下丹田位于下腹部脐下3寸，为藏精之所。

（二）应用

下丹田乃藏精之府，是练功中"炼精化气"、意守的重要穴位。古人有"只要凝神入气穴"之说，强调了意守下丹田炼气方法的重要性。道家认为，腹为炼气之炉，"百日筑基"，丹田即可"结丹"，此处可有温热、气团样流动、撑胀、肥厚等感觉。我们常常提及的丹田一般就是指的下丹田。

人的元气发源于肾，藏于丹田，借三焦之道，周流全身，以推动五脏六腑的功能活动。人体的强弱，生死存亡，全赖丹田元气之盛衰。所以养生家都非常重视保养丹田元气。丹田元气充实旺盛，就可以调动人体潜力，使真气能在全身循环运行。意守丹田，就可以调节阴阳，沟通心肾，使真气充实畅通全身，恢复先天之生理机能，促进身体的健康长寿。

六、尾闾关

（一）位置

位于尾椎骨端，肛门后上方，尾椎骨顶尖与肛门口连线的圆心处，长强穴区域。

（二）应用

尾闾关是气行督脉的第一关口。此穴遇到障碍时，阻碍周天气机，丹田气机不升，可有尾椎骨酸痛、沉重、气机不通之感觉。此时采用舌抵上腭，提肛、吸气，用意念将气轻轻上引即可通过。

七、夹脊关

（一）位置

位于命门之两侧，命门穴区附近。

（二）应用

夹脊关穴是气运行督脉的第二关口。此穴一般较容易通过，但此处有病，可出现酸痛、腰背似折之感觉。

八、玉枕关

（一）位置

玉枕关在脑后枕骨下入脑处，两风池穴连线的中点。

（二）应用

玉枕关是气行督脉的第三关。玉枕关气阻最为常见，表现为颈部板硬、沉重、酸痛，或似凝贴物样感觉。此时微闭目上视，轻轻仰头，以意引气即可通过。

第五章　少儿推拿功法作用的现代研究

少儿推拿功法学是在传统养生保健、强健体魄，修炼身心的功法基础上发展起来的一门学科，是中医学的重要组成部分，经历数千年传承发展，形成了较为完善的理论体系。随着社会的发展、科技的进步以及现代医学的研究，更加科学地揭示了少儿推拿功法的作用机制和效应原理，为少儿推拿功法学提供了先进的理论依据和丰富的实践经验。

少儿推拿功法锻炼通过外在躯干肢体的屈伸俯仰引起内部气机的升降开阖，这种动静结合、意气相随，对人体经络、脏腑、情志等进行调节，从而培育人体正气，达到"正气存内，邪不可干"的目的。对于普通的练习者来说，功法锻炼能够对身体各系统产生重要的调节作用。对于少儿推拿调理师来说，功法锻炼也可以对自身的体能、肌肉、骨骼产生非常有益的整体影响。

推拿手法要求持久、有力、均匀、柔和、深透，这就要求少儿推拿调理师有一定的指力、臂力、腰腿力和身体的整体力量。功法练习动作明确，锻炼全面，针对性强，对增强少儿推拿调理师的身体素质有着重要作用，同时还明显提高手法的调理治疗效果。

近年来，运用现代科学技术和研究方法对多种功法的作用效果及其机制进行了深入的探讨和系统的研究，结果表明功法锻炼可以对机体运动、循环、呼吸、神经、内分泌、免疫等各个系统产生有益的影响。

第一节　少儿推拿功法对运动系统的作用机制

人体的运动系统由骨骼、关节和肌肉三部分组成，对结构支撑、人体移动、脏器保护等发挥极其重要的作用。根据推拿文献记载，自古以来运动系统疾病就是推拿调理的主要适应病症。现代医学则从解剖学、生理学和生物力学等方面研究、探讨了多种功法对人体运动系统的作用机制。

一、对骨骼的作用机制

功法锻炼可以促进骨骼发育，改善骨的合成代谢，提高骨密度值，增强骨骼的抗负荷能力，有利于骨骼健康。

骨质疏松症是一种以低骨量和骨组织微结构破坏为特征的疾病，可能增加骨折发生的危险性。有研究发现，五禽戏锻炼可以增加患者腰椎、股骨的骨密度值，并改善患者疼痛症状；血清骨钙素（BGP）水平、血清碱性磷酸酶（ALP）水平和骨皮质指数均高于运动前，说明五禽戏锻炼改善了骨质疏松症患者的骨代谢水平。有学者通过对练习华佗五禽戏

16个月的人员骨密度的测定，发现其股骨颈、Ward三角、股骨大转子和腰椎的骨密度、骨矿含量及投影面积均有显著提高，提示长期锻炼能提高骨密度。此外，易筋经锻炼也可提高骨质疏松症患者腰椎、股骨颈骨密度值，改善腰背四肢疼痛，调高血清钙、磷、降钙素等生化指标，且优于步行、慢跑等运动疗法。

另有研究显示，太极拳训练对不同性别人群的骨质疏松疾病有良好的干预作用，表现为骨密度、骨强度值以及超声传导速度与振幅衰减指标均显著提高。对骨代谢指标的研究发现，与对照组相比，太极拳训练者骨钙素、尿羟脯氨酸/肌酐比值以及各种睾酮、雌二醇、黄体生成素等与骨代谢相关的激素水平具有明显变化。这些研究不仅证实了功法锻炼对防治骨质疏松症的重要性，也从不同角度阐明了其发生机制。

总之，功法锻炼对骨骼的作用机制主要表现在三个方面：①通过提高肌肉对骨骼的压、拉和剪切力，使骨骼发生骨量增长、骨结构改善等良好的适应性变化。②通过对内分泌系统的调节，促进生长激素、性激素等的分泌，从而增加骨盐的沉积与钙化。③通过消化、循环、神经系统等的作用，提高血钙水平，促进钙的吸收。

二、对关节的作用机制

关节是人体的运动器官。中医认为，筋骨关节受损，必累及气血，导致气滞血瘀阻塞经络，为肿为痛，从而影响肢体关节的活动。通过功法练习可以调和气血，畅通经脉，平衡阴阳，就能确保机体筋骨强健、关节滑利，从而维持正常的运动功能。

多项研究显示，练习易筋经、八段锦等功法能改善肩关节周围炎患者的疼痛无力、活动受限等症状及舌、脉象等中医证候，在提高肩关节功能方面效果显著。对于膝骨性关节炎的研究也表明，推拿配合易筋经锻炼治疗膝骨性关节炎能改善疼痛、僵硬、活动受限等症状，其疗效优于单纯推拿手法治疗。脊椎小关节紊乱是脊柱病症常见的病理改变，推拿纠正小关节紊乱是推拿治疗颈椎病和腰突症的重要机理。通过观察、研究推拿整复类手法对颈、腰椎小关节的影响，结果发现，小关节错位后，本身存在复位趋势，而推拿旋转扳法能较好地纠正同侧小关节紊乱。

易筋经、八段锦等功法对脊柱及四肢关节的作用可能与其功法特点有关。易筋经的功法特点是抻筋拔骨，注重脊柱的旋转屈伸。在运动部位上，它既有以四肢运动为主的动作（如韦驮献杵势），也有以脊柱运动为主的动作（如打躬势、掉尾势），还有四肢与脊柱运动并重的动作（如卧虎扑食势）。通过牵拉人体各部位的肌群、筋膜及肌腱、韧带、关节囊等结缔组织，增加关节活动度，防治粘连，提高柔韧性、平衡能力，增强肌肉力量，同时使挛缩的筋肉舒展，促进局部气血运行，改善疼痛症状。从动作特点来看，八段锦以肢体躯干的屈伸俯仰来达到治疗脊柱及四肢关节软组织疾病的目的。它十分突出颈肩部的锻炼，几乎每一式动作都有利于改善颈部的解剖结构和血供；其上臂运动如双手托天、左右射弓、单举攀足等可以使肩关节朝着各个方向缓慢柔和运动，从而改善肩关节周围炎的症状；而两手攀足固肾腰等动作则通过躯体的前屈后伸和双手按摩腰背及下肢，对腰背部的肌肉具有良性刺激作用。从运动生理的角度来看，功法练习过程中，肌肉收缩和放松交替进行，能促进活动部位血液循环、增加血流量，调节营养代谢，改善活动功能。

功法锻炼对关节的作用具有三大机理：①为手法（如扳法与摇法等）操作时关节的各种运动形式设计了相应的功法锻炼方法，使关节瞬间旋转，能有效地扩大关节的运动范围，使手法运用时关节更灵活、更有针对性。②通过对相关肌群的锻炼，松解粘连，既有利于增强原动肌肉的肌力，又有利于减少其拮抗肌肉的阻力，从而增大关节的活动范围。③能促进关节润滑液的分泌，增强关节周围组织的血液循环，起到滑利关节、改善关节运动状态的作用。

三、对肌肉的作用机制

运动系统的肌肉组织包括骨骼肌和少量其他肌肉（如口轮匝肌等）。功法锻炼对肌肉的作用表现在加强肌肉力量、提高肌耐力以及肌肉损伤的修复等方面。肌肉力量的大小与肌肉体积成正比，研究表明功法练习者的肩、腰、上臂、大腿的肌肉纤维数及肌肉横截面积都会有所增加，这是由功法练习的运动特点决定的。与其他运动形式不同，站桩功、少林内功、太极拳等功法的许多动作要求在松腰、落胯、屈膝的姿势下完成，其步态具有更长的屈膝和单腿支撑时间，对下肢肌肉产生缓慢持久的刺激，这些功法的运动特点提示其具有增强人体下肢肌肉的力量和耐力的作用。例如长期的太极拳锻炼可显著增强习练者膝部屈、伸肌的肌力和耐力。进一步的研究发现，之所以出现这样的适应性变化，得益于其动作特点遵循了骨骼肌的运动训练原则。依据肌肉收缩的方式和特点，在肌肉力量训练的过程中，要求运动者遵循动力练习与静力练习、向心工作练习与离心工作练习相结合以及大肌肉群练习与小肌肉群练习相结合等训练原则。太极拳等功法复杂的下肢支撑模式、变化的步法方向以及动静结合的动作特点充分体现了以上原则。实验研究也发现在太极拳练习过程中，上步、退步、侧步、蹬腿和中定5种典型的太极步中股直肌、半腱半膜肌、腓肠肌和胫骨前肌的肌电信号呈现完全不同的变化特点，不同动作之间的肌肉收缩振幅、收缩强度和持续时间有明显差异，通过多样化肌肉工作方式的综合运用，体现了功法锻炼对肌肉力量训练的方式、特点和效果。同样，功法锻炼也能增强上肢的肌肉力量。有研究发现，以"易筋经""少林内功"为主的功法练习坚持12周以上可显著提高习练者上肢的肌力和肌耐力。

如功法易筋经着重进行较长时间的肌肉静止性锻炼，以增加全身肌肉的持久力，即手法要求中的"持久"，从而保证少儿推拿调理师能够按照手法的动作要求操作足够的时间，保持动作和力量的连贯性，并通过手法积累而产生较好的疗效；少林内功主要锻炼全身的"霸力"，有益于推拿手法如扳法、抖法等要求的特定"技巧力"的运用，同时要求"以意行气，以气贯力"，从而有利于手法的"深透"；"推手"训练主要是针对推拿手法的均匀、柔和，可增强两上肢的耐力、灵活性及力量，使手法变换协调，连接自然，频率均匀，劲力缓和。此外，通过功法锻炼也可以训练特异性的推拿手法。

骨骼肌蛋白是肌肉力量产生和维持的物质基础，功法锻炼能够抑制骨骼肌蛋白的分解，从而提高骨骼肌的运动能力，其中静力性功法的训练尤其值得注意。

现代医学研究关注到易筋经、少林内功等静力性功法的特点和规律，有学者针对易筋经、少林内功等静力性功法进行了系统研究。所谓"静力"是指在运动过程中肌肉长度不发生改变，使该处肢体位置保持相对不变，是与"动力"相对而言的。静力功法训练与跑步、游泳等动力练习有所不同，是指在运动过程中，肢体位置保持相对不变，肌肉长度不发生改变，是专门针对某一位置的肌肉力量进行练习的。通过对习练者的心率、无氧阈值、最大摄氧量等指标的分析，证实静力功法训练能提高局部肌肉的专门适应性，并能改善心血管功能，提高有氧耐力及人体最大摄氧量等。功法练习还可以提高练功者上肢持续肌耐力，有明显提高肌力作用。练功后与推拿有关的上下肢肌肉围度显著增加，提示这些肌肉的绝对力量增加，能满足推拿手法在临床应用中有力、深透的要求，从而提高临床疗效，增强专业素质。

值得注意的是，适量的静力训练可以增加骨骼肌线粒体体积、数目，从而提高参与肌细胞内物质氧化和形成三磷酸腺苷（ATP）的能力，而过量静力训练则可能对骨骼肌产生负面影响如肌丝紊乱、部分线粒体内外膜破裂等负面作用。这就说明，功法锻炼的运动量应该在功法理论的指导下科学安排。

多项研究证实，易筋经练习可以降低骨骼肌减少症的发生，对提高整体活动能力、动作技能及骨骼肌耐力及上下肢关节的灵活性效果明显。

通过采用表面肌电图技术观察易筋经对前臂内、外侧肌群肌电的影响，发现易筋经的十二势动作对于发力的肌肉群、肌肉发力的大小、发力均匀程度等更趋合理，强调在练功过程中，不仅需要动作姿势正确，还需要掌握发力要领，才能达到预期练功效果。由于部分锻炼者对动作发力要领掌握不到位，在整套动作过程中肌肉的发力时间、发力程序和方式还存在一些问题，表面肌电图可以间接检测动作的准确性，并为功法的功效研究提供一种测试方法。说明功法锻炼需要科学的指导，只有掌握发力要领、找出正确动作的用力肌肉和用力过程，才能达到练功效果。

概括地说，功法锻炼对骨骼肌的作用机制表现为：①直接或间接地促进肌肉纤维的收缩和伸展活动，增强肌肉的张力、弹力和耐受力，使骨骼肌发达健壮、充满活力。②促进肌肉中血液、淋巴液等体液的流通循环，使肌肉获得充足的氧气和其他营养物质，增加肌肉的蛋白质含量。③加快肌肉组织中乳酸等有害代谢物的排出，能促进炎症介质的稀释和分解，从而保持骨骼肌的健康状态。

第二节 少儿推拿功法对血液和循环系统的作用机制

功法锻炼对循环系统的影响是多方面的。研究表明，功法练习可以降低血压、血脂、血糖水平，提高血清一氧化氮、一氧化氮合酶等水平，并能避免肥胖和精神过度紧张等。同时改善机体心血管系统功能状况，增强心肺功能，调节血管舒缩，改进人体的自身调节功能，增强体质，从而降低心血管疾病的危险因素，有效防治心血管疾病。

一、对血液的作用机制

功法锻炼对血液的作用研究主要集中在血脂和血液流变学指标对功法锻炼的适应性变化方面。功法锻炼可以改善血管系统中的血流动力学、动脉血压及微循环。研究发现，经过2～3年的太极拳练习或练习八段锦1年后的受试者心每搏输出量（SV）、心搏指数（SI）、心排血量（CO）、血管弹力扩张指数（FEK）和血管顺度（AC）等指标显著提高；收缩压、总周阻和主动脉排空系数等指标显著下降。说明其能有效地改善血管的弹性，降低外周血管阻力，改善外周循环，从而增加血容量，改善血液的浓度和流动速度。总胆固醇、甘油三酯、高密度脂蛋白（HDL）、低密度脂蛋白（LDL）与 HDL/LDL 等血脂指标明显改善，全血黏度、血浆黏度、红细胞压积等血液流变学指标也呈现良好的变化。说明功法锻炼具有调节脂类代谢，改善血液的浓、凝、聚、黏状态，从而增强心血管系统功能的功效。动脉血管舒张功能异常是引起高血压的主要因素，一方面血管内皮舒张因子（NO）合成和释放减少；另一方面平滑肌对血管物质的反应性异常。NO 是由血管内皮细胞利用 L– 精氨酸在一氧化氮合酶（NOS）的作用下合成的一种血管舒张因子，可以舒张血管平滑肌，降低血压和抑制血管平滑肌细胞增殖。研究表明，太极拳锻炼能改善高血压患者血管内皮细胞功能，增强 $Na^+–K^+–ATP$ 酶的活性，增加 NO 合成与释放；影响中枢神经系统，降低平滑肌细胞对血管内皮收缩因子的反应性，改善血管内外阻力。另外，功法锻炼还可以降低身体质量指数、体脂百分比，使肥胖型高血压老年人的中心动脉压和反射波增压指数显著降低。

血液流变学认为，血液的流变性、黏性切变应力和切变速率等变化可引起高血压等疾病，功法锻炼具有促进高血压等疾病康复的作用。研究发现，一次 42 式太极拳练习后，无严重心血管疾病的中老年人大多心血管参数保持在正常范围内。亦有研究证实，功法锻炼对于人体血压调节具有双向性，这种作用与病情相关。同时，此变化与意守部位、呼吸方式及功法特异性有关。当意守鼻尖时血压升高，意守下丹田时血压下降；吸气时交感神经兴奋性增强，血压偏高；呼气时迷走神经兴奋性增强，血压偏低。由此可见，快吸慢呼方式有助于降压。这也表明在太极拳练习过程中心血管功能和血液状态保持相对"稳态"，太极拳练习不会加重高血压等症状，且能使心血管系统产生良好的适应性反应，是无严重心血管疾病患者适宜的运动方式。

功法锻炼还具有干预高血压等疾病患者血液流变学指标的作用。研究发现，经过 6 个月的太极拳锻炼，高血压患者的全血黏度、全血还原黏度等指标显著下降，且与对照组相比有显著差异。由于收缩压、舒张压与低切变率时的血液黏度高度相关，该结果也为功法锻炼改善高血压患者病情提供了实验依据。

二、对循环系统的作用机制

循环系统方面，有学者从三个不同的研究视角进行了探讨。

（一）对心血管功能的影响

心脏功能方面，研究者们借助心血管测试仪、超声心动图仪等临床常用仪器来测量长期功法锻炼前后的心脏功能。研究发现，经过 5 个月至 3 年的太极拳或易筋经练习的老年人各项心功能指标均明显改善。功法锻炼可通过肌肉收缩，改善血流的运输分配，提高心脏功能，改善血流变及血液成分比例。研究表明，易筋经、八段锦、五禽戏等功法可以降低中老年人血脂中总胆固醇（TC）、甘油三酯（TG）和低密度脂蛋白胆固醇（LDL-C）含量，提高高密度脂蛋白胆固醇（HDL-C）的含量，调节和改善血脂代谢，减少高脂血症的发病率，进而降低动脉硬化和心脑血管病的发生。从各指标的变化趋势来看，功法锻炼对心脏的作用主要体现为泵血功能的增强。另外，八段锦锻炼还可调节载脂蛋白 A1（ApoA1）、载脂蛋白 B（ApoB）的含量。血浆载脂蛋白是脂蛋白的蛋白质部分，其与动脉硬化的关系远较脂质大。ApoA1 是 HDL 最主要的载脂蛋白，而 ApoB 是 LDL 的主要载脂蛋白。临床研究发现，冠心病患者血清中 ApoA1 水平下降，ApoB 水平升高，且

ApoA1、ApoA1/ApoB 愈低，ApoB、ApoB/ApoA 愈高，则冠脉病变程度愈重。有研究者将功法锻炼的作用描述为使心肌纤维变粗，防止纤维化和变性，心肌壁变厚而有力，心瓣膜弹性增加，心率变慢，心肌收缩力加强，心排血量增加，心脏的顺应性和心脏泵血功能得到改善，动脉血压和心肌耗氧量降低。18 个月的八段锦锻炼后，ApoA1、ApoA1/ApoB 显著增高，而 ApoB 显著降低，提示八段锦锻炼能有效改善脂蛋白的组成，增强清理胆固醇的能力。功法锻炼还可以使 C- 反应蛋白（CRP）浓度降低。目前认为 CRP 持续轻度升高，说明机体内有持续的炎症存在；另外，CRP 还用于预测动脉粥样硬化症的发生，CRP 持续升高提示存在动脉粥样硬化风险。有研究发现，五禽戏锻炼可以有效降低血浆可溶性细胞间黏附分子 –1 和可溶性血管细胞间黏附分子 –1、P 选择素、纤维蛋白原水平，从而使全血浆黏度下降，改善血液的流变性，通过减少炎症细胞的浸润及内皮细胞的活化实现对血管的保护作用，阻止动脉粥样硬化的发生和发展，同时血脂指标也得到良好改善。这可能是五禽戏锻炼可以降低和改善高脂血症血脂异常的重要机理之一。

大量实验表明，衰老在很大程度上与机体抗氧化功能减损和脂质过氧化物累积（自由基累积损伤）有关。自由基是动脉粥样硬化形成和发展的原因之一，且与肿瘤、心血管疾病等的发生有密切的关系。正常情况下，机体存在着一个包括超氧化歧化酶（SOD）、过氧化氢酶（CAT）、谷胱甘肽（GSH）、谷胱甘肽过氧化物酶（GSH–PX）、维生素 E（VE）等在内的自由基清除系统。丙二醛（MDA）是一种过氧化产物，其含量可代表人体自由基的代谢水平，可氧化物 LDL 形成 MDA–LDL，进而形成泡沫细胞，而泡沫细胞是动脉粥样硬化斑块中最早出现的细胞成分。研究发现，经常参加太极拳锻炼，能有效降低血清 MDA 及 LDL–C 的水平，提高血清 GSH 水平，增强中老年人的抗氧化能力，加强机体对自由基的清除，对于延缓衰老、维持血脂正常水平、预防动脉粥样硬化的发生具有一定作用。

在血管功能方面，有研究发现，通过 1 年的太极拳练习可使中老年人的收缩压、平均收缩压、总周压与标准周压指标显著降低（$P < 0.01$），体现了其降低血管外周阻力与收缩压的良好功效。研究者将这一良好适应性变化的原因归为三个方面：①消除焦虑紧张心理，降低交感缩血管神经的紧张度，减少其末梢去甲肾上腺素的释放。②促进心肌心钠素的分泌，诱发血管内皮细胞释放内源性气态血管舒张因子，从而使外周阻力降低，血管舒张。③使肌肉交感舒血管神经的兴奋性提高，舒血管物质增多，肌肉血管舒张。

有学者研究发现，功法训练可促进交感神经兴奋，从而促进新陈代谢和血液循环，使营养物质输送全身，代谢废物及时排出体外。长期坚持训练可增加心肌收缩力，减少心脏后负荷，提高每搏输出量，进一步增强了心肌顺应性和舒张功能，并改善静息心率和心储备能力。还有学者也通过观察比较五禽戏练习 6 个月前后 PFI 指数及心率的变化，发现练功后静息心率降低，台阶试验指数提高。其认为功法训练可使周身血管舒张，通过调整自主神经使血流加快，同时运动过程中肌肉收缩，使血管压力增高，造成静脉血回流量增加，从而改善心血管功能。有学者通过观察易筋经、五禽戏、六字诀、八段锦等 4 种功法对老年人的影响也得出结论，认为长期练功能使老年人舒张压和收缩压降低，另外还可通过调节血脂代谢，改善老年人心血管功能。

另有研究发现，在完成相同运动量的情况下，与对照组相比，常年参加太极拳练习者运动后呈现心率与血压上升幅度小，恢复速度快；每搏输出量、心排血量、心指数与射血分数较大等特点。该变化特点提示太极拳锻炼可提升循环系统功能，增强运动能力。现代运动医学、生理学认为，在一定范围内，心排血量与运动强度呈线性关系，锻炼方式所有动作中，定势站桩持续时间不同，产生了运动时间及运动强度的差异，其中易筋经定势站桩 30 秒方式运动时间最长、运动强度最大，在 12 周锻炼后，EF、FS 明显增加，且前后差异显著，在三组中对心功能影响最大，表明定势站桩 30 秒方式锻炼，在改善左心室收缩功能，提高心血管功能方面最优。易筋经锻炼能促进人体的血液循环，增加心肌收缩力，使心脏每搏射血量增多；增强心肌顺应性、舒张功能，从而起到改善心脏功能的作用。练功时骨骼肌肉收缩、舒张，使静脉血流加快，并通过膈肌的活动改变腹压，使流经下腔的血液加快流进心脏，减少肝、胃、肠的淤血和水肿。有学者研究发现，经过 3 个月简化 24 式和 42 式太极拳的训练，中老年慢性疾病患者心血管功能明显增强，且原发性病症也明显改善。该研究也证实了功法练习的这一临床功效。

（二）对肺循环和脑循环的影响

1. 功法锻炼改善肺循环　研究表明，练习八段锦可以有效改善老年人肺动脉楔压（PAWP）、肺血管阻力（PAR）、右房压（PAP）指标，此三项参数综合反映了肺循环的状况。PAWP 是肺循环的主要参数，若三项参数长期偏高，会造成心脏前负荷增加，导致左心肥大。功法锻炼则能有效缓解心脏前负荷，使 PAWP 显著降低，改善肺循环功能。

2. 功法锻炼改善脑血液循环　有研究人员通过观察发现，中老年人练习易筋经、五禽戏等功法半年后，其脑血流图检测左右额－乳、枕－乳等六项指标（波形、流入时间、重波、波幅、转折高比、波幅差）均有改善，表明功法练习能改善脑血管壁的弹性，减少脑血流阻力与脑血管紧张度，提高脑部供血量，使两侧供血更趋向一致。有学者应用经颅多普勒（TCD）对 19 例太极拳长期锻炼者脑底动脉环各血管脑血流动力学指标的检测发现，练习组在大脑前动脉、大脑中动脉和大脑后动脉的血流收缩峰速度、舒张峰速度和平均血流速度都显著高于无锻炼对照组，提示长期练习太极拳的中老年人比相当年龄不锻炼者脑血流状况有一定的改善。有研究人员通过观察八段锦对偏头痛患者脑循环动力学参数的影响，发现八段锦配合药物组在动态阻力参数及外周阻力参数改善方面优于单纯药物组，说明八段锦在改善脑循环血流压力指标方面更优，可以在一定程度上改善中老年人椎－基底动脉供血不足，改善血管的弹性。分析认为，八段锦是一套全身心的方式，可以从多个角度同时改善多个致病因素，有助于降低中老年人的血脂，控制体重，提高抗氧化能力。八段锦突出颈肩部的锻炼，有利于改善颈肩部的解剖结构和血液供应，缓解椎动脉的压迫和痉挛。八段锦练功中配合腹式呼吸能增强心肺功能，改善脑部的供血供氧。

（三）对微循环的影响

功法锻炼可以改善微循环。微循环是血液和组织之间进行物质交换的场所。有研究发现，练习八段锦功法后，右手劳宫穴的体表皮肤温度明显增高，说明练习后机体处于放松状态，能使交感神经兴奋性降低、血管平滑肌松弛、血管扩张、肢端血流量增加、血液回流得到改善。另有研究显示，通过静功意念调息训练可以改善阴虚和阳虚患者甲皱微循环流态，使其手部的微循环缺血性缺氧状态和淤血性缺氧状态得到不同程度的缓解，这可能是练功后产生手部发热、发红的重要机理之一。

第三节　少儿推拿功法对神经系统的作用机制

人体是一个统一的有机体，健康长寿条件之一有赖于人体各器官系统之间的协调活动和机体对外环境的良好适应。神经系统是调整控制机体协调活动的司令部，大脑皮层是最高指挥，因而皮层机能活动的状况对维持人体阴阳动态平衡是至关重要的。功法中的"调心"是指注意"意念"的训练，讲求意念的入静与技巧动作的结合，就是通过调整神经系统的各项生理功能，达到顺应人体各组织脏器的最佳生理状态。功法对神经系统的作用主要集中于对精神情绪、自主神经系统、神经递质和神经功能恢复的作用机制等四个方面。

一、对精神情绪的作用机制

功法锻炼采用意念的入静和肢体躯干的动、静态动作结合，能够明显加强对精神情绪的调控能力。有学者探讨了易筋经锻炼对老年人情绪的影响，发现易筋经锻炼对老年人的焦虑情绪消除有明显的作用。有学者通过比较易筋经训练后匹兹堡睡眠质量指数、焦虑指数、抑郁指数的变化，发现长期功法训练，能够缓解焦虑、抑郁情绪，提高睡眠质量，改善不良情绪及失眠症状。有学者通过研究发现功法训练可以延缓老年人的智力衰退。

二、对自主神经系统的作用机制

自主神经有控制与协调内脏、血管、腺体等功能的作用。自主神经可分为交感神经和副交感神经，两者功能相反，当交感神经兴奋性占优势时就表现为心率增快，血压升高，胃肠蠕动分泌减弱等；当副交感神经占优势时就表现为心率减慢，血压降低，胃肠蠕动分泌增强等。两者共同维持自主神经的平衡状态。正常情况下，自主神经良好的平衡状态能有效协调和控制身体的生理活动，反之，则会导致各种身体功能障碍。有研究表明，衰老过程中也伴随有交感神经功能增强和副交感神经功能相对减弱的变化趋势。交感神经过度兴奋是导致心肌缺血、高血压、动脉粥样硬化等疾病发生的重要机制。

有学者研究了太极拳和易筋经练习对不同年龄段人群自主神经平衡指数与主诉症状的作用结果发现，训练后受试人群中自主神经处于正常平衡状态者增加24.4%。受试者自主神经平衡指数显著地减小，说明训练可通过减弱交感神经活动并增强副交感神经活动的方式调节自主神经系统的功能活动，同时也在向我们说明功法练习对神经系统的作用机制具有调整作用。

在科学研究中，心率变异性（HRV）常用于评价自主神经系统的平衡状态。HRV是指心率在一定时间内周期性改变的现象，其各时域指标与频域指标可反映交感神经与迷走神经紧张性的变化，体现自主神经平衡状态。通过对人体HRV的研究发现，无论是太极拳还是易筋经练习，均可增强自主神经系统功能的调节作用，尤其表现为迷走神经兴奋性的提高，交感神经的兴奋性相对下降。

综上所述，功法锻炼对自主神经系统的平衡状态具有重要的调节作用。从生理功能的整体水平上来看，该作用趋势一方面对其增强心血管活动的功效进行了佐证，另一方面，也提示其具有延缓衰老的功效。

三、对神经递质的作用机制

神经递质是在化学突触传递中担当信使的特定化学物质，其分泌水平的异常变化与许多疾病的发生有关。研究神经递质的变化，可分析出相关的神经作用机制。有学者通过中国传统静力功法训练对 β–内啡肽（β-EP）影响的研究，对推拿练功者的下丘脑、垂体和血浆中 β–内啡肽含量进行了定量观察，探索在运动生理负荷相对一致条件下，静力训练和动力训练 β–内啡肽的反应状态。研究表明，练功后安静状态下的人体血浆中 β–内啡肽的含量增加，动物实验也证实了此现象，说明功法锻炼具有改善神经系统功能的作用。

静力功法锻炼有助于少儿推拿调理师提高专业体能和情绪调控能力，有利于手法技能的充分发挥，"缓节柔筋而心和调"，提高推拿调理师的身心素质。有研究认为，其机制在于静力功法要求调身、调息、调心，启动了中枢内啡肽基因表达，并使外周血液保持较高水平的稳定状态，从而提高了推拿调理师的机体体能和情绪调控能力。

四、对神经功能恢复的作用机制

有学者测定少林内功练功者的脑血氧含量，发现长期的功法练习可使脑组织处于最佳的血氧代谢状态，在中高强度的运动情况下也能保持良好的脑代谢，可使脑组织的损伤得到有效修复。还有学者在临床观察到通过易筋经锻炼可有效促进脑卒中偏瘫患者在医学常规康复过程中上下肢运动功能的康复，体现了功法练习对病理状态下高级中枢神经系统控制能力的良好恢复效果。

第四节　少儿推拿功法对呼吸系统的作用机制

呼吸锻炼调息是功法练习的重要环节之一。通过"吐故纳新"，即吸入外界的清气和排出体内的浊气，以维持正常的生命活动；有意识地、合理地调整呼吸，选用某种特定的呼吸方法，以调节整个机体的功能。研究表明，功法锻炼可以改善肺通气功能及小气道功能，提高肺免疫功能，增强呼吸系统功能，防治呼吸系统疾病。同时，对呼吸气息的调节，可有效改善自主神经功能状态，使全身各系统活动达到协调统一。

呼吸系统是执行机体和外界进行气体交换的器官的总称。呼吸系统包括呼吸道（鼻腔、咽、喉、气管、支气管）和肺，其主要功能是与外界进行气体交换，吸入新鲜氧气，呼出二氧化碳，完成气体吐故纳新，是保证机体在新陈代谢过程中实现气体交换的重要条件。呼吸过程由外呼吸、气体运输和内呼吸组成。长期进行功法练习可以使呼吸系统发生一系列变化，从而提高呼吸系统的功能。如太极拳、少林内功、站桩功、易筋经等运动采用独特的呼吸方式对呼吸功能产生良好的作用：强调皮质中枢的随意呼吸调节系统控制运动中呼吸，即呼吸由意识引导，可有意识地配合动作及全身状态调整呼吸形式、呼吸深度及呼吸频率；强调呼吸形式"深、长、匀、细、缓"，即运动中采用以膈肌升降运动为主的深慢腹式呼吸，胸廓上、下径线可随膈肌升降出现明显扩大与回缩；强调呼吸运动应与动作密切配合，其基本规律是肢体上举、后收时吸气，肢体向下、向前时呼气；胸腔扩张时吸气，胸腔回缩时呼气；收力时吸气，发力时呼气。在功法练习过程中强调呼吸自然，长期坚持可以提高呼吸肌的协调性和换气能力，可通过调节胸廓的扩张幅度增加呼吸差。功法练习通过运动、呼吸方式等途径可以提高呼吸系统的功能。

一、对外呼吸的作用机制

外呼吸是在肺部实现外界环境与血液间的气体交换，包括肺通气和肺换气。肺通气量取决于呼吸深度，人体活动状态不同，通气量也会相应地发生变化。肺通气量＝潮气量（mL）×呼吸频率（次/分）。安静状态下正常人的肺潮气量为 500mL 左右，肺通气量为 8000～10000mL。经常进行功法练习可降低通气阻力，提高肺泡通气量，改善肺通气功能。通过长期的功法练习可调整呼吸深度与频率，从而改变肺潮气量与肺通气量。用遥测方法记录分析了习练简化 24 式太极拳中的呼吸周期，发现练拳时较安静时呼吸频率（Rf）低，显示其呼吸深度加大。

功法练习时，在大脑皮质呼吸高级中枢调控下，肌肉活动与呼吸周期进行"开吸合呼"的配合，使胸廓扩张与回缩程度明显增加，胸膜腔内压发生大幅度的变化，如此牵拉肺组织，增加了肺泡扩张与回缩的力度，使肺内压亦随之而发生较大幅度的变化，导致潮气量增加，肺泡通气量增加。同时由于肺泡的扩张，肺实质对穿插于其中的支气管壁的外向牵引放射作用增强而使呼吸道扩张，在一定程度上降低了慢性呼吸系统疾病患者过高的气道阻力，使其肺通气量增加。同时增强了肺的弹性，这可使肋软骨骨化率降低，胸廓活动度加大，对肺癌和肺气肿的防治有一定的作用。

二、对气体交换和运输的作用机制

肺泡与肺泡毛细血管血液间的气体交换为肺换气，体内毛细血管血液与组织细胞间的气体交换是组织换气。功法练习可以提高肺换气和组织换气的效率，提高呼吸功能。

肺换气功能的改善得益于功法练习中呼吸形式对呼吸膜的牵拉作用，可以优化肺通气/血流比值。功法练习中呼吸与动作的配合可通过增强肺及胸廓的活动度牵拉肺泡，增加肺泡通气面积，缩短气体弥散距离。如太极拳运动独到的中枢调控下的腹式深、慢呼吸，可因膈肌升降活动加强而引起有节律的腹压变化，形成促进血液回流的"泵机制"，一旦腹压减小时则血液流入腹腔增多，对腹腔器官发挥按摩作用，在腹压增加时腹腔静脉受压，外周静脉压提高，血液回心加速，肺循环血流量增加。肺泡通气量增加及肺组织血液供应改善可使通气/血流比值得到优化，加快气体交换，提高血氧饱和度，降低过高的血二氧化碳水平。

血红蛋白是红细胞的主要成分，占红细胞蛋白质总量的 90%以上，在体内主要以运输氧和一定的二氧化碳为主。经过长期太极拳练习，可以提高机体血红蛋白的含量，从而提高机体对氧气的运输效率，改善呼吸功能。

三、对呼吸系统的调节作用机制

功法练习过程中，呼吸始终是自如地处于较低状态，且功法练习者没有出现缺氧状态，这可能与肺呼吸增强有关。由于支气管与肺的迷走神经和交感神经高度协调，平滑肌的收缩与舒张受到影响，细支气管的管腔及肺泡大小发生变化，使肺部的血液循环增强，氧气及二氧化碳的有效交换率增加，肺呼吸增强。故能在肺通气量降低的情况下，使气体交换得以顺利进行。

呼吸中枢是调节呼吸的神经中枢，可分为吸气中枢与呼气中枢，两者功能是完全不一样的。吸气中枢受到刺激时，发生吸气运动，同时使呼气中枢发生抑制，反之亦然。呼吸中枢的功能状态，与身体内外的许多变化密切相关，物理或化学刺激都能加强或抑制呼吸中枢的活动，而呼吸中枢状态和呼吸功能的变化也会影响人体整个神经系统的状态。有研究者在动物全身静脉麻醉状态下，利用肺牵张刺激来研究神经中枢的反射性改变。扩张肺停止吸气活动时，血压下降，肠运动与紧张性增强；萎缩肺引起吸气活动加强时，血压上升，肠运动和紧张性抑制。扩张肺时的反射效应，主要经过副交感神经传出；萎缩肺时的反射效应，主要经过交感神经传出。实验提示呼吸功能与自主神经功能密切相关。有意识地调整呼吸，能调整呼吸中枢的功能状态，也能调节自主神经系统功能，对全身产生调整作用。

功法练习还可提高肺的免疫功能，使肺泡壁的巨噬细胞活跃，对体内的细菌、病毒、微生物等各种异物吞噬能力加强，可及时消除和清洗进入肺内的灰尘、颗粒或细菌，因此保护了肺泡，保证了肺的正常功能。患有呼吸系统疾病的人，经练功一段时间后，可以改善慢性阻塞性肺部疾病（COPD）患者痰上清液中白细胞介素8（IL-8）和CRP水平及痰液中白细胞、中性粒细胞与FEV1等指标。IL-8是一种对中性粒细胞具有趋化活性的细胞因子，其主要功能是募集、激活中性粒细胞和T细胞，抑制中性粒细胞凋亡，延长其寿命；诱导痰中IL-8的浓度也可反映呼吸道细菌感染情况。CRP是急性炎性反应蛋白，呼吸道上皮细胞能分泌CRP，CRP可与细菌表面结合，启动机体免疫吞噬，诱导产生补体参与杀伤细菌。COPD是以中性粒细胞浸润为特征的气道非特异性炎症，炎症越重其诱导痰中中性粒细胞比例越高。研究发现，采用八段锦功法训练辅助常规治疗后，患者痰上清液中的IL-8浓度与CRP水平及白细胞、中性粒细胞计数均接近正常水平，并明显优于常规治疗组。说明在提高COPD患者气道炎性反应的治疗效果方面有一定作用，提高了患者肺功能及运动耐力，改善生存质量。另有研究显示，适量的太极拳运动能提高血清免疫球蛋白IgA、IgG的水平，同时缩短上呼吸道感染持续时间，表明其可提高机体免疫功能，从而增强机体抵抗上呼吸道感染的能力，使呼吸系统疾病患者的症状和体征均得到改善以至恢复正常，这些可通过物理学检查及X线胸部透视得到证实。功法练习可以使肺通气功能改善，免疫功能加强，损坏的毛细血管再生，断裂或退化的肺泡壁弹性纤维得以修复。通过功法锻炼使人体赖以生存之气沉聚于丹田，使"丹田"之气充盈。然后气的自然运行和练功时以意领气使气循经运行，以疏通经络，达到调和气血、平衡阴阳、祛除疾病的作用。中医有"气为百病之先""百病生于气"之说，认为造成疾病的原因是气机失调，诸如气郁、气滞、气虚、气陷、气逆，元气亏虚，清气不升、浊气不降等，都是常见病因。"气为血之帅"，"血为气之母"，因气致病，又可导致血之疾病，即所谓气血不和。如气滞可以导致血瘀，气虚可以导致血虚，气虚不能摄血而出血等。气血之病进一步发展又可导致阴阳失于平衡而发生内分泌失调而引起诸多疾病，说明了很多疾病是先由"气病"发展来的。金元四大家之一的李东垣说"养生当实元气"，通过练功能使内气充盈，可以"实气"，使虚者强之，郁者通之，逆者顺之，陷者升之，从而达到预防和治疗疾病、养身保健的目的。东晋葛洪撰著的《抱朴子》说："人在气中，气在人中，自天地至于万物，无不须气以生者也。善行气者，内以养身，外以却恶。"诚哉斯言。

第五节 少儿推拿功法对消化系统的作用机制

功法练习可以促进多种消化液分泌，调节胃肠蠕动，改善胃肠道功能，促进营养物质的吸收，增强体质，对多种胃肠疾病有良好的预防、调理和治疗作用。

一、对消化液的影响

人体主要的消化腺有肝脏、胰腺、唾液腺、胃腺、肠腺等，分泌各种消化液，起到帮助消化吸收、保护消化道黏膜等作用。研究表明，功法锻炼可以促进多种消化液的分泌。功法练习时，常重视舌抵上腭、叩齿等动作，这些动作可刺激口腔唾液腺，使唾液分泌增多，同时呼吸的减慢兴奋延脑的分泌中枢，反射性地引起唾液分泌增多。古代养生家强调功法锻炼时要吞咽唾液，把它称为金津玉液、甘露。明代医家龚居中在其著作《痰火点雪》中说："津既咽下，在心化血，在肝明目，在脾养神，在肺助气，在肾生精，自然百体调畅，诸病不生。"功法锻炼不仅使唾液分泌的量增多，还可以引起唾液成分的变化，使唾液淀粉酶活性上升、钠含量上升、钾含量下降及分泌型免疫球蛋白 A（sIgA）、溶菌酶含量增加，从而增强唾液腺对淀粉酶合成、储备和分泌的功能，促进食欲及消化吸收；也可清洁口腔，增强机体免疫力。研究发现，功法锻炼时胃液分泌增加，而停止练功后则逐渐下降，其机理可能与膈肌上下移动增强所引发的机械性刺激及胃迷走神经活动增强有关。另外，练功时胃迷走神经活动增强，也可以使胃液分泌增加。练功时膈肌上下移动引发的机械刺激不仅可以促进胃液分泌增加，还可以促进小肠液、胰液、胆汁的分泌。胃液由胃中各种分泌腺的分泌物混合而成，其主要成分是盐酸与胃蛋白酶。盐酸进入小肠，能促进胰液、胆汁和小肠液的分泌。胃液、胰液、胆汁和小肠液的分泌增加，可以使食欲增加，增强了胃肠对高脂肪、高蛋白食物的消化吸收能力。

二、对胃肠运动的影响

功法锻炼可以调节胃肠运动。临床试验表明，八段锦、六字诀等功法治疗便秘、肠易激综合征、功能性消化不良等肠胃疾患疗效显著。一方面，功法锻炼时的呼吸调节特别是腹式呼吸增加了腹肌和膈肌的活动，吸气时膈肌下移，把腹腔内脏向下推挤，使腹前壁向前突出，呼气时膈肌舒张，腹壁的弹性将内脏向上推回。功法练习时，膈肌上下移动增强可机械性刺激胃肠，促进胃肠的蠕动，功法练习时间越长，膈肌上下移动幅度越大，对消化系统的促进作用更明显。另一方面，胃有交感神经和迷走神经分布，功法锻炼时的大脑皮质进入一种抑制状态，交感神经抑制、迷走神经兴奋，促进胃肠蠕动，使食物在胃肠道内与消化液充分混合，更易于消化吸收，增强消化功能，同时纠正胃肠功能紊乱，从而改善腹痛、腹胀等症状。

第六节　少儿推拿功法对内分泌系统的作用机制

内分泌系统是由机体内分泌腺和散布于全身的内分泌细胞组成的信息传递系统，与神经系统一起调节全身各系统的功能，维持机体内环境的相对稳定。机体对自稳态的维持需要大量、精确的调控来实现，内分泌系统是机体的重要调节系统，它与神经系统相辅相成，共同调节机体的生长发育和各种代谢，维持内环境的稳定。神经系统主要从宏观方面进行调控，而对于精确的微细调控则需要借助内分泌系统来完成。内分泌系统通过腺体分泌激素，经血液运输或在组织液中扩散而作用于靶细胞或靶器官、靶组织，使其发挥调节作用，发生一系列生理变化，对全身功能进行精细调控，确保身体功能安全有序地运行。

功法练习中通过调心和调身的相互作用。一方面强调入静，改变交感神经的张力；另一方面又放松全身肌肉，降低对外界刺激的应激性。如八段锦是以肢体运动为主要特点的导引术，它通过肢体运动强壮筋骨，调理脏腑，疏通经络，调和气血，从而达到强身健体的目的。八段锦的功法特点是在动作进入熟练阶段后，练习过程就会进入一种求松静、分虚实、讲刚柔、知内劲的状态。在练习过程中，大脑皮质控制机体进行有目的的运动，能量消耗增大，并产生大量代谢产物。由于机体内环境要求相对稳定，因此能量代谢系统以及心血管系统、呼吸系统都会被高度动员，来满足能量增大的需求，受到内分泌系统的调控。功法练习使交感神经兴奋、副交感神经活动抑制，可以刺激下丘脑分泌促肾上腺皮质激素释放激素加强，从而激活下丘脑－垂体－肾上腺轴。长期从事功法练习可以有效调控肾上腺皮质激素等内分泌活动，通过加强能量代谢，加强心血管系统和呼吸系统的功能活动来达到健身的效果。

有学者通过研究静功意念调息法对人体生化－内分泌指标的影响，发现阴虚和阳虚患者的 NE（中性粒细胞），DA（多巴胺），5-HT（5-羟色胺），FSH（尿促卵泡素），LH（黄体生成素），T（睾酮），T_3、T_4（甲状腺激素）的水平具有一定的特征性偏移。功法练习后，患者偏移的生化－内分泌指标向其平衡点移位，提示功法通过特定信息的介导，影响皮层－下丘脑－腺垂体－靶腺的活动，从而调节人体的神经生化－内分泌激素的活动，调控人体生命活动，促进其病理生理指标的复原。

一、对睾酮的作用机制

血清中的睾酮属于雄激素的一种。睾酮主要是由男性的睾丸或者女性的卵巢所分泌，肾上腺也可以分泌少量的睾酮。睾酮的作用除了促进和维持男性的第二性征，还可以有助于恢复并维持正氮平衡，促进蛋白质合成，可以减少男性以及有些女性对氯、氮、磷、钠、钾的排泄，激发骨骼肌毛发和皮肤的生长，还可以增加红细胞的生成，并促进血管形成和皮肤变黑。

对长期进行太极拳锻炼的男性进行血清睾酮检测，结果显示，太极拳锻炼者血清水平比对照组有明显的提高，太极拳运动后血浆睾酮含量明显高于其他运动形式的运动员，提示较长时期的太极拳锻炼能延缓性激素功能的减退，是更适合中老年人的运动形式，所引起的内分泌变化在对促进中老年人健康及延缓衰老方面有一定的意义。长期的太极拳锻炼对延缓老年人随年龄的增加而雄激素水平的下降有积极的作用，老年男性的睾酮水平变化与增龄有关。坚持长期的太极拳锻炼能有效地延缓老年人雄激素的衰退。研究发现，功法练习可以调节老年人的性激素水平，延缓衰老。女性主要表现为 T/C 比值（血清睾酮 / 皮质醇）、E_2（雌二醇）、GH（生长激素）、T（睾酮）升高，提示通过功法锻炼使老年女性内分泌功能得到改善，提高了雌激素水平，促进了合成代谢过程，提高了运动能力，对骨骼、肌肉及内脏器官起到了良好调节作用；男性血清 T、游离睾酮、双氢睾酮增高，而性激素结合球蛋白降低，说明功法练习有益于调节老年男性激素，延缓雄激素的下降趋势。

二、对皮质醇的作用机制

皮质醇是从肾上腺皮质中提取出的对糖类代谢具有最强作用的肾上腺皮质激素，也是体内重要的异化作用激素之一。皮质醇在操纵情绪和健康、免疫细胞和炎症、血管和血压间联系，以及维护结缔组织（例如骨骼、肌肉和皮肤）等方面具有特别重要的功效。压力状态下，身体需要皮质醇来维持正常生理机能，皮质醇可以维持血压稳定和控制过度发炎。如果没有皮质醇，身体将无法对压力做出有效反应。例如：当狮子从灌木丛中向我们袭来时，若没有皮质醇，我们就只能吓得目瞪口呆、动弹不得。然而借由积极的皮质醇代谢，身体能够启动起来逃走或者搏斗。因为皮质醇分泌能释放氨基酸（来自肌肉）、葡萄糖（来自肝脏）以及脂肪酸（来自脂肪组织），这些被输送到血液里充当能量使用。

正常情况下，身体能很好地控制皮质醇的分泌和调节血液中皮质醇的含量，但并不总是如此（而以后者情况居多）。正常的皮质醇代谢遵循这一种生理节奏，是一个周期为 24 小时的循环。一般皮质醇水平最高在早晨（6～8 点），最低点在凌晨（0～2 点）。通常在上午 8～12 点间皮质醇水平会骤然下跌，之后全天都持续一个缓慢的下降趋势。从凌晨 2 点左右皮质醇水平开始由最低点再次回升，让我们清醒并准备好面对新的充满压力的一天。打破规律则会使皮质醇水平在本该下降的时候升高。

我们都有压力，其中那些承受重复压力的人，或者生活节奏紧张的人，或者正在节食的人，或者每晚睡眠少于 8 小时的人，都很有可能长期处在压力状况下，从而使他们的皮质醇水平长期偏高。这时皮质醇的负面效应开始显现为新陈代谢的变动：血糖升高、食欲增加、体重上升、性欲减退以及极度疲劳等。

皮质醇的许多作用与睾酮相反，因此通常用血清睾酮 / 皮质醇比值来反映人体内蛋白质合成和分解平衡的指标。通过对经常参加太极拳锻炼者和对照组进行比较，发现运动强度适中的太极拳练习者血清睾酮 / 皮质醇比值高于对照组，显示长期太极拳锻炼可以使内分泌功能得到适应，促进机体合成代谢过程，提高运动能力和健康状况。

三、对胰岛素和其他激素的作用机制

有学者观察发现功法练习可以使老年人红细胞葡萄糖酵解活力显著增加。另有报道，练功 3 个月后，血乳酸含量明显低于练功前，提示机体对乳酸的代谢能力发生适应。功法练习各式动作作用于不同的部位，在锻炼中调整不同中枢的兴奋水平，提高了代谢率。锻炼过程中气息的吐纳可促使身心愉悦，从而降低整个人身心的焦虑与紧张感，增加胰岛素的敏感性，且可以促进糖的代谢，降低自身血糖，尤其对有氧代谢起积极的作用。

多项研究表明，易筋经、八段锦等功法锻炼可以降低血糖、胰岛素抵抗及糖化血红蛋白，提高胰岛素敏感指数。其机制可能是运动加强了人体内过氧化脂的降解、转运和排出，使肌肉组织代谢率增加，对糖的需求增多，促使糖化血红蛋白分解，使血糖降低；同时，增强了胰岛素与肌细胞膜上受体的结合能力，改善了肌细胞对胰岛素的抵抗，提高了人体对胰岛素的敏感性，从而增加肌肉、脂肪等组织对葡萄糖的利用，促进葡萄糖进入细胞内，使血糖降低。此外，通过功法锻炼还能缓解患者因焦虑、心理压力等不良情绪所引起的生长激素、胰高血糖素、肾上腺素等激素的大量分泌，有利于控制血糖。

有学者通过研究太极拳运动对肥胖患者全基因组表达的影响，发现肥胖合并高胰岛素血症患者体内 AMPK 活性有恢复正常水平的趋势。肥胖合并高胰岛素血症患者与健康人相比，其基础水平已有代谢紊乱、内分泌和免疫功能相关基因表达异常。有氧运动后，其异常差异表达基因数目减少，部分有氧氧化、糖异生、胰岛素信号等代谢途径相关基因表达也发生变化，从而增强脂肪酸氧化能力、增加糖有氧氧化，出现能量经济化；同时，减少乳酸生成，增加肌糖原、肝糖原生成，阻止向Ⅱ型糖尿病发展的趋势。太极拳锻炼可使组织纤维蛋白溶酶原激活剂、结缔组织激活肽Ⅲ以及四连接素基因表达发生改变，这些基因表达异常是导致代谢综合征的重要原因。另一项通过观察太极拳对骨骼肌全基因组表达的影响研究发现，其可使三羧酸循环相关酶基因表达上调，肌肉蛋白合成相关基因和神经鞘脂类相关基因表达下调，提示太极拳练习有助于保护神经细胞的完整性，对抗衰老有积极作用；同时，可加速体内脂类物质有氧代谢，对减肥或控制体重有积极作用。其他研究也表明，功法锻炼对超重或肥胖代谢综合征患者的脂质代谢、糖代谢及脂联素水平等相关指标有良好的调节作用，说明其在减肥、防治代谢综合征等方面具有重要作用。

四、对 β-内啡肽的作用机制

内啡肽是体内自己产生的一类内源性的具有类似吗啡作用的肽类物质，是我们身体自身分泌出来的一种激素。

在我们身体受到刺激的时候，就会分泌内啡肽来改善身体的症状。比如说身体疼痛之后就会分泌内啡肽来缓解痛感；以及受到强烈刺激的时候，也会分泌内啡肽。比如说在吃了辛辣刺激性的食物之后，神经传导给大脑表现出来辛辣，这个时候大脑就会使脑神经分泌内啡肽。受到的刺激越为强烈，分泌的量也会越多。但是长期刺激之后就容易使脑部神经变得麻木，那么也会影响到内啡肽的分泌。另外，在我们身体感受到明显的精神压力的时候，大脑也会感受到信息，这个时候也会通过大脑神经刺激内啡肽的分泌。所以内啡肽的作用原理主要是大脑神经受到刺激表现出来的。而且内啡肽在一定程度上还能够起到预防癌症的作用。

有些人身体发生疼痛的时候会服用吗啡类的物质，因为这类物质有一定的止痛效果，但它是外源性的，而内啡肽是一种能够自身分泌出来的激素并起到止痛作用。

内啡肽可包括 α-内啡肽、β-内啡肽、γ-内啡肽、蛋氨酸-脑啡肽、亮氨酸-脑啡肽、强啡肽 A、强啡肽 B 等，都具有很强的类吗啡活性，这类肽具有很强的生理功能，向动物脑室中注射内啡肽，可引起全身深度失去痛觉，体温下降，行为变得木僵。再施以吗啡拮抗剂纳洛酮（naloxone），不再有上述失痛感觉。内啡肽诱导出的行为表明，这些肽可能参与感情应答的调节作用。

从垂体中分离出的内啡肽，其代表为 β-内啡肽及镇痛作用更强的强啡肽。它们都属于内源性阿片肽，是机体抗痛系统的组成部分，具有生理意义。当机体有伤痛刺激时，内源性阿片肽被释放出来以对抗疼痛。在内啡肽的激发下，人的身心处于轻松愉悦的状态中，免疫系统实力得以强化，并能顺利入梦，消除失眠症。内啡肽也被称为"快感荷尔蒙"或者"年轻荷尔蒙"，意味这种荷尔蒙可以帮助人保持年轻快乐的心态，可以更好地满足人们的需求，可以给人一种快感，促使人的情绪更加愉快。与此同时还能有效促进学习、工作、智能以及创造力；有助于增强身体体质与体能，增强耐劳力与抗病力，调整内脏功能、活化脑细胞；有助于减缓脑细胞的衰老，提高免疫功能和自然康复能力，全面提高身体的免疫力。同时这些肽类除具有镇痛功能外，尚具有许多其他生理功能，如调节体温、心血管、呼吸功能。与此同时，利于防癌抗癌、延缓衰老，利于恢复身体机能的平衡。

β-内啡肽是目前已发现的内啡肽之一，是一种主要由垂体分泌的类吗啡生物化学合成物激素，属于内源性阿片类物质，是机体抗痛系统的组成部分，具有生理意义。现代学者通过对长期进行静力功法训练的健康男性大学生进行 β-内啡肽检测，结果发现，功法练习组的 β-内啡肽含量比进行动力训练如田径项目训练的对照组有显著提高，提示功法练习可以有效提高垂体中 β-内啡肽的含量。功法练习比较注重练习者的心理调节，要求练习者放松身心、有规律地主动调整呼吸，达到"调身""调息""调心"的目的，从而进一步促进了练习者内源性内啡肽系统的活性，刺激了副交感神经，提高了垂体中 β-内啡肽的释放速度，β-内啡肽能通过门脉系统继而进入外周血液，增加了血浆中的 β-内啡肽基础含量，最终达到减轻疼痛、控制情绪的目的。

五、对促肾上腺皮质激素的作用机制

促肾上腺皮质激素（ACTH）主要作用是促进肾上腺皮质细胞内核酸和蛋白质合成，并且能使肾上腺皮质增生、肥大。促肾上腺皮质激素在下丘脑-垂体-肾上腺轴（HPA轴）中发挥重要作用，当大脑接受刺激传导后向下丘脑发出信号，下丘脑相对应地释放促皮质激素释放激素（CRH），在 CRH 抵达垂体后，刺激垂体释放促肾上腺皮质激素进入肾上腺，肾上腺释放皮质醇。多重元素参与使得 HPA 轴产生调节食欲、睡眠以及对应激的适应等作用。根据对五禽戏练习者的观察，在练功 8 周后，练习者的促肾上腺皮质激素分泌水平提高，HPA 轴调节作用显著提升，皮质醇释放量增加，练习者的饮食情况以及睡眠质量有明显改善。

功法锻炼能够通过大脑皮质-下丘脑-垂体-内分泌轴，对内分泌系统产生调节作用，改善机体的功能状态。通过功法练习可以调节激素水平，通过调节激素第二信使 cAMP（环磷酸腺苷）、cGMP（环磷酸鸟苷）产生生物效应，对体内细胞水平的代谢有积极的调整作用。同时，可以对下丘脑-垂体、甲状腺、肾上腺、性腺等内分泌腺产生调节作用，从而影响人体的代谢。

功法锻炼可以调节松果体的激素和前列腺素。通过对八段锦治疗大学生失眠症的研究发现，失眠患者褪黑素（MT）浓度低于正常人，功法练习可以提高褪黑素浓度，改善睡眠质量。褪黑素是松果体分泌的一种神经内分泌激素，在调节动物和人的生物节律、睡眠、觉醒节律方面，起着尤为重要的作用，八段锦治疗失眠症可能是通过影响褪黑素的分泌而产生作用的。原发性痛经在我国女性中发病率较高，也是女大学生的常见病，现代医学认为其根本机制是前列腺素含量的改变。通过对太极拳治疗女大学生原发性痛经效果及相关机制的研究发现，患者痛经程度与 $PGF_2\alpha$（前列腺素 $F_2\alpha$）含量的相关系数为 0.062，表明 $PGF_2\alpha$ 含量与原发性痛经关系密切。锻炼 3 个月后，$PGF_2\alpha$ 含量明显降低，提示功法练习能降低经血 $PGF_2\alpha$ 含量，达到缓解疼痛的目的。

通过功法练习可对下丘脑、垂体、胰腺、甲状腺、肾上腺等内分泌腺产生定向的调节作用。科学合理的功法练习可以促使肾上腺皮质功能加强，促进蛋白质、脂肪、水、电解质等物质的代谢。通过功法练习也可以提高甲状腺素的调节功能，从而提高细胞的新陈代谢；它还能通过脑垂体所分泌的促生长激素，加速同化作用，提高身体功能。有学者发现，功法练习能影响三碘甲状腺原氨酸和促甲状腺激素水平。练功后三碘甲状腺原氨酸水平降低，而促甲状腺激素水平升高。可见，功法练习能够通过大脑皮质 – 下丘脑 – 垂体 – 内分泌轴，对内分泌系统产生调节作用，从而改善机体的功能状态。

第七节　少儿推拿功法对皮肤的作用机制

中医学理论认为皮肤是人体的一个组成部分，称之为"皮部"。《素问·皮部论》说，"欲知皮部，以经脉为纪"，强调了皮肤与人体脉络气血及其他脏腑的紧密联系。古人的这种认知被广泛应用到中医推拿等医疗实践中。

现代医学对皮肤的构成和功能方面的研究，为功法练习对皮肤的作用机制提供了科学基础。

皮肤是人体最大的器官，它由表皮、真皮和皮下组织构成。

表皮位于皮肤的最外层，其主要功能体现在三个方面：①屏障功能。致密的角质层可缓冲外来的机械性损伤，皮肤表面的弱酸性环境能够抵御微生物的侵入，表皮中的非角质细胞分泌的黑色素能保护皮肤免受紫外线的伤害，起到光防护的作用。②吸收功能。表皮通过角质层、毛囊、皮脂腺、汗孔等吸收外界物质。③免疫功能。表皮中的朗格汉斯细胞是一种重要的免疫细胞，能对侵入的外源性物质产生特异性和非特异性免疫反应。

真皮由致密结缔组织构成，由浅入深依次为乳头层和网状层，两层之间无明显界限。乳头层是表皮层下方的薄层疏松结缔组织，其中含有许多毛细血管、淋巴管、神经末梢和触觉小体等感受器。网状层则由致密结缔组织组成，其中含有较大的血管、淋巴管以及汗腺、毛囊、皮脂腺等，同时，神经和神经末梢也比较丰富。真皮的主要功能是免疫反应和创伤修复等。

皮下组织又称浅筋膜，位于真皮深面，主要由疏松结缔组织和脂肪组织构成，其中分布着丰富的血管和神经，还有毛囊、汗腺等，此层的胶原纤维和弹性纤维对缓冲机械压力、储存能量、维持体温的恒定有十分重要的意义。

功法练习对皮肤的作用机制可通过直接和间接两种方式实现。

一、对皮肤的直接作用机制

少儿推拿功法作为一种医疗和健身方法，通过对皮肤直接的推拿按摩发挥作用。推拿可使皮肤表面衰亡的上皮细胞得到清除，有利于汗腺及皮脂腺的分泌，改善人体皮肤的呼吸排泄功能；推拿能使皮肤局部组织氧的含量增加，氮和二氧化碳的排出量增加，促进皮肤的新陈代谢；推拿可增进皮肤的营养吸收，使皮肤中胶原的成分提高、厚度增加，有效提高皮肤的弹性和活力；推拿还能够促使皮肤的毛细血管扩张，促进皮肤的血液循环，提高皮肤的健康水平，加强皮肤的防疫抗病能力。

二、对皮肤的间接作用机制

对于功法习练者来说，功法练习的很多动作能够对身体各处皮肤起到一定的作用，产生积极的影响。在练习功法的过程中，机体的新陈代谢加快，使皮肤的血液循环增加，皮肤和肢体末端的血量增多，促使皮肤中数以万计的细小血管张开，使皮肤得到更多的营养，增加吸入氧气的能力。功法练习者有意识的锻炼能够间接地对皮肤产生影响，并且起到调和脏腑、抗御外邪的作用。

第八节 少儿推拿功法对免疫系统的作用机制

免疫系统是机体防卫病原体入侵最有效的武器，它能发现并清除异物、外来病原微生物等引起内环境波动的因素。剧烈、耐力性运动项目可以导致免疫功能下降，而适中的运动可以提高机体的免疫功能。近年来，大量的科学实验和临床实践都表明，功法锻炼能够提高练功者的机体免疫力。功法练习始终要求柔和舒缓、圆活连贯，以腰脊为轴带动四肢，动作虚实变化和顺势衔接比较流畅，使人神清气爽，产生疏通经络、畅通气血和强身健体的效果，从而达到防病治病的目的。

功法练习之所以能够防病治病，其原因可能在于练功具有扶正祛邪的特点，能够扶助正气，增强机体的免疫功能。近年来，通过大量的科学研究和临床实践都能够证明，功法练习确实能够提高练功者的机体免疫力，增强身体素质。

功法练习可改善和调节人体的免疫功能，其研究涵盖了特异性免疫和非特异性免疫。早期的研究是从较简单的观察血象开始的。功法练习前白细胞总数正常或低下者，功法练习后可见白细胞总数增高，淋巴细胞百分率增加，中性粒细胞的吞噬活力加强，吞噬指数升高，嗜酸性粒细胞也可以升高，使人体的抗病和免疫功能得以加强。功法练习还可提高淋巴细胞转化率，在白细胞黏附抑制试验中，功法练习后百分率有所下降。除此以外，也有报道功法练习之后出现自然杀伤细胞（NK细胞）的活性增强，干扰素水平升高。另有报道，放疗或化疗的癌症患者，功法练习后能使其白细胞恢复正常。而在功法治疗急性阑尾炎时，原先增高的白细胞数于功法练习后得以下降。说明功法练习对细胞免疫具有双向调节作用。

一、对体液免疫的影响

多项研究报道了功法锻炼对体液免疫的影响，主要集中在功法练习后血清免疫球蛋白（Ig）含量的变化。Ig 的测定是体液免疫功能最常用的检查方法，一般检测 IgA、IgG、IgM 就可以代表 Ig 的水平。有研究发现，不论是练习太极拳还是易筋经，练功者的血清 IgA、IgG、IgM 水平均有升高，说明体液免疫水平提高。

功法锻炼也可以提高亚健康状态者的免疫力，具有防治疾病的作用。研究发现，亚健康状态者 IgG、IgM、IgA 水平较健康人偏低，通过易筋经锻炼 6 个月后，三者水平均升高并接近健康人，其中 IgM 的变化较早。

综上所述，功法锻炼是一种运动适量的有氧运动，它能提高机体血清中的 IgG、IgM、IgA 含量，增强机体的免疫应答，从而提高抗病原体感染的能力。

二、对细胞免疫的影响

有研究发现，太极拳运动可使大学生外周血 Th 细胞（辅助性 T 淋巴细胞）及 Th/Tc 比值明显增加，而 Tc 细胞（细胞毒性 T 细胞）无明显变化，提示功法锻炼能增强机体的细胞免疫功能。另外发现，外周血 Th1 细胞、Th1/Th2 比值明显升高，但 Th2、Tc1、Tc2 细胞，以及 Tc1/Tc2 比值无明显变化，表明呈明显的 Th1 优势，说明其可促进 T 细胞亚群向 Th1 细胞分化，而 Th1 细胞在抗病毒和胞内细菌感染的免疫应答中发挥作用，提示机体抵抗细菌和病毒感染的能力得到明显增强。中老年女性在太极拳运动后的外周血白细胞 IFN-γ、IL-4 百分率明显上升，且 IN-γ 上升幅度较 IL-4 明显，IFN-γ/IL-4 比值显著上升，提示其对细胞免疫和体液免疫均有促进作用，且促进免疫功能的重心向细胞免疫方向漂移。而另一项研究，通过对太极拳运动后白细胞 Th1-Th2 型细胞因子 mRNA 表达的影响，锻炼后显示 IFN-γ MRNA 下降，IL-4mRNA 没有明显变化，IFN-γ MRNA/IL-4mRNA 比值明显下降，提示功法锻炼可使中老年女性 Th1/Th2 向 Th2 极化，从而使衰老机体 Th1/Th2 细胞反应重新回归动态平衡，调节中老年机体免疫力。

易筋经锻炼可使机体外周血 T 淋巴细胞的增殖能力有明显提高。T 淋巴细胞是机体免疫细胞中数目最多、作用最重要的免疫活性细胞，可影响整个免疫系统的功能状态。淋巴细胞转化率的高低，可以反映机体的细胞免疫水平，说明易筋经锻炼可提高人体的细胞免疫水平。根据 T 淋巴细胞表面标志可分为 CD4$^+$T 细胞和 CD8$^+$T 细胞，它们在免疫应答中分别发挥正、负调节作用，形成 T 细胞网络，两者相互影响，维持机体的相对免疫平衡状态。CD4/CD8 比值代表了整体的免疫平衡，其降低可能导致机体免疫功能失调，抵抗力下降，机体易感性的一时性增加。研究发现，练习六字诀可以提高经前期紧张综合征患者 CD3、CD4、CD4/CD8 比值，降低 CD8 水平，改善患者免疫功能。另有对参加 3 个月五禽戏锻炼的中老年人的外周血 T 细胞亚群进行测试，并对性别及年龄段间的差异进行比较，发现男女中老年人免疫功能都有良好的改善作用，而且女性受试者的免疫力提高较快，其中 60～69 岁受试者免疫力提高较快。太极拳干预 4 个月后，非小细胞肺癌患者 CD8 降低，CD4/CD8 比值明显升高，提示干预后非小细胞性肺癌患者 T 淋巴细胞免疫功能增强，说明太极拳干预具有很好的敏感性。可见功法练习可以有效改善 T 淋巴细胞的功能，促进机体免疫功能的提高。

（一）对 NK 细胞的作用机制

NK 细胞是机体天然免疫的主要承担者，对癌细胞、病毒感染细胞、胞内寄生细胞和老化变异细胞都具有极强的清除能力。NK 细胞在机体抗病毒感染的第一道防御系统中起着重要作用，它们不需要抗原预先致敏就能直接识别异物并通过其独特的自发细胞毒活性对抗各种肿瘤细胞和病毒侵染的细胞，其活性的下降与免疫监视能力的降低有关。自然杀伤细胞是免疫功能的重要指标，它们的变化在一定程度上反映机体免疫系统功能的改变，所以在研究机体免疫功能时，检测 NK 细胞的变化往往非常必要。有研究通过对试验组进行 6 个月易筋经锻炼前后的观察发现，锻炼 6 个月后血液 NK 细胞活性显著增加。通过对中老年人五禽戏锻炼 6 个月前后机体 NK 细胞活性变化观察，结果表明五禽戏锻炼可以增加中老年人 NK 细胞活性，对中老年人的免疫平衡有调节作用。通过观察老年人锻炼 12 周八段锦发现，锻炼后免疫指标中的各项均发生了显著性的差异，血清抗氧化酶、NK 细胞的活性明显增强，对老年人免疫系统均产生了良好的刺激。也有学者观察了周天功对免疫功能的作用，NK 细胞活性及白细胞介素 –2 均明显增加，说明功法训练可提高细胞和体液免疫功能。

（二）对调节免疫平衡的作用机制

众多功法研究均表明，功法练习具有双向调节机体免疫功能的作用。T 淋巴细胞亚群中的 CD4 细胞、CD8 细胞亚群是重要的免疫调节细胞，可增强或抑制其他免疫细胞的活性。机体的相对免疫平衡状态主要靠 CD4、CD8 细胞之间相互作用来维持，比例失调就会使免疫功能失常。CD4 淋巴细胞能增强和扩大机体免疫应答过程，具有辅助 T 细胞转变为效应细胞，起辅助诱导细胞及体液免疫的作用。CD8 淋巴细胞能抑制免疫应答过程，具有抑制 T 细胞活化、抑制细胞及体液免疫的作用。CD4、CD8 两种作用相反的 T 细胞借其相互拮抗作用调节着免疫应答过程以保持免疫功能的平衡。CD4/CD8 比值反映机体的细胞免疫平衡，若其发生比例失调，就会产生机体的免疫功能失衡，进而导致机体抵抗力下降，对各种疾病的易感性增加。有研究提示，长期太极拳运动后，中老年女性 $CD3^+T$、$CD4^+T$ 淋巴细胞百分含量、CD4/CD8 比值、NK 细胞百分含量均显著升高，提示太极拳运动有利于提高机体整体免疫功能。4 ～ 6 个月太极拳锻炼后 CD3 显著升高，表明太极拳运动会提高中老年人的成熟淋巴细胞总量。CD4/CD8 比值显著升高，进一步表明太极练习可以调节免疫功能的平衡。

三、对补体系统的影响

补体系统参与机体的特异性和非特异性免疫机制，C3、C4 在血清中的含量高于其他补体分子，二者在完成补体系统的多种功能中具有十分重要的作用。在补体系统中，以 C3 含量最高，C4 次之。功法练习可通过影响补体的激活通路，改变补体的活性，从而影响机体的免疫功能。有研究表明，易筋经锻炼可以提高机体血清补体 C3、C4 含量。另一研究也发现，太极拳运动可以提高女大学生机体合成 C3、C4 的能力，增强总补体活性，从而增强非特异性抗感染免疫，提高免疫应答水平。

有研究表明，对老年人进行每周 5 次的易筋经锻炼，运动开始到第 2 个月血清 C3、

C4 含量呈下降趋势，到第 4 个月恢复原水平，至第 5 个月或第 6 个月时，含量显著高于对照组，且维持在一定水平。易筋经属于中等强度的有氧锻炼，老年人通过长期易筋经锻炼能增加免疫球蛋白和补体含量，增强免疫系统功能，最终能增强机体的免疫力，从而提高机体的抗病能力。

四、对神经－内分泌－免疫系统的影响

功法练习可提高机体免疫功能的原因，有学者认为是通过调节去甲肾上腺素、甲状腺素和生长素等激素含量的变化来实现；也有学者认为是通过神经－内分泌－免疫系统实现的。精神焦虑状况能够引发神经－内分泌－免疫系统紊乱，产生大分子量的免疫抑制蛋白，抑制 T 淋巴细胞转化，抑制 T 细胞产生 IL-2 等，从而导致机体免疫能力下降。而功法练习把意念放在第一位，做到用意念引导动作，使大脑皮质得到良好的刺激，可解除精神紧张状态，提高精神对环境的适应能力。通过观察八段锦锻炼 24 周后各项免疫指标发现，八段锦组与不运动组比较，IL-2 和 TNF-α 水平显著升高，IL-6 水平显著降低。

第六章　徒手练功法

第一节　六字诀

六字诀，又称六字气诀，是我国古代流传下来的一种吐纳法养生功法。所谓六字诀是指在呼气时发出"嘘、呵、呼、呬、吹、嘻"六个字的不同发音以震动、牵动不同的脏腑经络气血的运行，来达到锻炼内脏、调节气血、平衡阴阳的目的。历代文献对吐纳法有不少论述，西汉时期《王褒传》一书中就有"呵嘘呼吸如矫松"的记载。南北朝时期陶弘景在其著作《养性延命录》中更是详述其术："凡行气，以鼻纳气，以口吐气，微而行之，名曰长息。纳气有一，吐气有六。纳气一者谓吸也，吐气六者为吹、呼、嘻、呵、嘘、呬，皆出气也。凡人之息，一呼一吸元有此数。欲为长息吐气之法。时寒可吹，时温可呼。委曲治病，吹以去风，呼以去热，嘻以去烦，呵以下气，嘘以散滞，呬以解极。"隋朝天台大师智颢在所著的《修习止观坐禅法要》一书中也提出了六字诀的这一治病方法："但观心想，用六种气治病者，即是观能治病。何谓六种气？一吹、二呼、三嘻、四呵、五嘘、六呬。此六种息皆于唇口之中，想心方便，转侧而坐，绵微而用。"明代医家胡文焕（德甫）编撰的《类修要诀》更是把五行相生的顺序放进六字诀："春嘘明目木扶肝，夏至呵心火自闲，秋呬定收金气润，冬吹惟要坎中安，三焦嘻却除烦热，四季长呼脾化餐，切忌出声闻口耳，其功犹胜保神丹。"明代太医院的龚廷贤在其所著的《寿世保元》中说："不炼金丹，且吞玉液，呼出脏腑之毒，吸入天地之清。"六字诀的发音与口型，只要按照汉语拼音发音即可。腹式呼吸要求小腹要有起伏，导引的动作也比较简单。本功法是根据中医学阴阳五行生克制化、天人合一之理论，按照春生、夏长、秋收、冬藏四时之节序，配合五脏之属性、角徵宫商羽之发音口型、肢体屈伸开阖之形式，使气血流通于五脏之中的功法。以呼气读字，发出不同的声音，吐出不同的气流，从而震动、牵动不同的脏腑，以调整肝、心、脾、肺、肾人体五大系统以及三焦乃至全身的气血运行，使结者解，虚者补，实者泻，进而达到柔筋健骨、强壮脏腑、调节心理等强身健体、养生保健、延年益寿之目的。练功的人只要按照要求去做，纯任自然，由简到繁，对读字、口型、呼吸、动作、意念，一步一步地进行锻炼，循序渐进，一般不会出偏差。六字诀功法可加强人体内部的免疫功能，通过呼吸导引，充分激活人体潜力来抵御疾病、延缓衰老、增长寿命。

一、呼吸法与调息

（一）呼吸法

本功法采用顺腹式呼吸，即吸气时小腹自然隆起。先呼后吸，呼气时读字，同时要提肛、收小腹、缩臀（环跳穴处肌肉内缩），体重后移至两足跟，足趾轻轻点地；吸气时，两唇轻闭，舌抵上腭，身心放松，腹部自然隆起，自然吸入大自然之气，此为"踵息法"。六个字都用此法呼吸。

（二）调息

作用是调整呼吸、通畅气机、恢复自然、平衡阴阳。每个字读6次以后，调息1次，采用自然呼吸法。具体做法是身心放松后，两臂从侧前方缓缓抬起，手心向下，当腕与肩相平时，外旋两臂使手心翻向上，然后屈内旋前臂和腕关节使指尖相对，掌心朝下，再似按球状缓缓在胸前下落至小腹前着腕放松下沉。

二、功法动作

预备式

两足平行站立，与肩等宽，头正项直，百会朝天，嘴轻闭，舌抵上腭，含胸拔背，沉肩坠肘，两臂自然下垂，两腋虚空，收腹提肛，两膝微屈，面带微笑，默想全身放松，站立至呼吸自然平稳。放松时，可意想从头到脚逐一放松。每次练功时预备式可以多站一会儿，待呼吸微微绵绵、全身松静自然时再开始练功。

起势：屈肘，两掌十指相对，掌心向上，缓缓上托至胸，与乳平；两掌内翻，掌心向下，缓缓下按至肚脐前；微屈膝下蹲，身体后坐，同时两掌内旋，缓缓向前拨出至两臂成圆，两掌外旋，掌心向内；起身，两掌缓缓收拢至脐前，虎口交叉相握，轻捂肚脐，静养片刻，自然呼吸，目视前下方。

起势可调动气机，进入练功状态。

（一）嘘字诀

1. 发音　嘘：xū，读需，一声，属牙音。

2. 口型　发声吐气时，两唇和牙齿微张开，舌放平，嘴角后引，槽牙上下平对，中间留有微缝，槽牙与舌头两边也留有微缝，呼气吐字时，气从槽牙间、舌两边的缝隙间缓缓呼出体外。

3. 动作

（1）两手重叠于小腹上，左手在下，右手在上（女性相反），内外劳宫穴相对，以下手的鱼际穴压在脐下边沿处，然后开始呼气并念"嘘"字。两目随吐气念字慢慢地尽力圆瞪。

（2）呼气后放松，恢复自然吸气。

（3）如此反复进行6次动作，做1次调息。

4. 动作特点　肝属木，喜升发、条达，故嘘字功动作向上、舒展。

5. 经络走向 意念领肝经之气由大敦穴，沿足背上行，过太冲、中都穴，经过膝关节内侧，沿大腿内侧至小腹与经并列上行，夹肝经两旁会于肝脏，出络胆经，上行穿过横膈膜，散布于胸胁间，沿着喉咙的后侧，经上颚骨的上窍联系眼球，又上行于脑，后转入肺系。另一支脉从肝脏穿横膜上注于肺脏，经过中府、云门穴，沿着手臂内侧前缘，行至大拇指内侧的少商穴。

6. 作用 疏通肝气。常用于治疗肝病、目疾、胸胁胀闷、食欲不振、头目眩、两眼干涩及妇科病症。

（二）呵字诀

1. 发音 呵：hē，读喝，一声，属舌音。
2. 口型 两唇和牙齿张开，舌体放松，舌头稍后缩，舌边靠下牙齿，呼气吐字时气从舌与上腭之间缓缓吐出体外。
3 动作
（1）两臂从侧前方徐徐抬起，动作与调息动作相同，手缓慢下按时呼气并念"呵"字，足大趾轻轻点地。呼气尽时两手正好按在小腹前着腕下沉。
（2）两臂自然下垂于体侧，轻轻闭合嘴唇，自然吸气。
（3）如此反复进行6次动作，做1次调息。
4. 动作特点 心属火，因心火宜降不宜升，且手少阴心经出于心中而下行，故"呵"字功的特点是两手掌上提至胸后即翻掌下按，使心肾相交，心火下降，温补肾水。
5. 经络走向 以意领气由脾经隐白穴上升，循大腿内侧前缘，入腹里，过脾胃，穿横膈入心中，上夹咽，连舌本入目，上通于脑部。从心系上行至肺部，横出于腋下，由极泉穴上升入臂内侧后缘，经过少海、通里、神门、少府等穴直达小指少冲穴。因而做"呵"字功时，小指或中指尖部可有麻胀感。
6. 作用 清心降火。常用于防治心悸、心绞痛、失眠、健忘、汗多、口舌糜烂等病症。

（三）呼字诀

1. 发音 呼：hū，读乎，一声，属喉音。
2. 口型 口唇撮圆如管状，两唇呈圆形，舌体放在口中央向上微卷，用力前伸，呼气吐字时舌体稍下沉，气从喉出后，在口腔形成一股中间气流，经撮圆的口唇呼出体外。
3. 动作
（1）两手如托物状由旁侧抬起，手心向上，过下丹田后，右手继续上抬至膻中穴，双手内旋，翻掌心向下，右手继续翻转，由外侧向上托起，手心向上。同时左手下按。右手上托、左手下按之时，开始呼气并读"呼"字，右手上托到额前上方，左手下按到左胯旁，呼气尽。
（2）随即右手外旋使手心朝向面部，再从面前缓缓落下，同时左手外旋使手心朝向身体并沿腹胸前上抬，双手在胸前重叠，右手在外，左手在里，内外劳宫穴相对。然后左手上托，掌心朝上，右手下按，掌心朝下，做第2次呼气并读"呼"字。
（3）如此反复进行6次动作，做1次调息。

4. 动作特点　脾气宜升不宜降，胃气宜降不宜升。脾气升为主导，脾气升则胃气降，故"呼"字功的特点是一手用力上举，一手下按。

5. 经络走向　当念"呼"字时，足大趾稍微用力点地，则经气由足大趾内侧隐白穴起，沿大趾赤白肉际上行，过大都、太白、公孙之后，入三阴交，然后沿小腿内侧面上行，直入腹内脾脏，联络胃部，夹行回喉部连于舌根部，散于舌下，注入心经之脉，随手势高举直达小指尖端少冲穴。

6. 作用　健脾和胃。常用于治疗腹胀、腹泻、倦怠乏力、食欲不振、消化不良、肌肉萎缩等病症。

（四）呬字诀

1. 发音　呬：sī，读斯，一声，属齿音。

2. 口型　上下门牙对齐，留有狭缝，舌尖轻抵下齿，呼气吐字时气从门牙齿间呼出体外。

3. 动作

（1）两手向腹前起，手心朝上，手指尖相对如捧物状上至膻中穴，两臂内旋翻手心向前成立掌，指尖与喉平，然后向左右推如鸟之张翼，掌心逐渐转向两侧，展臂推掌的同时开始呼气并读"呬"字，足大趾轻轻点地。

（2）呼气尽，随吸气两臂从两侧自然下落。

（3）如此反复进行6次动作，做1次调息，恢复预备式。

4. 动作特点　深吸气以吸入尽可能多的清气，再呼气使肺内浊气从口排出、吐字展臂使病气沿手太阴肺经的大指末端排出。

5. 经络走向　当念"呬"字时，意念由足大趾之大敦穴引气上行，沿腿内侧上行入肝，由肝的支脉流注于肺。从肺系（肺与喉相联系的部位）而出，经中府、云门，循臂内侧入太渊穴走鱼际穴，出拇指之少商穴。

6. 作用　宣肺清肺。常用于治疗外感伤风、咳嗽喘促、背痛、畏寒等病症。

（五）吹字诀

1. 发音　吹：chuī，读炊，一声，属唇音。

2. 口型　口微微张开，舌体、嘴角后引，槽牙相对，呼气吐字时两唇向两侧拉开收紧，气从喉出后，从舌两边绕舌下，经唇间缓缓呼出体外。

3. 动作

（1）两臂从体侧面腰际向前起在胸前膻中穴前撑圆，两手指尖相对如抱重物。呼气并读"吹"字时，身体下蹲，足五趾点地，足心空如行走泥地，两臂随之下落，至呼气尽。下蹲时，身体尽量正直，膝盖与脚尖上下垂直，下蹲高度不要影响提肛。

（2）呼气尽两足跟稍用劲缓慢站起，两臂自然下落于身体旁侧。

（3）如此反复进行6次动作，做1次调息，恢复预备式。

4. 动作特点　肾属水，宜补不宜泻。故"吹"字功的特点是导引动作由体旁而至身前，由下而至胸部，使肾水上升而滋补心阴，涵养心阳；导引动作再由胸部下按，使心火下降而温补肾水，滋阴扶阳。

5. 经络走向　当念"吹"字时足跟着力，肾经之经气从涌泉上升，经足掌内侧循内踝骨之后，经三阴交，过小腿内侧面，出腘窝，经大腿内侧上行，贯穿脊椎，入于肾脏，转注心包，经天池、天泉、曲泽、大陵、劳宫至中冲穴。

6. 作用　滋阴养阳。用于治疗腰膝酸软、头晕耳鸣、目涩、健忘、潮热、盗汗、遗精、阳痿、早泄、子宫虚寒、齿动摇、发脱落等病症。

（六）嘻字诀

1. 发音　嘻，xī，读希，一声，属牙音。

2. 口型　两唇和牙齿微张，舌尖轻抵下齿，嘴角略从后引并上翘，槽牙上下轻轻咬合，似有嬉笑自得之意，怡然自得之心。呼气吐字时使气从槽牙边的空隙中经过呼出体外。

3. 动作

（1）两臂由体侧自然起，手心向上，指尖相对如捧物状，抬至膻中穴，两臂内旋翻手心向外，而后上举并呼气读"嘻"字，托至头前上方，两手心转向上方，指尖相对，呼气尽。

（2）吸气时，两臂外旋变立掌，手心朝里经面部、胸前下落，至乳中穴，指尖相对，随后转动指尖向下，手贴身沿胆经自然下行，下垂于身体两侧。

（3）如此反复进行6次动作，做1次调息。

4. 动作特点　动作幅度大，双手上举、下按，全身舒展。

5. 经络走向　呼气时，意念自胆经第4趾爪甲外侧足窍阴穴，经丘墟，沿腿外侧过外丘、膝阳关、环跳，入腹，经三焦上行肩中，沿臂外侧，经天井、支沟、外关至第4指爪甲外侧关冲穴。呼气尽两手下落，以意领气沿胆经下行至足窍阴穴。

6. 作用　调理三焦。常用于治疗眩晕、耳鸣、口苦胸闷、恶心呕吐、腹满膨胀、气短声微、腹痛肠鸣、腹泻、小便清长、遗尿等病症。

收式

默念"收功"，两手外旋，转掌心向内，缓缓收回，虎口交叉相握，轻抚肚脐，同时，两膝缓缓伸直，目视前下方，静养片刻；两掌以肚脐为中心揉腹，顺时针6圈，逆时针6圈，两掌松开，两臂自然垂于体侧，目视前下方。收势后可进一步调理气机，从练功状态恢复到自然状态。

三、注意事项

1. 全套功法可整套练习，也可根据自己的具体情况单练某节或几节。

2. 动作要始终保持缓慢、舒展圆滑，呼吸要均匀细长而不憋气。意念不要太强，稍加用意即可。

3. 在正式练功前可以先进行发音练习，细心体会每个字的发音振动源，有助于准确发音。

4. 六字诀也可以坐练或卧练，不必过于追求动作的规范及套路。

5. 练功重复6次左右即可，不必刻意正好6次，以免过于注意次数而影响练功效果。

6. 功法熟练后，不必再着意于动作及呼吸，顺其自然，动作与呼吸浑然一体，气随意行，人在气中，病气自排，元气自盈，妙在其中。

7.高血压患者练嘻字诀时，双手不过头，可向前上方推去，上托时宜快，下落时宜慢，意想涌泉穴，以防意外。

第二节　内养功

内养功是以吐纳为主的传统静功功法。该功法强调呼吸停顿、腹式呼吸、舌体起落、意守丹田，具有大脑静、脏腑动的特点，以锻炼自身精气神为主，具有静心宁神、调理五脏、培补元气的作用。

一、姿势

一般由卧式开始，要求自然舒适、充分放松。初学者以侧卧位为主。胃张力低，排空迟缓者，宜选用右侧卧位；胃黏膜脱垂者宜选用左侧卧位。后期可选用仰卧式、端坐式。

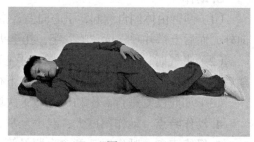

图 6-2-1

1. 侧卧式　侧卧于床上，头微前俯，头下垫枕，头部保持在稍抬高的位置。脊柱微向后弓，呈含胸拔背之势。右侧卧时，则右上肢自然弯曲，五指舒展，掌心向上，置于耳前。左上肢自然伸直，五指松开，掌心向下，放于同侧髋部。右下肢自然伸直，左下肢膝关节屈曲，左足背置于右下肢腘窝或小腿后侧，左膝部轻放于右下肢膝部（图6-2-1）。若为左侧位，四肢体位与上相反。双目轻闭，或微露开一线之光。

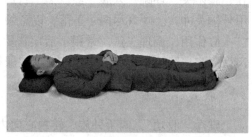

图 6-2-2

2. 仰卧式　平身仰卧于床上，头微前倾，枕高适中，躯干正直，两臂自然伸展置于身体两侧，十指松展，掌心向上，或重叠置于脐下3寸丹田穴（男右手在下，女左手在下）。下肢自然伸直，足跟相靠，两足尖自然分开（图6-2-2）。双目轻闭，或微露开一线之光。

3. 端坐式　端坐于椅上，头微前俯，含胸拔背，松肩垂肘，十指舒展，掌心向下轻放于大腿膝部。两腿两足平行分开，与肩同宽，小腿与地面垂直，膝关节屈曲90°（图6-2-3）。座椅高低不适时可在臀下、足下加垫来调节。双目轻闭，或微露开一线之光。

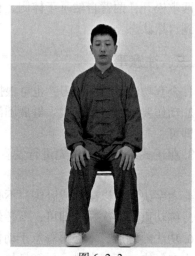

图 6-2-3

二、呼吸

呼吸的练习是内养功练习的重要组成部分，本功法采用的是停顿腹式呼吸法。常用的练习方法有三种。

1. 吸—停—呼—吸……　以鼻呼吸，先行吸气，吸气时舌抬起抵上腭，同时以意领气至小腹部，腹部鼓起；吸气结束后，停顿片刻，停顿时舌不动，再把气徐徐呼出。呼气时将舌放下，同时收腹。

2. 吸—呼—停—吸……　以鼻呼吸，先行吸气，随之缓缓呼出，后再行停顿，停顿时舌不动；吸气时舌抬起抵上腭，以意领气至小腹部，腹部鼓起。呼气时将舌放下，同时收腹。

3. 吸—停—吸—呼……　用鼻呼吸，舌抬起抵上腭，先吸气少许即停顿，停顿时舌不动，停顿后再行较多量的吸气，同时用意念将气引入小腹，然后将气徐徐呼出。呼气时将舌放下，同时收腹。

三、意念

内养功常用的意守法有三种。

1. 意守丹田法　意念集中于脐下3寸处的丹田，想象以此为中心形成一个球形。经过一段时间后，吸气时好像有气入小腹的感觉，即所谓"气贯丹田"，这是意守的理想境界。意守应自然，若即若离，似守非守。若一味强守，意念过重，则容易出现偏差。

2. 意守膻中法　两眼轻闭，意念集中于两乳之间的膻中穴和以膻中穴为中心的一个球形区域。

3. 意守涌泉法　两眼轻闭，意念集中于两足涌泉穴。吸气时想象气息流经下肢经脉，直达涌泉。

一般意守丹田较为稳妥，不易产生头、胸、腹三部症状，同时结合呼吸所导致节律的腹壁起伏运动去意守，又能较好地达到集中注意力、排除杂念的目的，但部分女性练功者，意守丹田，可出现经期延长及经量过多的情况，可改为意守膻中穴。杂念较多的患者，不习惯于意守丹田者，可采用意守涌泉法。

四、要领

1. 姿势放松　姿势要充分放松，自然随意，卧位枕头要高低适宜，头肩不偏不倚，舒适安稳。呼吸要平静、均匀，鼻吸鼻呼，以意领气，气沉丹田。意守丹田应与腹式呼吸相配合。初学者有时越是意守呼吸，则呼吸越是急促，甚至出现紊乱、憋气的现象，这是犯了"以心逐息"的毛病，此时宜暂时恢复自然呼吸，放松精神。呼吸的练习应循序渐进，自然进入均匀绵长的状态。在呼吸练习时应避免用力鼓肚子或憋气的情况。

2. 练养结合　所谓"养"，即暂时恢复自然呼吸，放掉意守，进入放松休息的状态。尤其初学者要注意多养，循序渐进，随着练习的熟练，增加练习的时间。

3. 注意收功　即练功结束时，应以意念将全身气息收归丹田。

五、作用

本功法具有静心宁神、调理内脏、培补元气的作用。练习内养功可防治胃下垂、消化不良、胃及十二指肠溃疡、慢性胃炎、胃黏膜脱垂、习惯性便秘、慢性结肠炎、慢性肝炎、慢性胆囊炎、慢性胰腺炎、脂肪肝、子宫脱垂、男子生殖系疾病（遗精、阳痿、早泄）、矽肺、糖尿病、肿瘤、高血压、各类心脏病、神经衰弱、肺结核、支气管炎、肺气肿、青光眼、慢性盆腔炎、慢性阑尾炎、梅尼埃病、癫痫、脑震荡后遗症、风湿性关节炎等病症。其中对呼吸系统和消化系统疾病的疗效尤其显著。

第三节　放松功

放松功是静功的一种，是在继承古人静坐意守功法，参照民国初年在北京大学任教的蒋维乔先生所著《因是子静坐法》的基础上总结发展起来的。这套静功锻炼法是通过有步骤、有节奏地依次注意身体部位，结合默念"松"字的方法，逐渐放松肌肉骨骼及相应的组织器官，通过形与神合，以意念导引全身各部位或穴位，把身体调整到自然、轻松、舒适的状态，把全身调整得自然轻松、舒适，同时注意力逐渐集中，排除杂念，解除身心紧张和疲劳，并且能使意念逐渐集中，排除杂念，安神定志，以达到调整脏腑、舒畅气血、增强体质、防治疾病的目的。

古代有类似放松功的修炼内容，如《苏沈良方》中的"静守""静坐"，这些功法要求意念集中，守住某一个部位或穴位，习练难度大，易出偏差。放松功则侧重精神内守，意导气行，与深、长、细、匀的呼吸配合，意念强调移动，全身放松，姿势站、坐、卧、行均可，不受环境、地点的限制，具有易学易练、易见效果、松静自然、神形兼修等特点。放松功既适合健康人锻炼，是练功入静的基础，又适合患者康复锻炼。它能促进气血运行和新陈代谢，是高血压、心脏病、失眠症等疾病的首选功法之一。

一、姿势

任何姿势皆可练习，以坐式、卧式最为常用。练习前宽衣松带、精神放松。

（一）坐式

两足分开，与肩同宽；双手掌心向下置于大腿之上；头微上顶，微收下颌，闭口松齿，舌抵上腭，面带微笑，双目轻闭或微露一线；含胸拔背，沉肩垂肘（图6-3-1）。

（二）仰卧式

仰卧于床上，床不宜过软。头部正直，枕头高低适宜，不宜过软；四肢自然伸直，双手放置于身

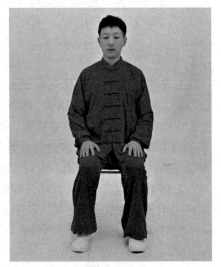

图 6-3-1

体两侧，或重叠放置于神阙穴上（男右手在下、女左手在下），闭口松齿，舌抵上腭，面带微笑，双目轻闭，或两眼睁开含视（图6-3-2）。

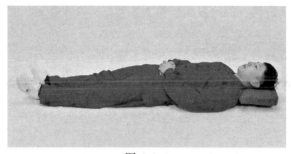

图 6-3-2

二、呼吸

初学者以自然呼吸为主，练习熟练后，可采用腹式呼吸。在吸气时，意守放松部位，呼气时默念"松"字，并感受该部位的轻松舒适感。

三、意念

放松功意念有5种方法。这些方法既可以单独使用，也可以配合使用。

（一）三线放松法

三线放松法将身体分为前面、后面、两侧三条线，各线均有9个放松部位，练功时从上到下按照部位依次进行放松。

1.第一条线（前面） 面部→颈前部→胸部→腹部→大腿前部→膝前部→小腿前部→足背部→十趾。止息点：足大趾拇趾端大敦穴。

2.第二条线（后面） 枕部→项部→背部→腰部→大腿后部→腘窝 小腿后部→足跟→足底。止息点：足底涌泉穴。

3.第三条线（两侧） 头两侧→颈两侧→肩→上臂→肘→前臂→腕→手→十指。止息点：中指端中冲穴。

放松时，要做到呼吸与意念配合，心息相依。先于吸气时意守一个部位，然后在呼气时默念"松"字，并体会该部位的轻松舒适感。然后按照部位顺序依次进行，放松这三条线。每放松完一条线后，在止息点（即终点）意守1～2分钟。三条线全部放松完后，意守脐部，并保持放松状态3～4分钟。每次练习2～3个循环，然后收功。

此法比较适合初练功法而意念难以集中者，是放松功的基本方法之一。初练功者采用仰卧或坐式，容易放松；熟练者可在站式姿势中锻炼。

（二）分段放松法

分段放松法有两种。所谓分段，就是将身体分为若干节段，然后由上至下按节段依次进行放松。

1. 第一种 头部→两肩→两手→胸部→腹部→两腿→两足。

2. 第二种 头部→颈部→两上肢→胸腹腰背→两大腿→两小腿→两足。

放松精神，心息相依。先意守一个节段，默念"松"字2～3遍。然后放松下一节段，如此由上至下依次进行，周而复始。每次练习2～3个循环，然后止息点在脐中安静收功。

本法适用于初练者，对三线放松感到部位多、记忆有困难者。

（三）整体放松法

整体放松法有三种。此法将整个身体视为一个整体进行意守，伴随呼吸，配合默念"松"字诀，进行放松。

1. 第一种 由头至足似喷淋流水一般笼统地进行放松。

2. 第二种 整个身体，以脐为中心，由内至外笼统地进行放松。并默念"松"。

3. 第三种 由头至足，似流水一般，沿三线放松法的三条线进行放松。

吸气时意守全身，呼气时意念按上述三种方法之一进行放松，同时配合默念"松"字诀。在一次呼吸内，意念运行全身一遍。每次练习20～30次，然后安静收功。

本法适用于三线放松、分段放松掌握得比较熟练，能较好地调整身体、安定情绪者，或初练功感到进行三线、分段放松均有困难者，或肝阳上亢、阴虚火旺等上实下虚者。

（四）局部放松法

在三线放松的基础上，对某一病变局部或单一紧张点进行放松。吸气时意守该部位，呼气时默念"松"字诀。每次练习20～30次，然后安静收功。

本法适用于三线放松法掌握得比较好，而病变部位或紧张点有可能进行放松者，如青光眼患者的眼部、肝病患者的肝区等。

（五）倒行放松法

倒行放松法是将身体分为前后两条线，由下而上进行倒行放松。

1. 前线 足底→足背→小腿前部→两膝→大腿前部→腹部→胸部→颈前→面部→头顶。

2. 后线 足底→足跟→小腿后部→腘窝→大腿后部→骶尾部→腰部→背部→项部→枕部→头顶。

吸气时意守一个部位，呼气时默念"松"字诀。由下而上依次进行放松。每次练习2～3次，然后安静收功。

四、要领

（一）心息相依，神气相合

1. 心息相依 心息相依是指意念要与呼吸相配合，呼吸越绵长，精神越放松。

2. 神气相合 神气相合中的"神"指的是精神放松，意念专一；"气"指的是身体。以神意守身体，则为神气相合，从而起到强身健体、祛病延年的作用。

（二）精神入静

放松功的目的不仅是放松身体，更是放松精神，从而进入"静"的状态。精神放松的要点在于两点：一是摒除杂念；二是用意不要太重。

1. 摒除杂念　练功时有杂念是很正常的，杂念的消除要顺其自然不宜急躁。意守身体某一部位除了引导局部肌肉放松，同时也是消除杂念的方法，以一念代万念，循序渐进，从而达到凝神入静的状态。

2. 用意勿重　意念过重容易造成肌肉紧张，这是精神兴奋度过高的缘故。意念属流动式意守，松到哪个部位，意念就想到那个部位。意导气行，以意导松，静心体会松后的微观变化。所以，在意守的同时要配合"松"字诀，并体会意念部位的轻松舒适感。要做到全身放松，使形体做到"松而不懈，紧而不僵"。在此基础上，做到呼吸自然，不紧不慢，顺其自然。

五、作用

本功法的练习可以放松身心、调节精神、疏通气血、调和脏腑。对消除疲劳、改善睡眠有非常好的效果。尤其是失眠患者在入睡前躺在床上进行练习，可以很好地诱导入睡。适用于神经衰弱、高血压、冠心病、胃肠病、青光眼、哮喘、内脏下垂和各种疼痛性疾病，是神经衰弱、高血压、冠心病的首选功法，同时亦有较好的止痛效果。本功法简便易行，通常为初学者练习静功的入门功法。三线放松法分部较细，适合初学者意守困难者。分段放松法适合于对三线放松法感觉分部较多，记忆困难者。局部放松法适用于对三线放松法掌握较好，能够对病灶或局部进行放松者。整体放松法适用于对三线放松法或分段放松法掌握较好，呼吸、意念和身体调节配合较熟练者，或者对三线放松、分段放松法感觉困难者。倒行放松法适用于气血不足、神疲体弱者。三线法放松完三条线后，意守的部位可根据病情的不同进行调整。通常情况下选取神阙穴；肝阳上亢者选涌泉穴；肝火上炎者选大敦穴；肾阳不足者选命门穴；心悸者选中冲穴；脾胃虚弱者选建里穴；脘腹胀满者选足三里穴；心烦意乱者选神门穴。胸胀痞满者可加强呼气。头部症状明显者多采用向下向外放松方向；气血不足者多采用倒行放松方向或意守止息点的方法。

第四节　站桩功

站桩功是以站立姿势为主的传统锻炼功法，属于静功功法。此功是以站立为主，躯干、四肢保持特定的姿势，通过站桩功的锻炼，使全身或某些部位的松紧度呈持续、静力性的运动状态，从而起到保健强身、防治疾病的目的。"桩"者，原意指一头插入地里的木棍或石柱，此处意指根基牢固。站桩功是中国武术内家拳的基本功，也是养生和治疗的常用功法之一。从20世纪50年代开始，站桩功作为医疗功法在全国得到广泛推广。站桩功流派众多，纷纭繁复，但总以站姿练习为基础，故简称站桩功。

站桩功有自然式站桩、三圆式站桩、下按式站桩、伏虎式站桩、休息式站桩、少林剑指站桩等。如以其姿势难度来分，则可分高位站桩、中位站桩和低位站桩3种。高位站桩指站桩架势高，膝关节微屈，一般膝盖不超过脚尖，运动量较小，适合于年老体弱的患者锻炼；低位站桩架势低，关节夹角约90°，运动量较大，适合于强身和康复期患者的锻炼；中位站桩是介于高、低位之间的一种架势，膝关节夹角约130°，运动量适中，适合强身健体使用。

站桩功在练习中强调身体姿势、呼吸和意念的配合，从而达到身、心、息三者合一的高度协调状态。在初练阶段采用自然呼吸，待练习一段时间有了一定功底之后，则慢慢将呼吸融入意念之中，全神贯注地体会各种练功的意境。

站桩功按照膝关节屈曲角度可分为休息式、高位式、中位式、低位式等。休息式是站桩功里身体支撑力最轻的姿势，体势高度比身高约低半拳；高位式是站桩功最基本、最常用的体势，体势高度比休息式又降半拳左右；中位式的体势高度又比高位式降低自己身高的两拳左右，双膝屈膝在50°左右；低位式比中位势又降低自己身高的三拳左右，双膝屈膝在90°左右。休息式和高位式站桩功的特点是双膝微屈，架子高，体力消耗小，适合于年老体弱者练习。中位式站桩功，体力消耗适中，适合大多数人练习。低位式站桩功是站桩功里体式最低、身体支撑量最大的一种练法，适合健壮之人或专门习武之人练习。目前较有代表性的站桩功有自然式、休息式、三圆式、下按式、伏虎式和少林剑指式等，其中前两式多采用休息式或高位式练习，三圆式、下按式多采用高位或中位式练习，伏虎式和少林剑指式多采用低位式练习。

训练时应针对不同的个体选择站桩的训练量。训练量过大，疏泄太过；训练量过小，则不能调动人体正气，难以达到练功目的。站桩功的训练量由练功姿势、练功时间、训练频度、持续时间、意念内容与强度等决定。一般而言，初学者可首选一种桩势练习，时间从5分钟开始，逐步增加到60分钟为止，每天练2～3次，连续1～3个月为1个练功过程，意念宜简单。

站桩功具有协调脏腑、平衡机体、恢复体力、强壮身体、养生保健的功能，对神经衰弱、高血压、糖尿病、消化道溃疡、月经不调等神经内分泌疾病及慢性软组织损伤性疾病等有康复治疗作用，适合于各种身体情况。

一、自然式站桩

（一）姿势

身体自然并步站立，气静神怡，形神放松。然后左足向左横跨一步，两足平行，与肩同宽或略宽于肩。双膝微屈，放松两髋。两臂自然下垂，肘部微屈，两手置于大腿外侧，掌心向内。十指分开，指部关节略微屈曲，掌心内凹，掌面距大腿外侧15cm左右。保持头正身直，虚灵顶劲，含胸拔背，沉肩虚腋，坠肘悬腕，直腰收腹，足趾扣地，两膝微展，轻提肛门。口稍张，齿轻合，舌微卷、轻抵上腭，下颌略内收，双目似合非合，面带微笑，或凝视正前方较远处某一目标（图6-4-1）。

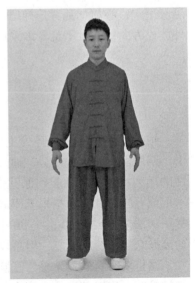

图6-4-1

（二）呼吸

初练开始时宜自然呼吸，随着练习的深入，呼吸越来越绵长，频率减低，幅度加大，吸气时微鼓小腹，呼气时微收小腹，逐步过渡为腹式呼吸。

（三）意念

可先采用三线放松法进行全身放松，放松 2～3 个循环后，逐渐以意守法为主。吸气时鼓小腹，以意领气，纳入下丹田。呼气时，则意守下丹田，感受小腹的充实感和温热感。待小腹温热感明显时，以意念引导温热感缓缓向整个腹部布散，于 3 个深呼吸后，再将意念收回丹田。

（四）要领

1. 站桩功是以站姿为主，躯干、四肢保持特定的姿势，身体放松，但并不是松懈。要求身体的肌张力呈适度的持续静力性紧张状态，做到"松而不懈，紧而不僵"。

2. 注意力集中，思想不能涣散，亦不可过于执着，做到若即若离，似守非守。

3. 呼吸要自然，逐渐过渡为腹式呼吸。切记不可操之过急，以免出现"以心逐息"的毛病，出现憋气、气急的现象。

4. 如此调整姿势、意念、呼吸，自然舒畅，上虚下实，循序渐进，方可逐渐进入身、心、息三者合一，浑然一体的境界。

（五）作用

本桩功松静自然，可以安神定志、放松精神、缓解疲劳，对神经系统有很好的调节作用。并且可以促进下肢静脉血液回流，加快周身血液循环，对下肢血管疾患、糖尿病并发的微循环障碍以及高血压小动脉痉挛有一定的康复治疗作用。

二、三圆式站桩

（一）姿势

虚灵顶劲，沉肩垂肘，松腰收腹，两足开立，与肩同宽，足尖略向内站成一个圆形。两膝微屈，含胸拔背，即腰直、胸平，不挺不弯。头顶项竖，即头向上轻轻顶，意想向上顶天，不偏不斜，项部直立，筋肉松紧自然。站立姿势可按本人情况，取高、中、低位来练习。

上肢姿势分为抱球式和环抱式两种。

1. 抱球式　手臂弯曲角度较小的称为抱球式。双上肢弯曲呈半圆形，双手呈抱球状，掌心相对，五指自然分开，形似虎爪，高与胸平（图 6-4-2a）。

2. 环抱式　手臂弯曲角度较大的称为环抱式。两臂抬起与肩平，肘略低于肩，作环抱树干状，五指自然分开，掌心向内，手指相距约两拳，两掌离胸前两尺左右。双目轻闭，微露开一线之光，目光平视或视向前下方（图 6-4-2b）。

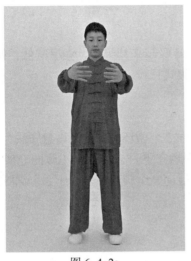

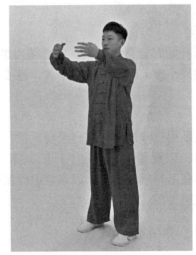

图 6-4-2a　　　　　　　　　　　图 6-4-2b

（二）呼吸

三圆式站桩功有三种呼吸练习法。

1. 顺腹式呼吸法　即先用口徐徐呼气，唇齿微合，同时收小腹。等气出尽时，再慢慢地用鼻吸气，同时鼓小腹。

2. 逆腹式呼吸法　牙齿松扣，舌体放松，以口呼气，呼气时小腹鼓起，肢体放松。吸气时，舌抵上腭，以鼻吸气，闭口，小腹收缩，同时足趾抓地，提肛。

3. 调息法　具体方法同逆腹式呼吸法。唯功夫练到深处，呼吸没有声音，绵绵不断，若存若亡。至此状态，始称调息。

练习者应先从自然呼吸法入手，日久锻炼，待熟练后可改练逆腹式呼吸，呼吸要深长细匀，随着姿势体位从高位向低位过渡，呼吸调整应加深、加长，直到功夫深厚自成调息。以上三种呼吸方法须循序渐进，不可操之过急。

（三）意念

强调意念必须与呼吸相配合。

1. 意守丹田　与自然呼吸相配合。初学者可先通过三线放松法初步放松入静。然后逐渐以意守法为主。吸气时鼓小腹，以意领气，纳入下丹田。呼气时，则意守下丹田，感受小腹的充实感和温热感。同时，呼吸时全身放松不用力，顺乎自然。呼气时，思想上好像自己站在水中一块木板上，可随意动荡。吸气时，又好像自己头上系有一根绳子，身体犹如凌空悬挂一样。

2. 小周天法　与逆腹式呼吸相配合。吸气时，以意领气，由丹田经会阴、肛门，沿督脉尾闾、夹脊和玉枕三关而达头顶百会穴和大脑。呼气时，引气由头顶经两耳颊分道而下，会于舌尖，与任脉相接，经承浆、天突至胸部，过膻中，下降至丹田。此为一小周天。呼气时用意识提示两臂以十分之三的力量向外撑张，吸气时则以十分之七的力量向内环抱。

3. 大周天法　与调息法相配合。呼气时舌体放松，嘴唇微开，气贯丹田，小腹鼓起，再沉气至会阴，分支顺两腿而下，直达两脚掌心涌泉穴。吸气时小腹随之收缩，舌抵上腭，自涌泉提气顺两腿而上，气会肛门，再引气上升经尾闾、夹脊、玉枕而达头部，顺两耳前侧而下，会于舌尖，与呼吸时的气息相接。此为一大周天。呼气时全身松力，如大雁落下一般；吸气时肢体上引，如大雁起飞。

意想双手抱住一个回旋的气球，顺时针旋转 36 圈，由小到大；再逆时针旋转 36 圈，由大到小；双足踏实，落地生根，不可放松。

（四）要领

1. 三圆式站桩功要求做到"形松意紧"。所谓"形松"，即外部肌肉的放松；"意紧"，即练功时从人体外部看全身并未用一点力，可是机体内部则通过呼吸运动使气血运行，不断地进行着松弛和紧张的交替活动。

2. 所谓"三圆"，是指手圆、臂圆、足圆。呼吸深长，意守之旋转气球，用意要松，若有若无，绵绵若存。双掌相对，双臂环抱，双足内扣，摆成个圆形。在这里，我们可以将运动分为外在的肌肉运动和内在的脏腑气血运动。而三圆式站桩功进行的正是外静止状态下的内运动。

（五）作用

三圆式站桩功对循环系统和呼吸系统有着非常明显的调节作用，可以有效提高组织供血供氧量。呼吸法的练习可以有效地改善肺功能，提高肺活量。此桩功可以全面地调节神经运动系统。通过对周身肌肉和姿势的调整来提高神经敏感性和肌肉的协调性，通过对肩、肘、腕、指、髋、膝、踝、足等关节及脊柱关节的调节，可以有效地预防和治疗关节性疾病。同时，对下肢血管疾患、糖尿病并发的微循环障碍、高血压小动脉痉挛有一定的康复治疗作用。该桩式是将双手、两臂、两足之间摆成三个圆形，促使肩关节、肘关节、腕指关节及髋关节、膝关节、踝趾关节等保持协调，对关节病和脊柱病有较好的疗效。

三、下按式站桩

（一）姿势

身体端正站立，两足平行分开，与肩同宽。双臂自然下垂于体侧，沉肩坠肘，双腕略背伸，掌心向下，五指平伸，自然张开，指尖朝前，双掌如按两侧气柱于手心。两膝微屈，松胯圆裆，含胸拔背，头上顶。双目轻闭，微露开一线之光，轻视两眉间或鼻端，或目视前方（图 6-4-3）。

（二）呼吸

采用顺腹式呼吸法，并延长呼气时间。呼气时用意念引导气沉丹田。

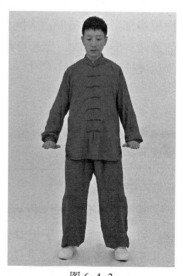

图 6-4-3

（三）意念

意念用引导法，使气沉丹田。吸气时鼓小腹，以意领气，纳入下丹田。呼气时，则意守下丹田，感受丹田之气如雾露蒸腾，弥漫全身，濡养四肢百骸、五官九窍。结束时收功，以意领气，归入丹田。双掌下按，似有阻力。

（四）要领

1. 呼吸顺畅自然，意念轻柔柔和，似守非守，不可丢弃。
2. 双掌下按，手指伸直，前臂尽量与地面平行，掌心下按，虎口要圆，膝关节屈曲。需想象有阻力抗争。

（五）作用

该桩式也是根据屈膝的角度分成高、中、低三个体位锻炼。下按式站桩功除对呼吸、循环、肌肉、神经的整体调节外，对上肢关节肌肉的调整作用更加明显。除具有三圆式作用之外，对肩周炎、网球肘、腕管综合征、指部腱鞘炎均有较好的疗效。

四、伏虎式站桩

（一）姿势

伏虎式站桩是技击桩的一种，一般在练习养生桩的基础上练习。由立正姿势起，足跟并拢，足尖开立，右足不动，左足向前一步，身体往下蹲，形成弓步状；前腿屈成90°，后腿蹬直；两足之间距离为2～3足长，呈半丁半八字步。两腿屈膝下蹲，大部重量在右腿，左腿屈微直，右腿弯曲下蹲，右大腿略高于水平，重心后移，成前三后七步型，即半马步型。裆部撑圆，臀部内收；头部上顶，略收颏，身体竖直。同时，两掌左手向前、右手向后撑开，两掌心朝下，左臂微曲撑圆，置于左上方约10cm处，右臂弯曲，右掌置于右膝上方约10cm处，两肘外撑，两手指尖朝前，虎口撑圆，左手似按住虎头，右手似握虎尾根部。沉肩坠肘，含胸拔背，气沉丹田，目视前方。此为左步伏虎桩（图6-4-4a）。如欲做右步伏虎时，先起身站立，两手合抱交叉胸前，收左腿至右腿处，再迈出右足做右步伏虎桩，动作同前（图6-4-4b）。

（二）呼吸

初练可采用顺腹式呼吸，然后逐渐过渡为逆腹式呼吸，呼吸节律、频率要慢，应加大幅度和深度。

（三）意念

技击桩的目的在于以意练力，产生浑圆劲。故伏虎桩的意念主要在于各种争力的假想。臀似骑虎腰，左手按虎头，右手把虎尾。虎欲前窜，瞬间虎又向后逃，此时精神要高度集中，应随时警惕虎要伤人。前脚要有踩劲，两手两臂要有撑劲。此是用意而不是用力。争力的假想要与呼吸相配合，吸气时，两腿要有合劲，有如站在冰上，要裹胯合膝，防止脚下滑动而用抽劲合劲。配合呼气而气沉丹田，身形有微向下坐之意。这些劲力的练习只是在意念支配下的内动，而外形并无大的变化，随着一吸一呼进行有节奏的练习。

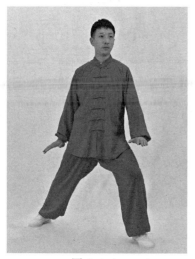 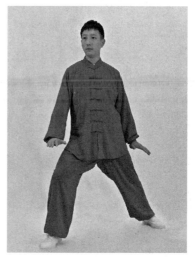

图 6-4-4a   图 6-4-4b

（四）要领

1.争力的感受和练习重在用意，用意不用力。用力则僵，用意则灵。

2.意念与呼吸相配合，手按虎头虎尾，昂头注视，神气充足。注意下盘锻炼，呼吸深长．以意领气，意气相随，练气生力。

（五）作用

伏虎桩的目的在于锻炼肌肉力量，这种力量是整体的浑圆劲，即所谓"内劲"。对肌肉系统，尤其是下肢肌群有很强的锻炼作用。同时对肌肉、神经、关节、韧带、血管等组织的协调性、稳定性有很好的强化作用，对促进机体整体的稳定性、协调性有很重要的意义。对脊柱、上下肢的软组织、骨关节疾患，如颈椎病、腰椎间盘突出症、腰肌劳损、膝踝关节损伤等疾患有较好的康复作用。作为技击，伏虎桩无论是体力消耗还是意念激烈程度均明显高于养生桩（如三圆式站桩等），适合在练习养生桩的基础上练习，适合于年轻、身体健壮、有一定体质基础的人练习。

五、休息式站桩

（一）姿势

本桩功姿势、呼吸均以轻柔和缓为原则，如休息之状。

站姿同自然式站桩。双臂屈曲后伸，两掌提至腰后，以双掌背面置于腰眼处，腕关节微屈，五指自然弯曲，掌心微凹。头正项直，沉肩、虚腋、坠肘（图 6-4-5 正面，图6-4-5 背面）。呼吸自然，放松静守。

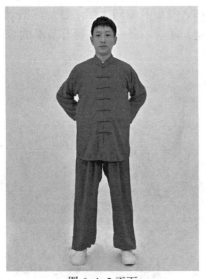 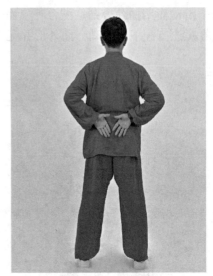

图 6-4-5 正面　　　　　　　　　　　　图 6-4-5 背面

（二）呼吸

采用自然呼吸法。

（三）意念

意守两腰眼，以至发热为宜。

（四）要领

手置腰后，似休息状，呼吸柔缓，意轻形松似有似无，反复练习。

（五）作用

"腰为肾之府"，该桩功意守腰部，可强腰补肾，调节自主神经功能，提高副交感神经兴奋性。对宁静心神、消除疲劳、延缓衰老、恢复精力有较好的效果。有辅助腰椎恢复正常曲度的作用，且"腰为肾之府"，取壮腰补肾之用。

六、少林剑指站桩

（一）姿势

身体端正站立，左脚向左横跨一步，两脚平行，与肩同宽，屈膝下蹲，成马步桩式。同时双臂向正前方缓抬起，双掌自然变为剑指，抬与肩平，指尖向前，掌心向下，两臂与肩平成一线。上身正直，小腹微收，轻提尾闾，含胸拔背，头正颈直，下颌微收，使百会穴、会阴穴和两足跟连线的中点成一直线。两膝自然外开，膝不超过足尖，膝与足尖成一直线（图 6-4-6a）。两眼平视，全身放松，松而不懈。

收功时两臂缓缓下落，变剑指为掌形，重叠置于肚脐上，同时两腿直立，左足收回（图 6-4-6b）。

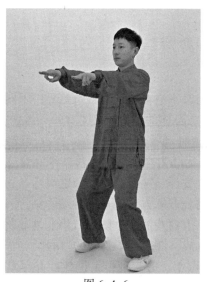

图 6-4-6a

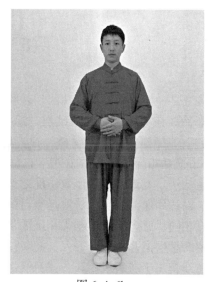

图 6-4-6b

（二）呼吸

初练可采用顺腹式呼吸法，锻炼到一定程度后，逐渐过渡为逆腹式呼吸法，气沉丹田。

（三）意念

1. 意守丹田法 意守下丹田，意想丹田中有温热之气团，由小到大，由弱到强，至有明显温热感时，以意领气循足三阴经至足底涌泉穴，落地生根。之后，再将意念引回丹田，如此循环往复。收功时，引气归丹田，使之由大到小，由强到弱，弥漫周身，濡养神智。

2. 意守剑指法 意守剑指指端，收功时引气归丹田。

（四）要领

两脚平行，略比肩宽；两臂要平直，双手食指、中指并拢成剑指；两臂平伸，肩、肘、腕平伸，与肩同宽；膝关节屈曲成高、中、低三个体位。躯干要放松，初练时屈膝可用高位，呼吸以顺腹式呼吸为主，尽量延长呼吸时间和深度，意守的部位要低，以温热感为度，并使之循足三阴经，逐渐过渡到低位。

（五）作用

该桩功对全身的骨骼肌、关节、韧带，尤其是四肢有明显的锻炼作用。能调动全身经络气血的运行，改善全身血液、淋巴循环，对加强心脏功能、促进回心血量、提高每搏输出量、改善微循环等方面作用明显。

第五节　五禽戏

　　五禽戏是一种古老的传统功法，是我国汉代名医华佗在长期观察自然界中不同动物的活动姿态后，在导引功法的基础上，总结前人锻炼身体的经验而创立的。又称"华佗五禽戏"。"五"指模仿虎、鹿、熊、猿、鸟（鹤）五种动物的动作；"禽"，古代泛指动物；"戏"在古代是指导引练功的方式。它是以肢体的运动为主，辅以呼吸吐纳和意念配合的一种养生功法。五禽戏是动作效仿虎之威猛、鹿之安详、熊之沉着、猿之灵巧、鸟之轻捷等特点，以达到保健强身、祛病延年目的的一种自我锻炼方法，是一种动静结合、外动内静、形意相随、意念先行、刚柔相济的仿生功法。五禽戏的养生防病效果非常显著，据记载，华佗的学生吴普、樊阿等人长期坚持习练五禽戏，都达到了长寿的目的。

　　五禽戏首见于《后汉书·方术列传》。据《后汉书·方术列传》记载："佗语普曰：人体欲得劳动，但不当使极耳。动摇则谷气得消，血脉流通，病不得生。譬犹户枢，终不朽也。是以古之仙者，为导引之事，熊经鸱顾，引挽腰体，动诸关节，以求难老。吾有一术，名五禽之戏：一曰虎，二曰鹿，三曰熊，四曰猿，五曰鸟。亦以除疾，兼利蹄足，以当导引。体有不快，起作一禽之戏，怡而汗出，因以著粉，身体轻便而欲食。普施行之，年九十余，耳目聪明，齿牙完坚。"《华佗别传》中还记载："吴普从佗学，微得其方。魏明帝呼之，使为五禽戏，普以年老，手足不能相及，粗以其法语诸医。"当时吴普年近九十，耳不聋，眼不花，牙齿完坚，饮食无损。

　　华佗创编的五禽戏，其习练方法的详细文字记载，见于《养性延命录·导引按摩》。

　　练虎戏时，要表现出威猛的神态，目光炯炯，摇头摆尾，扑按搏斗等，有助于强壮体力："虎戏者，四肢距地，前三掷，却二掷，长引腰，乍却仰天，即返距行，前、却各七过也。"

　　练鹿戏时，要仿效鹿那种心静体松，姿势舒展，要把鹿的探身、仰脖、缩颈、奔跑、回首等神态表现出来，有助于舒展筋骨："鹿戏者，四肢距地，引项反顾，左三右二，左右伸脚，伸缩亦三亦二也。"

　　练熊戏时，要像熊那样浑厚沉稳，表现出撼运、抗靠、步行时的神态，熊外形笨重，走路软塌塌，实际上在沉稳之中又富有轻灵："熊戏者，正仰，以两手抱膝下，举头，左僻地七，右亦七，蹲地，以手左右托地。"

　　练猿戏时，要仿效猿猴那样敏捷好动，表现出纵山跳涧、攀树蹬枝、摘桃献果的神态，猿戏有助于锻炼灵活性："猿戏者，攀物自悬，伸缩身体，上下一七，以脚拘物自悬，左右七，手钩却立，按头各七。"

　　练鸟戏时，要表现出亮翅、轻翔、落雁、独立等动作神态："鸟戏者，双立手，翘一足，伸两臂，扬眉鼓力，各二七，坐伸脚，手挽足距各七，缩伸二臂各七也。"

　　练习五禽戏时，可以单练一禽之戏，也可选练几个动作。单练某个动作时，应适当增加锻炼次数。五禽戏具有导引气血、疏通经络、调节脏腑、强身健体、延年益寿的作用。练功时要求全身放松，不仅肌肉要放松，意念也要放松，要松紧适度、刚柔相济，松中有紧、柔中有刚，切记不可用蛮力。要意守丹田，排除杂念；呼吸自然、平稳、均匀，用鼻做腹式呼吸，吸气缓慢，呼气轻轻；动作要形象，形、神要像五禽，自然活泼，习练时神似五禽更为重要。在练虎戏时尽量做到威猛雄壮，练熊戏时要尽量做到浑厚沉稳，练鹿戏时要尽量做到心静体松，练猿戏时要尽量做到敏捷好动，练鸟戏时要表现出鸟的展翅凌云之势。

后世医家、养生家因师传之变异，或根据"五禽戏"基本原理不断发展变化，创编了众多的"五禽戏"套路。虽然各法动作锻炼重点有所不同，但其基本精神则大同小异。本节五禽戏的动作参照国家体育总局推出的健身气功五禽戏，并参照《三国志·华佗传》的记载编写，共有五戏，每戏两式，加预备式和收式共十二式。

预备式

1. 两脚并拢，自然伸直，两手自然垂于体侧，胸腹放松，头项正直，下颌微收，舌抵上腭，目视前方（图 6-5-1a）。

2. 左脚向左平开一步，稍宽于肩，两膝微屈，松静站立，调息数次，意守丹田（图 6-5-1b）。

3. 肘微屈，两臂在体前向上、向前平托，掌心向上，配合吸气（图 6-5-1c）。

4. 两肘屈曲内合，两掌向内翻转，并缓慢下按于腹前，配合呼气（图 6-5-1d）。

5. 重复 3～4 动作 2 遍后，两手自然垂于体侧（图 6-5-1e）。

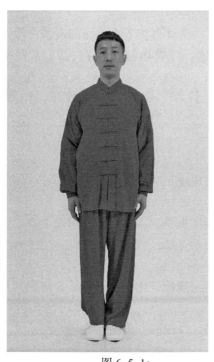

图 6-5-1a

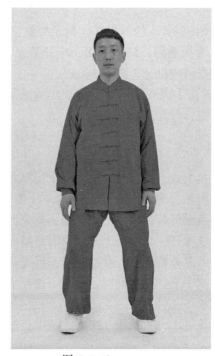

图 6-5-1b

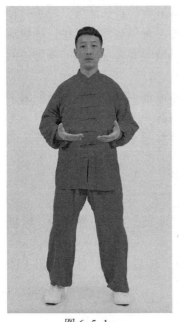
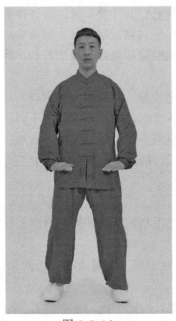
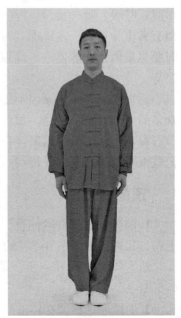

| 图 6-5-1c | 图 6-5-1d | 图 6-5-1e |

第一戏　虎戏

【预备姿势】松静站立，两足并拢，髋膝微屈。两臂自然下垂，面部表情自然。头正颈松，舌抵上腭，口齿轻闭，宁神静息，排除杂念，呼吸均匀，意守丹田，双眼平视前方，勿挺胸或拱背（图 6-5-2a）。

【动作】虎戏锻炼时要体现虎的威猛。神发于目，虎视眈眈；威生于爪，伸缩有力；神威并重，气势凌人。

第一式　虎举

1. 接上式。两手掌心向下，十指撑开，再弯曲成虎爪状（虎爪：五指张开，屈曲指间关节，内扣，虎口撑圆），目视两掌（图 6-5-2b）。

2. 两手外旋，由小指先弯曲，其余四指依次弯曲握拳；两拳沿体前缓慢上提，至肩前时，十指撑开，举至头上方，再弯曲呈虎爪状（图 6-5-2c）。

3. 两掌外旋握拳，拳心相对，目视两拳（图 6-5-2d）。

4. 两手下拉至肩前时，变掌下按。沿体前下落至腹前，十指撑开，掌心向下，目视两掌（图 6-5-2e）。

5. 重复 1～4 动作 3 遍后，两手自然垂于体侧，目视前方（图 6-5-2f）。

第二式　虎扑

1. 接上式。两腿慢慢弯曲，呈半蹲姿势，随即身体重心移至右腿，左足前脚掌点地，呈虚步置于右足内踝处；同时两掌握拳慢慢提起置于左右腰际，拳心朝上，目视左前方或正前方（图 6-5-2g）。

2.左足向左前方或正前方前进一步，呈左虚步，身体重心前三后七（前方左足占三分、后方右足占七分）；同时，两拳提至胸前，两拳面相对。随即两拳变为虎爪扑食式向左前方或正前方用力按出，伴随短促而响亮的丹田发声，高与胸齐，掌心朝前，两掌虎口相对，目视左手食指尖（图6-5-2h）。

1～2为虎扑之左式动作。右式动作与左式相同，唯方向相反。习练时应左右式交替，次数因人而异。一般左式、右式各5遍即可。

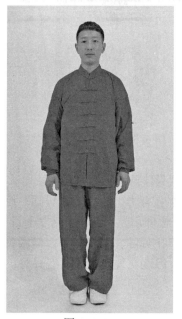

图 6-5-2a

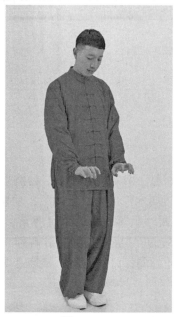

图 6-5-2b

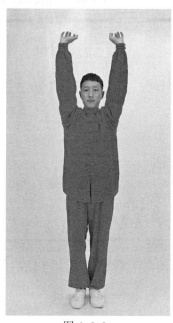

图 6-5-2c

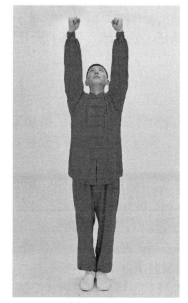

图 6-5-2d

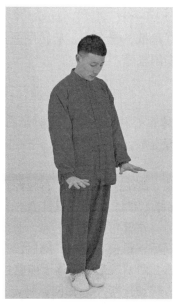

图 6-5-2e

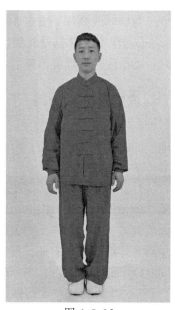

图 6-5-2f

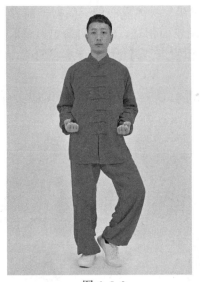
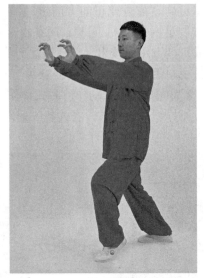

<table>
<tr><td>图 6-5-2g</td><td>图 6-5-2h</td></tr>
</table>

3.上述动作完成后，两臂屈肘，两掌内合下按，自然垂于身体两侧，目视前方。

【作用】"虎戏"主肝，五行属木。虎为百兽之王，动作刚强有力，神态威武勇猛。练习"虎戏"时要做到"手起而躜，手落而翻，手足齐落，挺腰伸肩"，要体会神发于目、威生于爪，并要有虎啸惊人的气魄。"虎戏"能疏肝解郁、养肝明目、强筋壮骨、健腰补肾、宣发肺气，常用于防治体质虚弱、肝气不舒、神经衰弱、慢性支气管炎等病症。

第二戏　鹿戏

【预备姿势】松静站立，两足并拢，髋膝微屈。两臂自然下垂，面部表情自然。头正颈松，舌抵上腭，口齿轻闭，宁神静息，排除杂念，呼吸均匀，意守丹田，双眼平视前方，勿挺胸或拱背（图 6-5-3a）。

【动作】鹿喜挺身眺望，好角抵，善奔走，运转尾闾，通任、督二脉。习练"鹿戏"时，动作应轻盈舒展，神态须安闲雅静。

第一式　鹿抵

1.接上式。两腿微屈，身体重心移至右腿，左脚经右脚内侧向左前方迈步，脚跟着地；同时，身体稍右转；两掌握空拳，向右侧摆起，拳心向下，高与肩平；目随手动视右拳（图 6-5-3b）。

2.身体重心前移；左腿屈膝，脚尖外展踏实；右腿伸直蹬实；同时，身体左转，两掌成"鹿角"（鹿角：中指、无名指弯曲，其余三只伸直张开）（图 6-5-3c），向上、向左、向后画弧，掌心向外，指尖朝后，左臂弯曲外展平伸，肘抵靠左腰侧；右臂举至头前，向左后方伸抵，掌心向外，指尖朝后；目视右脚跟。随后，身体右转，左脚收回，开步站立同时两手向上、向右、向下画弧，两掌握空拳下落于体前；目视前下方。

1～2 为鹿抵左式动作，右式动作与左式相同，唯方向相反。习练时应左右式交替，次数因人而异。一般左式、右式各 5 遍即可。

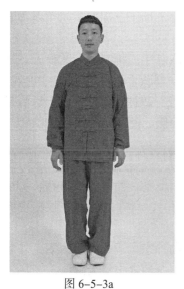 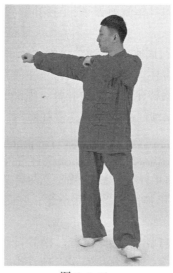 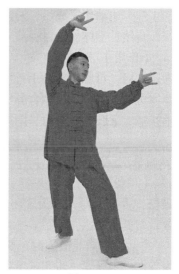

图 6-5-3a   图 6-5-3b   图 6-5-3c

第二式　鹿奔

1. 接上式。左脚向前跨一步，屈膝，右腿伸直成左弓步；同时，两手握空拳，向上、向前画弧至体前，高与肩平，与肩同宽，拳心向下；目视前方（图 6-5-3d）。

2. 身体重心后移；左膝伸直，全脚掌着地；右腿屈膝；低头，弓背，收腹；同时，两臂内旋，两掌前伸，掌背相对，拳变"鹿角"（图 6-5-3e）。

3. 身体重心前移，上体抬起；右腿伸直，左腿屈膝，呈左弓步；松肩沉肘，两臂外旋，"鹿角"变空拳，高与肩平拳心向下；目视前方（图 6-5-3f）。

4. 左脚收回，开步直立；两拳变掌，回落于体侧；目视前方。

1～4 为鹿奔之左式动作。右式动作与左式相同，唯方向相反。习练时应左右式交替，次数因人而异。一般左式、右式各 5 遍即可。

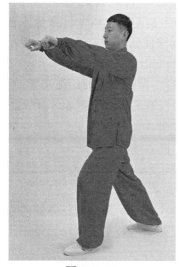 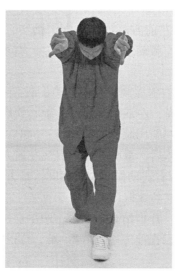 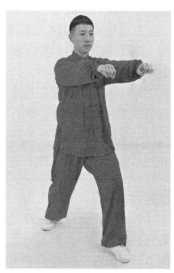

图 6-5-3d   图 6-5-3e   图 6-5-3f

5.上述动作完成后，两掌向身体侧前方举起与胸同高，掌心向上；屈肘，两掌内合下按，自然垂于体侧，目视前方。

【作用】"鹿戏"主肾，五行属水。"鹿戏"动作主要锻炼脊柱、腰胯和下肢腿力。腰为肾之府，督脉自下而上行于脊柱内，上达颠顶；肾主藏精，督脉主一身之阳气。"鹿戏"练习可舒展筋脉、通调督脉、培补元气、补益肝肾、强健筋骨、调理脾胃，常用于防治肾虚腰痛、下肢萎软无力、阳痿早泄、不孕不育、慢性腹泻、腹胀、便秘等病症。

第三戏　熊戏

【预备姿势】松静站立，两足并拢，髋膝微屈。两臂自然下垂，面部表情自然。头正颈松，舌抵上腭，口齿轻闭，宁神静息，排除杂念，呼吸均匀，意守丹田，双眼平视前方，勿挺胸或拱背（图6-5-4a）。

【动作】熊戏锻炼时，要表现出熊憨厚沉稳、松静自然的神态。运式外阴内阳，外动内静，外刚内柔，步态笨重拖沓，其实笨中有灵，蕴含内功，沉稳之中显灵敏。

第一式　熊运

1.接上式。两掌成"熊掌"（熊掌：手握空拳，大指压于食指指甲上，虎口撑圆），拳眼相对，垂于下腹部，目视两拳（图6-5-4b）。

2.以腰、腹为轴，上身做顺时针摇晃；同时，两拳随之沿右肋部、上腹部、左肋部、下腹部画圆，目随上体摇晃环视（图6-5-4c）。

1～2为熊运之左式动作。右式动作与左式相同，唯方向相反，上身做逆时针摇晃，两拳随之画圆。习练时应左右式交替，次数因人而异。一般左式、右式各5遍即可。

3.做完最后一个动作后，两拳变掌下落，自然垂于体侧，目视前方。

第二式　熊晃

1.接上式。身体重心右移；左髋上提，牵动左脚离地，再微屈左膝；两掌握空拳成"熊掌"；目视左前方（图6-5-4d）。

2.身体重心前移；左脚向左前方落地，全脚掌踏实、脚尖朝前，右腿伸直；身体右转，左臂内旋前靠，左拳摆至左膝前上方，拳心朝左；右拳摆至体后，拳心朝后；目视左前方（图6-5-4e）。

3.身体左转，重心后坐；右腿屈膝，左腿伸直；拧腰晃肩，带动两臂前后弧形摆动；右拳摆至右膝前上方，拳心朝右；左拳摆至体后，拳心朝后；目视右前方（图6-5-4f）。

4.身体右转，重心前移；左腿屈膝，右腿伸直；同时，左臂内旋前靠，左拳摆至左膝前上方，拳心朝左；右掌摆至体后，拳心朝后；目视左前方（图6-5-4g）。

1～4为熊晃之左式动作。右式动作与左式相同，唯方向相反。习练时应左右式交替，次数因人而异。一般左式、右式各5遍即可。

5.动作完成后，左脚上步，开步站立；同时，两手自然垂于体侧。两掌向身体侧前方举起，与胸同高，掌心向上，目视前方（图6-5-4h）。屈肘，两掌内合下按，自然垂于体侧，目视前方（图6-5-4i）。

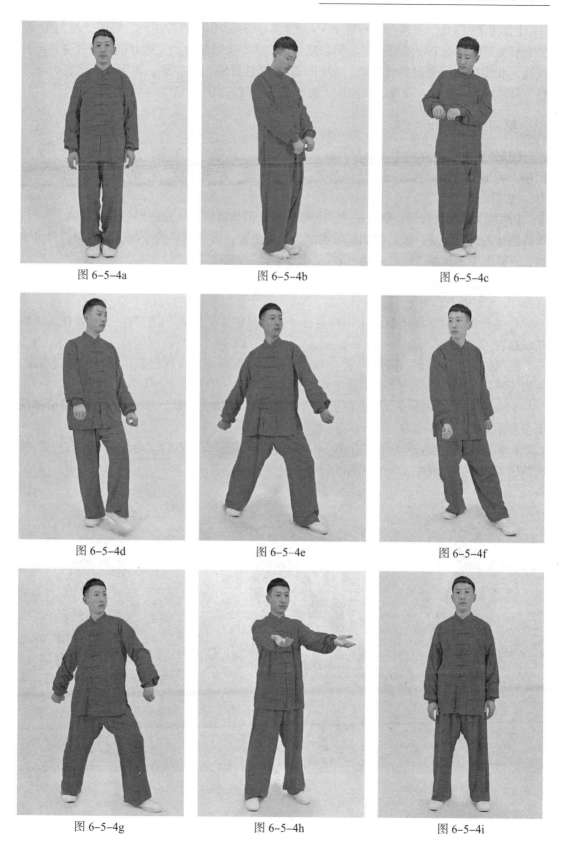

图 6-5-4a　　　　　　　　图 6-5-4b　　　　　　　　图 6-5-4c

图 6-5-4d　　　　　　　　图 6-5-4e　　　　　　　　图 6-5-4f

图 6-5-4g　　　　　　　　图 6-5-4h　　　　　　　　图 6-5-4i

【作用】"熊戏"主脾，五行属土。习练熊戏要求动作要缓慢沉稳，呼吸要均匀柔和，要靠肩关节的晃动来带动肩、肘、腕、髋、膝、踝等关节的运动。熊戏能调理脾胃、疏肝理气、壮腰健肾、强健筋骨关节，常用于防治慢性胃炎、胃溃疡、胃下垂、便秘、糖尿病、肝郁胁胀、腹胀、腰痛、高血压、关节炎及下肢筋肉酸软无力等病症。

第四戏　猿戏

【预备姿势】松静站立，两足并拢，髋膝微屈。两臂自然下垂，面部表情自然。头正颈松，舌抵上腭，口齿轻闭，宁神静息，排除杂念，呼吸均匀，意守丹田，双眼平视前方，勿挺胸或拱背。

【动作】猿生性好动，机智灵敏，善于跳跃，折枝攀树，不知疲倦。习练"猿戏"时，外练肢体的轻灵敏捷，欲动则如疾风闪电，迅敏机警；内练精神的宁静，欲静则似静月凌空，万籁无声，从而达到"外动内静""动静结合"。

第一式　猿提

1. 接上式。两掌在体前，手指伸直分开，再捏紧成"猿钩"（猿钩：五指并拢，成梅花状屈腕）（图6-5-5a）。

2. 两钩手上提至胸，两臂夹紧，两肩上耸，颈项回缩，收腹提肛；同时，脚跟提起，头慢慢转向左；目随头动，视身体左侧（图6-5-5b）。

3. 头转正，两肩下沉，松腹落肛，脚跟着地；"猿钩"变掌，掌心向下；两掌沿体前下按落于体侧，目视前方（图6-5-5c）。

1～3为猿提之左式动作。右式动作与左式相同，但头向右转。习练时应左右式交替，次数因人而异。一般左式、右式各5遍即可。

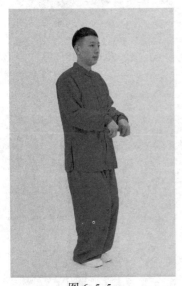
图6-5-5a

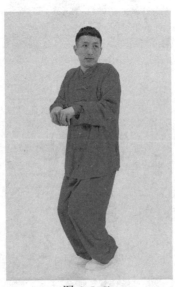
图6-5-5b

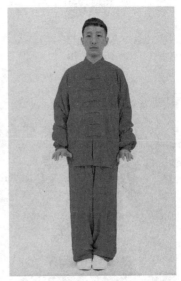
图6-5-5c

第二式　猿摘

1. 接上式。左脚向左后方退步，全脚踏地，右腿屈膝，重心落于右腿；同时，左臂屈肘，左拳成"猿钩"收至左腰侧；右拳向右前方自然摆起，拳心向下（图6-5-5d）。

2. 身体重心后移；左脚踏实，屈膝下蹲，右脚收至左脚内侧，脚尖点地，成右丁步；同时，右掌向下经腹前向左上方画弧至头左侧，掌心对太阳穴；目先随右掌动，再突然转头注视右前上方（图6-5-5e）。

3. 右掌内旋，掌心向下，沿体侧下按至左侧；目视右掌。右脚向右前方迈出一大步，左腿蹬伸，身体重心前移；右腿伸直，左脚脚尖点地；同时，右掌经体前向右上方画弧，举至右上侧变"猿钩"，稍高于肩；左掌向前、向上伸举，屈腕撮钩，成采摘式；目视左掌（图6-5-5f）。

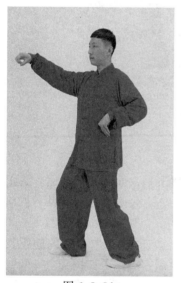
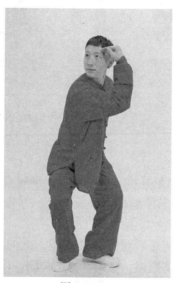
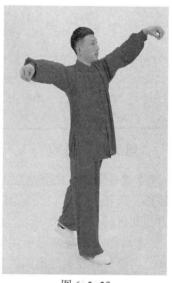

图 6-5-5d　　　　　　　　　图 6-5-5e　　　　　　　　　图 6-5-5f

4. 身体重心后移；左掌由"猿钩"变为"握固"（握固：拇指屈曲，指端压于无名指根部，其余四指握拳）（图6-5-5g）；右手变掌，自然回落于体前，虎口朝前。随后，左腿屈膝下蹲，右脚收至左脚内侧，脚尖点地，成右丁步；同时左臂屈肘收至左耳旁，掌指分开，掌心向上，呈托桃状；右掌经体前向左画弧至左肘下捧托；目视左掌（图6-5-5h）。

1～4为猿摘之左式动作。右式动作与左式相同，但方向相反。习练时应左右式交替，次数因人而异。一般左式、右式各5遍即可。

5. 上述动作完成后，左脚向左横开一步，两腿直立；同时，两手自然垂于体侧。两掌向身体侧前方举起，与胸同高，掌心向上，目视前方。屈肘，两掌内合下按，自然垂于体侧，目视前方。

【作用】"猿戏"主心，五行属火。心主血脉，练习"猿戏"要求手脚动作要轻灵、协调，要表现出猿猴动作机敏灵巧的特点。"猿戏"可防治心火偏盛，改善心脑血管功能，增强中枢神经系统的调节功能，并具有强壮腰肾、行气活血、滑利关节的功效。经常练习"猿戏"，能改善心悸、失眠、多梦、盗汗、肢冷等症状，并对慢性腰痛、老年关节病、便秘、腹泻有一定的防治作用。

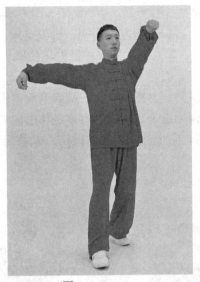
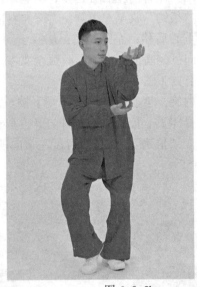

图 6-5-5g　　　　　　　　　　　　　图 6-5-5h

第五戏　鸟戏

【预备姿势】松静站立，两足并拢，髋膝微屈。两臂自然下垂，面部表情自然。头正颈松，舌抵上腭，口齿轻闭，宁神静息，排除杂念，呼吸均匀，意守丹田，双眼平视前方，勿挺胸或拱背。

【动作】鸟戏取形于鹤。鹤是轻盈安详的鸟类，人们提及它时往往取意它的健康长寿。习练时，要表现出鹤的昂首挺拔、悠然自得的神韵。仿效展翅飞翔，抑扬开合。两臂上提，伸颈运腰，真气上引；两臂下合，含胸松腹，气沉丹田。活跃周身经络，灵活四肢关节。

第一式　鸟伸

1. 接上式。两腿微屈下蹲，两掌在小腹前相叠（图 6-5-6a）。

2. 两掌向上举至头前上方，掌心向下，指尖向前；身体微前倾，提肩，缩项，挺胸，塌腰，目视前下方（图 6-5-6b）。

3. 两腿微屈下蹲；同时，两掌相叠下按至腹前；目视两掌（图 6-5-6c）。

4. 身体重心右移；右腿蹬直，左腿伸直向后抬起；同时，两掌左右分开，掌成"鸟翅"（鸟翅：五指伸直，中指、无名指略低，其余三指背伸）（图 6-5-6d），向体侧后方摆起，掌心向上；抬头伸颈，挺胸，塌腰，目视前方（图 6-5-6e）。

1～4 为鸟伸之左式动作。右式动作与左式相同，但方向相反。习练时应左右式交替，次数因人而异。一般左式、右式各 5 遍即可。

5. 上述动作完成后，左脚下落，两脚开步站立，两手自然垂于体侧；目视前方。

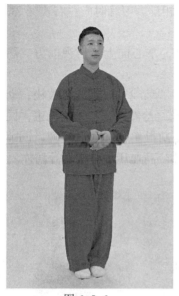
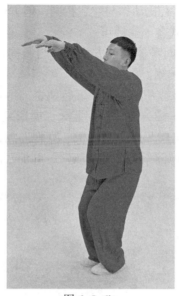
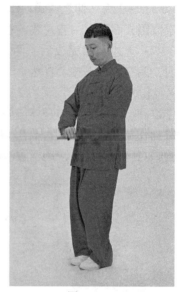

图 6-5-6a　　　　　　　　　图 6-5-6b　　　　　　　　　图 6-5-6c

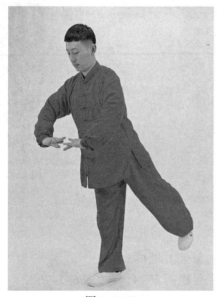
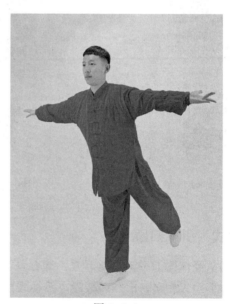

图 6-5-6d　　　　　　　　　　　　图 6-5-6e

第二式　鸟飞

接上式。两腿微屈，两掌成"鸟翅"合于腹前，掌心向上，目视前下方（图 6-5-6f）。

1. 右腿伸直独立，左腿屈膝提起，小腿自然下垂，脚尖朝下；同时，两掌呈展翅状，在体侧平举向上，稍高于肩，掌心向下，目视前方（图 6-5-6g）。

2. 左脚下落在右脚旁，脚尖着地，两腿微屈；同时，两掌合于腹前，掌心相对，目视前方（图 6-5-6h）。

1～2为鸟伸之左式动作。右式动作与左式相同，但方向相反。习练时应左右式交替，次数因人而异。一般左式、右式各5遍即可。

3. 上述动作完成后，两掌向身体侧前方举起，与胸同高，掌心向上；目视前方。屈肘，两掌内合下按，自然垂于体侧，目视前方。

【作用】"鸟戏"又称为"鹤戏"，主肺，五行属金。练习"鸟戏"要求肩臂放松，动作柔和，双臂起伏与身体协调一致，要像鹤翔蓝天、展翅凌云之悠然自得、无拘无束，同时动作与呼吸要密切配合。"鸟戏"能调畅气机、宽胸理气、疏肝解郁、强健体魄，调节心肺与脾胃功能，常用于防治胸闷不舒、肺虚咳喘、肝郁气滞、高血压、糖尿病等病症。

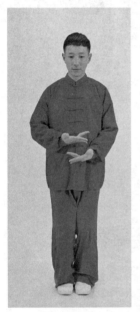
图 6-5-6f

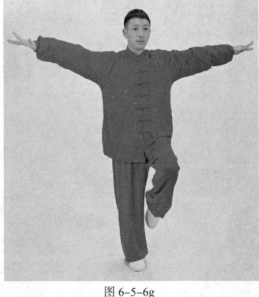
图 6-5-6g

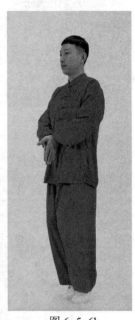
图 6-5-6h

收式　引气归原

1. 两掌经体侧上举至头顶上方，掌心向下，吸气（图 6-5-7a）。

2. 两掌指尖相对，沿体前缓慢下按至腹前，目视前方，呼气（图 6-5-7b）。

3. 重复1～2动作2遍。两手缓慢在体前画平弧，掌心相对，高与脐平，目视前方（图 6-5-7c）。

4. 两手在小腹前合拢，虎口交叉，叠掌（图 6-5-7d）；眼微闭静养，调匀呼吸，意守丹田。

5. 数分钟后，两眼慢慢睁开，两手合掌，在胸前搓擦至热。

6. 掌贴面部，上下擦摩，浴面3～5遍。

7. 两掌向后沿头顶、耳后、胸前下落，自然垂于体侧；目视前方。

8. 左脚提起向右脚并拢，前脚掌先着地，随之全脚踏实，恢复成预备式，目视前方（图 6-5-7e）。

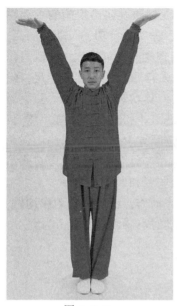
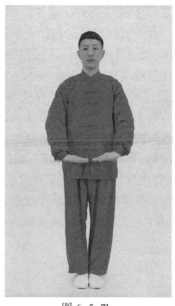
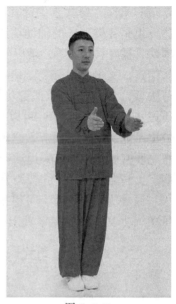

图 6-5-7a　　　　　　　　图 6-5-7b　　　　　　　　图 6-5-7c

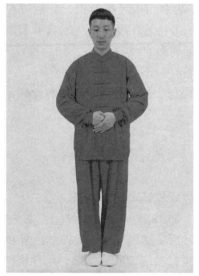
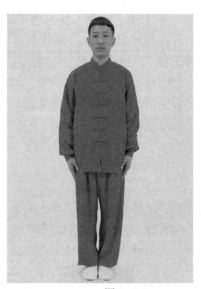

图 6-5-7d　　　　　　　　　　图 6-5-7e

第六节　常用保健功

一、保健功概述

保健功是根据中医传统导引法整理改编而成。它是一种以自我按摩为主，辅以呼吸、意念活动的功法。特点是动作简单、易学易记、不偏不倚、安全可靠，不会出偏差，其动作缓和柔韧，男女老少皆宜，是养生保健、强身健体、调理亚健康及防治疾病的主要功法，也是各类功法的辅助功法。常用的保健功法包括：耳功、鼻功、舌功、眼功、擦面、项功、揉肩、搓腰等，辅以静坐，动作平和。虽运动量不大，但确有明显功效。它既可防病治病，又可保健强身。唐·释慧琳《地经疏义》中说："凡人自摩自捏，伸缩手足，除劳去烦，名为导引。"保健功就是这种"自摩自捏"的导引法，其功效如明代养生家高濂所说："导引按摩之术，可以行血气、利关节，辟邪外干，使恶气不得入吾身中耳。传曰：户枢不蠹，流水不腐。人之形体亦犹如是，故延年却病，以按摩导引为先。"保健功强调意念要密切结合动作，运动量不大，各节功法都有其不同的作用，结合静坐，可以有病治病、无病强身，具有综合调节、养生保健作用，尤其用于体质弱者和老年人锻炼。

保健功在习练时，可根据病情单独做某一式动作或某几式动作，也可全套动作均做。每次练功 30 分钟左右，每日练功 1～2 次，以练功者每次练功时不感到过度疲劳为宜。

二、常用保健功式

（一）静坐

1.动作　平坐、靠坐或盘坐；口眼微闭，头正颈松，下颌微收，舌抵上腭，眉舒面和；松肩含胸，躯干端正；两上肢自然下垂，两手四指轻握拇指，分别放在两侧的大腿上；意守丹田，用鼻呼吸 50 次。初练者可以采用自然呼吸，日久呼吸可采用深呼吸或腹式呼吸，亦可配合"六字诀"进行呼吸。完成后将舌自然放下。

2.要领　意守丹田要做到似守非守，绵绵若存，不要刻意守。

3.作用　静坐可安定情绪，排除杂念，放松身心，平静呼吸，培育元气，可为下面各式功法的习练做好预备。

（二）耳功

1.动作
（1）先将两手搓热，用搓热的两手心上下搓摩耳郭（轮）各 18 次。
（2）两手交替经头顶拉扯对侧耳郭（轮）上部 18 次。
（3）用两手大鱼际压在耳屏处堵塞耳道，然后突然放开，如此按放反复 9 次。
（4）两手鱼际或手心堵住两侧耳道，两手指自然位于后脑枕部，用食指稍稍用力按压中指并顺势滑下弹击后脑枕部 24 次；亦可用两手食、中、无名指三指指端轻轻敲击后脑枕部 24 次，耳内可听到"咚咚"的声响，古称"鸣天鼓"。

2.要领　操作时两手要稍用力压住两耳，堵住外耳道。

3.作用
（1）搓摩耳郭可以刺激听神经，使听力增加，防治耳鸣、耳聋等耳科疾病。
（2）按放耳道造成耳道内压力的变化，对增强耳膜弹性，防止耳膜内陷有较好的作用。
（3）由于耳部与全身各脏腑经络有密切的联系，所以搓摩耳郭还可调节五脏六腑和经络的功能。
（4）鸣天鼓可给大脑以温柔的刺激，有调节中枢神经的作用。
（5）肾开窍于耳，鸣天鼓可实肾气，对防治肾气亏虚的头晕、耳鸣、耳聋、健忘以及老年性痴呆有一定作用。

（三）叩齿

1.动作 上下牙齿轻轻叩击36次。叩齿时可先叩门齿，再叩其他牙齿，也可以同时一起叩。

2.要领 叩齿时不要用力过重，轻叩即可。

3.作用

（1）叩齿可以刺激牙齿，坚固牙齿，改善牙齿和牙周的血液循环，从而达到预防牙病的目的。

（2）肾主骨，齿为骨之余，经常叩齿可益肾固本。

（四）舌功

1.动作 用舌在口腔内壁与上下牙齿之间轻轻搅动，顺时针和逆时针方向各旋转18次，产生的唾液暂时不要咽下，接着做漱津动作，待漱津结束后分3次慢慢咽下。

2.要领 搅舌时，上下口唇并拢，舌头匀速搅动。次数可由少到多，不强求一次到位，尤其是对高龄有中风先兆者，由于舌体较为僵硬，搅舌较困难，更应注意。可先搅3次，再反向3次，逐渐增加至耐受为度。

3.作用 舌功又称"搅海"，能刺激消化腺的分泌，使口腔内津液增多，而且可以间接刺激胃肠消化液分泌增多，改善消化功能，促进营养物质更好地吸收。

（五）鼓漱

1.动作 闭口，将舌功产生的唾液鼓漱36次后，再分3次咽下，咽下时用意念引导唾液慢慢到下丹田。

2.要领 鼓漱时，不论口中是否有津液，都要做出津液很多状的鼓漱动作。

3.作用 口中唾液为金津玉液。将津液分3口下咽丹田，此乃炼津化气之过程。其他作用与舌功相同。

（六）擦鼻

1.动作

（1）两手拇指微屈，用拇指指节间关节背侧或两手食指指腹轻轻上下摩擦鼻翼两侧18次。

（2）用食指端按揉迎香穴18次。

2.要领 擦鼻时用力适当，不可过大，以免擦破皮肤。揉按迎香穴时可适当加力。

3.作用 擦鼻能增强上呼吸道的抵抗力，有预防感冒和治疗慢性鼻炎、过敏性鼻炎的作用。

（七）目功

1.动作

（1）轻闭双目，微屈拇指，以拇指指间关节沿两侧眉弓由内向外各轻擦18次。

（2）同样方法轻擦上下眼睑各 18 次。

（3）两手互相搓擦至热，用手心热烫眼球 3 次。

（4）用两手中指指腹点揉"睛明""鱼腰""瞳子髎""承泣"等穴各 18 次。

（5）两目轻闭，两眼球顺时针、逆时针旋转各 18 次。

（6）轻轻睁开双眼，由近及远眺望远处的绿色植物。

2. 要领 每一次热烫眼球时均要将双手搓热。旋转眼球时，速度不宜太快，次数由少渐多，刚开始练习时不一定要达到规定的次数，否则部分习练者可有目胀、头昏、呕吐等反应。

3. 作用 目功可改善眼部的血液循环，加强眼肌的活动能力，改善视力，具有调肝明目、防治眼疾之功效。

（八）擦面

1. 动作 擦面也称"干洗脸""干浴面"。两手掌互相搓擦至热，按在前额，由前额经鼻两侧往下擦至下颌为止，再由下颌反向上擦至前额。如此反复共做 36 次。

2. 要领 擦面时，手心要贴紧面部，用力适度。

3. 作用 擦面能改善面部血液循环，疏通经络，增强面部神经活动，使面部红润而有光泽，减少皱纹的发生，具有美容效果。

（九）项功

1. 动作

（1）两手十指相互交叉抱于颈后部，仰头，两手向前用力，颈部向后用力，如此相互争力 9 次。

（2）用两手掌大鱼际按揉风池穴，顺、逆时针各 18 次。

2. 要领 两手十指扣紧，用力向前，颈部须用力向后，仰头。

3. 作用 项功能增强颈项部的肌力，改善局部血液循环，对于颈部经脉阻滞引起的头晕、头痛、目眩、颈肩疼痛、上肢麻木疼痛等有较好的防治作用。

（十）揉肩

1. 动作 用左手掌揉右肩 18 次，再用右手掌揉左肩 18 次。

2. 要领 揉肩时手腕放松，掌心贴紧肩部，动作灵活，用力柔和，带动该处皮下组织一起揉动，不能有体表的摩擦和移动。

3. 作用 揉肩可促进肩部血液循环，改善肩关节的功能，预防和治疗肩关节疼痛、肿胀、活动受限等病症。

（十一）夹脊功

1. 动作 两手轻轻握拳，肘关节屈曲 90°，两上肢前后交替摆动各 18 次。

2. 要领 前后摆动时，两腋略收，向后摆时稍用力，向前摆时手臂自然钟摆。

3. 作用 夹脊功可疏肝解郁，增强内脏功能，改善肩关节及胸部肌肉的活动，促进血液循环，防治肩关节和内脏疾病。

（十二）搓腰

1. 动作 将两手互相搓热，然后用热手掌面上下搓腰部两侧各 18 次。

2. 要领 将手搓热，用两手掌面轻轻地在腰部做快速上下搓动。

3. 作用 搓腰能促进腰部的血液循环，缓解腰部肌肉痉挛，达到壮腰健肾，防治腰部疼痛、痛经、闭经、阳痿、遗精、早泄等病症。

（十三）搓尾骨

1. 动作 用两手的食指和中指搓尾骨部两侧，两手各做 36 次。

2. 要领 用食指、中指并拢，上下搓尾间两侧。

3. 作用 搓尾骨能改善肛周的血液循环，通督脉，防治痔疮、便秘、脱肛及妇科病症。

（十四）擦丹田

1. 动作

（1）将两手掌搓热，右手放置左手上，用左手手掌沿结肠蠕动方向绕脐做圆圈摩动，即由右下腹→右上腹→上腹→左上腹→左下腹→右下腹，如此循环 200 次。

（2）再将两手掌搓热，左手放置右手上，用右手掌摩擦丹田 200 次。

2. 要领 摩动时，手掌稍用力并匀速绕动摩擦。男性习练者如有遗精、早泄、阳痿，可用一手兜阴囊，一手摩擦丹田，左右手交替进行各 100 次。

3. 作用 擦丹田可增加胃肠蠕动，可以健脾柔肝，改善胃肠功能，促进水谷精微的消化吸收，有防治便秘、腹胀、腹泻的作用。一擦一兜还可以补肾固精，防治遗精、早泄、阳痿等。

（十五）揉膝

1. 动作 用两手掌分别揉两膝关节，两手同时进行各揉 100 次。

2. 要领 揉膝时，两手掌分别紧贴两膝关节，稍用力向下按压，并带动肌肤做轻柔缓和的回旋转动。

3. 作用 揉膝可滑利关节，疏经和血，柔筋健骨，防治膝关节病和抗衰老。

（十六）擦涌泉

1. 动作 用左手食、中二指擦右足心 100 次，再用右手食、中二指擦左足心 100 次。

2. 要领 擦涌泉时，两手要稍用力，以脚掌发热为度。

3. 作用 擦涌泉具有补肾固精、调节心脏功能，可有效防治头晕、目眩、失眠、健忘、心悸、遗精、阳痿、早泄、高血压等病症。

（十七）织布式

1. 动作 坐式，两腿伸直并拢，足尖朝上，两手掌心向前向足部做推的动作，同时躯干前俯，并配合呼气。推到尽头后返回，返回时手掌心朝里，并配合吸气，如此往返 36

次。可配合"六字诀"习练。

2. 要领 初练时，可自然呼吸，待动作熟练后再配合呼吸。前推幅度可从小到大，不必一步到位，以免拉伤腰部肌肉。

3. 作用 织布式能使全身得到活动，促进新陈代谢，锻炼腰部肌肉，有防治腰酸、腰痛的作用。

（十八）和带脉

1. 动作 自然盘坐，两手在胸前互握，上身旋转，先从左向右转 16 次，再从右向左转 16 次，向前探胸时吸气，缩胸时呼气。

2. 要领 上体旋转时速度要均匀，幅度稍大，并保持平衡。初练时，可先自然呼吸，待动作熟练后再配合呼吸或配合"六字诀"。

3. 作用 和带脉可强腰固肾，调和带脉，增加胃肠蠕动，促进营养物质的消化吸收，防治腰背痛和脾胃病症。

三、对呼吸的要求

保健功的呼吸方法较为简单，初学者一般均采用自然呼吸法。当练功一段时间后，再加做深呼吸或腹式呼吸，或与动作相互配合，如静坐、织布式、和带脉。或配合"六字诀"进行练功，可有事半功倍之效果。此外，以上十八种保健功法，还需注意呼吸和意念的配合。

1. 静坐 用鼻呼吸。初练者可先采用自然呼吸，日久后再逐渐加深呼吸，也可采用深呼吸或腹式呼吸。

2. 织布式 用鼻呼吸或鼻吸口呼。躯干前俯呼气，返回吸气。

3. 和带脉 用鼻呼吸或鼻吸口呼。上体旋转，探胸时吸气，缩胸时呼气。

四、对意念的要求

习练保健功时，强调形体要放松自然，精神安宁、愉悦，整个习练过程要求将意念轻轻守住某一个部位，做到似守非守，绵绵若存。

第七节　太极功法

一、简化太极拳

太极拳是中华武术中一个重要流派，是优秀的民族文化遗产。它不仅能积极有效预防疾病、延年益寿，还能陶冶性情，追求和谐、高雅的文化生活。太极拳对于推拿而言，是推拿功法练习中强调意气、柔力，注重内劲的一种锻炼方法，能够提高自身的"柔力"与"整劲"。随着推拿功法学科建设的进一步完善，太极拳已逐渐成为推拿功法练习者的首选功法之一。本教材介绍的是二十四式简化太极拳。

（一）简化太极拳的特点

1. 中正安舒，柔和缓慢 习练太极拳要求身体中正，中正能使头、颈、躯干充分舒展，不偏不倚，有利于气血畅通。舒松自然，则是指头、颈、肩、胸、腰、腿、上下肢以及内脏器官、筋脉皮骨等身体各部位均充分放松，尤其是肩、髋、肘等几个大关节。体松，才能在运动过程中保持动作的自然舒展、柔和顺畅，才能做到"心静"。但体松绝不是松弛、松懈或松软无力，而是要做到用意不用力，在动作运行过程中，如行云流水，轻柔匀缓。只有使动作轻柔慢，才能使肌肉放松；呼吸深沉自然，才能使动作自然舒展，步伐稳健，气血调和。

太极拳在运动时不用拙力，动作不能忽快忽慢、停顿或断续，要连贯、势势相承、动动相连，形成有节奏的连续运动。

2. 静心用意，呼吸自然 太极拳是一种"静中寓动、动中求静"的导引养生修炼术。在练习过程中要求做到思想安静、集中、放松，排除一切杂念，宁心静神，意念专一，专心引导动作，呼吸平稳、深匀、自然，与动作的开合、屈伸、进退、起落、虚实等协调配合，进行深、长、细、匀的呼吸，不可憋气。

3. 动作弧形，圆活完整 太极拳的动作要求呈弧形、螺旋形运动，转换圆活不滞，运动时避免直来直去，特别是要注意以腰脊带动四肢进行运动，要以腰为轴上下相随，使周身组成一个整体，牵一发而动全身。用陈鑫的话说："夫太极拳者，千变万化，无往非动，势非不侔，而劲归一，所谓一者，自顶至足，内有脏腑筋骨，外有肌肤皮肉，四肢百骸相连而为一者也，破之而不开，撞之而不散。上欲动而下自随之，下欲动而上自领之，上下动而中部应之，中部动而上下和之，内外相连，前后相需，所谓一以贯之者，其斯之谓欤。"由于太极拳具有螺旋形、弧形运动的特点，动作转换灵活，不滞不涩，顺乎力学原理。因此，有人也称太极拳为"圆周运动"。

4. 轻灵沉着，刚柔相济 太极拳的每一个动作都要求轻灵沉着，不浮不僵。所谓太极拳"迈步如猫行，运动如抽丝"，就是形容太极拳在练习过程中应注意脚步的轻灵沉着。刚柔相济则是要求在用力上不能绝对化，做到柔中寓刚，刚中寓柔，外柔内刚，避免软化、僵化现象，发劲要完整，富有弹性。

5. 连贯协调，虚实分明 太极拳在运动时要求身体各部位之间、动作与动作之间以及完整套路动作均要连贯。要衔接和顺，行如流水，连绵不断，一气呵成。虚实分明，是指在运动中身体姿势均在不断地变化中，处处贯穿着手法、身法、步法的变换和重心的转移，即由实到虚，由虚到实。"实"为某一个动作到达的终点，而"虚"则是动作转变的过程中，要分清动作的虚实，力度才会有张有弛。要使虚实变化得当，身体须保持平衡稳定。凡旋转的动作，应先将重心稳住再提脚换步；凡进退的动作，应先落脚而后再慢慢改变重心，落脚时脚掌以滚动的形式落地，以达到太极拳"中正安舒"的要求。

经过长期实践和运用证明，太极拳既是一种合乎生理和体育原理的健身运动，又是一种治疗疾病的有效手段。太极拳运用于临床已取得了可喜的成绩，已被医院和疗养院广泛运用，成为综合疗法的一个重要内容。

（二）简化太极拳的作用

太极拳具有强身健体、医疗保健、技击表演、防身自卫和陶冶情志等作用。在医院和疗养院，太极拳作为综合疗法的一种手段，对治疗慢性病，如高血压、糖尿病、神经衰弱、肺结核等都收到了良好的效果。太极拳能够强身健体、防病治病的机制有三：①太极拳练习过程中要求心情放松，精神贯注，不存杂念，用意而不用力。②动作柔和缓慢，行如流水，绵绵不断，川流不息。③练习时呼吸顺其自然，动作与呼吸有节律地配合，同时还要求"气沉丹田"。从运动医学角度看，太极拳具有防病治病的特点。

研究证明，长期坚持练习太极拳，在神经系统、心血管系统、呼吸系统、运动系统、消化系统等方面，都优于一般正常人。

1. 对神经系统的作用　太极拳练习过程要求心静体松，动作自然，注意力集中，促进大脑皮质主动进入良性抑制状态，以消除多余的紧张度，使大脑得以充分休息。同时可以抑制疾病在大脑皮质病灶的兴奋性，对治疗某些神经、精神疾病很有益处。尤其是在现代社会，各行各业竞争激烈，人们的精神压力较大，许多人有力不从心之感。因此，习练太极拳，对于中枢神经系统有着十分重要的保健作用。

2. 对心血管系统的作用　太极拳运动与其他剧烈的体育运动不同，要求动作柔和缓慢、绵绵不断、行如流水，有利于改善心血管系统功能，可使心脏收缩有力，冠状动脉反射性扩张，冠状动脉供血充足，增加血管弹性，改善血液动力和微循环，加强氧化还原作用，以增加心肌营养。此外，能提高中枢神经系统的功能，调节迷走神经紧张度，改善体内各器官组织的供氧供血、物质代谢和协调功能活动。经常练习太极拳，有利于预防高血压、动脉硬化和避免心血管系统疾病的发生。

3. 对呼吸系统的作用　太极拳在练习过程中要求深、长、细、匀的腹式呼吸，这种"气沉丹田"的呼吸方式，能保持肺组织的弹性及胸廓活动度，降低肋软骨骨化率，提高肺的通气功能。通过腹压有节律的改变，使血流加速，增加肺泡的换气功能，对呼吸系统有良好的保健作用。

4. 对消化系统和代谢功能的作用　由于太极拳的呼吸形式，可使膈肌和胸廓的运动加大，加之神经系统的改善，使得内脏器官的调节功能也得以改善。由于膈肌、腹肌的收缩和舒张加强，对肝脏、胃肠起到自我"按摩"的作用，促进了肝内血液循环，提高了胃肠的张力、蠕动、消化和吸收的能力。练习太极拳还对人体内的物质代谢有良好的影响，它对脂类、蛋白类以及无机盐中钙磷的代谢也有良好的影响，可降低血液中的胆固醇含量，减轻动脉硬化症状的发生。

5. 对运动系统的作用　太极拳对肌肉、骨骼、关节活动的影响非常大。由于太极拳是一种缓慢、柔和、连贯的全身性运动，对上体要求立身中正，对下肢要求步法轻灵稳健、匀速缓慢、虚实分明，运动中关节屈伸自然灵活，并要求含胸松腰拔背，进退变化由腰带动，因此，对脊柱的形态、骨骼、肌肉以及关节韧带都有良好的保健作用，能使人保持良好的体形，预防驼背。此外，由于练习中人体的重心均在两腿之间不断转换，使下肢肌肉、骨骼、关节相对受力时间较长，加上技术动作的不断变化，对锻炼下肢，延缓腿部衰老，培养灵活、柔韧、协调的身体素质都具有良好的作用。

6. 对精神心理的作用　太极拳还能促进人们的心理健康。世界卫生组织认为："健康是身体上、精神上和社会适应上的完好状态，而不仅仅是没有疾病或者不虚弱。"太极拳运动能调节人的情绪，改变人的消极个性，提高对社会的适应能力和行为水平，预防心理疾病的发生。

上述结果表明，长期系统地练习太极拳，对强身健体，防病治病，特别是对高血压、神经衰弱、糖尿病、动脉硬化以及心理疾病和亚健康状态等具有良好的辅助治疗作用。

（三）简化太极拳的功法要领

太极拳运动是动静、张弛、虚实、开合、刚柔、轻沉、曲直、升降、上下、左右、内外等相对立的动作组合而成的统一体，所谓"太极者，阴阳之母也"。太极拳练习中要善于掌握和运用这些对立因素，才能使动作逐渐协调完整，达到身心并练的作用。人体各部是彼此关联和密切配合的统一体，所以，我们应辩证地理解整体和局部的关系，因为懂得了整体要求，才能更好地做局部动作。而整体练习，又不能脱离局部而独立。例如：头颈的虚领顶颈，可减轻上体对下肢的压力，上无压力，则给人体以轻松灵活、精神振奋的感觉，但又必须配合松腰、敛臀，立身中正，自然舒展，才能做到"上虚下实中间灵"的太极体态。

1. 头颈动作的要求（头、颈、面）：虚领顶颈，眉舒面和

（1）头部 虚领顶颈，不可歪斜摇摆。口唇轻闭，两眼平视，舌顶上腭，微收下颌。

（2）颈部 自然竖直，转动灵活，不可僵硬。

（3）面部 眉舒面和，表情放松。

练习太极拳时头部要徐徐领起，尽量保持水平垂直姿势，好似头顶有绳索悬着。全套动作除少数拳式头部需要微微前倾外，都要做到头正、颈直，不可左右歪斜或前俯后仰，以达到"虚领顶颈"的目的。在练习过程中面部肌肉要自然放松，稍带微笑，两眼应平视或随手部动作的变化而移动，使思想安静、放松、集中；口唇轻闭，舌尖轻顶上腭，微收下颌，用鼻均匀自然地进行腹式呼吸，以达到"气沉丹田"的目的。

2. 躯干动作的要求（胸、背、腰、腹、胯、臀）：含胸拔背，松腰敛臀

（1）胸部 舒松微含，但不可外挺或内收，换言之仪两背微微内合，胸肌松弛不挺胸努气。

（2）背部 舒展伸拔。只要能"含胸"自然能"拔背"，要做到脊背自然舒展伸拔，不可弓驼，脊柱要保持中正直立使身体端正自然。

（3）腰部 松沉灵活，向下松沉，旋转灵活，不可前弓或后挺。腰在太极拳运动中起着很重要的作用，有"腰脊为第一主宰""刻刻留心在腰间""腰为车轴"等说法。要把握好腰部动作，使姿势正确，对于初学者而言，要做好松、垂、直三个字。在进行太极拳练习时，无论进退或旋转，凡是由虚变实的动作，均需腰部要有意识向下松垂，以助气的下沉。松腰是指腰肌松活不紧张，以便做动作时灵活自然。同时还要注意直腰，直腰是指腰部有微微后弓的感觉。要正确利用这种"弓腰感觉"，以达到腰部外形的平直。此外，沉胯屈膝，腹微后顶，也是直腰的重要环节，是腰弯伸直的一种巧妙补偿。

（4）腹部 松腹静气，气沉丹田。练拳时，腹肌应避免不必要的紧张，做到"松腹"。"松腹"能保持呼吸的深长细匀，使腹式呼吸加深加长，有助于腹内器官的"按摩"，改善血液循环，促进营养吸收和新陈代谢，并逐渐产生"气"充实于腹内的感觉，也就是所谓的"实腹"。只有会"松腹"，才能达到"实腹"。而"实腹"绝不是腹肌故意紧张，是指"腹内松静气腾然"地气充于腹的感觉。但对于初练者来说，不能刻意追求"实腹"，只需注意放松腹肌，呼吸自然，到动作熟练些，也只需做"气沉丹田"，使小腹有充实的感觉。

（5）臀部　向内微敛，不可外突。太极拳对臀部的要求很严格，要求做到"敛臀"，也称"裹臀""垂臀""护臀"，换句话说，就是不能撅屁股。敛臀有助于"气沉丹田""尾闾中正"。对初练者来讲，要正确地做好"敛臀"，首先要尽量放松臀部和腰部的肌肉，轻轻使臀部肌肉向外向下舒展，而后再轻轻向前、向内收敛，就像用臀部肌肉将骨盆包裹起来，又似乎有一种用臀把小腹托起的感觉。在臀部松垂内收的过程中，还必须屈胯、屈膝，这样骨盆才能灵活。

3. 上肢动作的要求（肩、肘、腕、掌指）：沉肩坠肘，坐腕舒指

（1）肩部　沉肩。平正松沉，不可上耸、前扣或后张。太极拳练习中，无论是以身领手或是以手领身，都是顺势转圈，因此，要求手臂在伸缩旋转时松柔圆活，不能直来直往。但手臂能否松柔圆活，关键在于肩关节能否松开。只有肩部放松，上肢、胸背等处才能全松下来，从而达到上半身轻松灵活，下肢沉实稳当的目的。两肩保持平行，有助于防止转动时出现一高一低，破坏身法的端正。"沉肩坠肘"时要注意腋下留有余地，约一拳距离，使手臂有回旋余地。

（2）肘部　坠肘。肘部自然弯曲沉坠，防止上扬或僵直。练拳时，肘关节要始终保持微屈并具有下坠劲，使之处于似直非直、似屈非屈的状态。太极拳有"肘不贴肋""肘不离肋"的说法。"肘不贴肋"是使肘部有回旋余地，"肘不离肋"是便于保护两肋和两腰。

（3）腕部　坐腕。下沉"坐腕"，劲力贯注，不可松软。在运转过程中遇到下塌、前推的动作，要"坐腕"，到定式时，腕部应随着身法而沉着下塌，促使手臂徐徐贯注内劲。

（4）掌指

①舒指　五指自然分开，手指微屈，掌心微含，虎口成弧形。手指既不可用力张开或并紧，也不可松软无力。

②勾指　五指指尖捏拢，屈腕，勾尖朝下，手指与腕部松活自然。

4. 下肢动作的要求（裆、胯、膝、足）：圆裆松胯，活膝扣足

（1）裆部　圆裆。裆即会阴部。练拳时，裆要圆、要虚，不可夹住成"人"字形的尖裆。练习方法是：胯根撑开，两膝微向里扣，会阴处轻轻上提。久练，会感觉会阴部随动作和呼吸张弛起伏，就像将会阴吊着一样，因而又称"吊裆"。

（2）胯部　松胯。松正含缩，使劲力贯注下肢，不可歪扭、前挺。髋关节是调整腰腿动作的关键，只有松胯，才能保证动作的灵活性。

（3）膝部　活膝。弯曲适度，旋转轻灵，移动平稳。太极拳自起势到收势，膝关节都处于轻度微屈状态，并做到虚实分明。在运动中一条腿几乎承受全身体重，其中以膝关节负担最大，所以膝关节必须有力而灵活，才能保证两腿屈伸自如。对于初学者来说，由于膝部肌肉力量不足，可使架式高些，以减轻膝关节的压力，确保动作的轻灵、平稳。

（4）足部　扣足。足是步型、步法的根基。根基不稳，步型、步法必乱。所谓的"迈步如猫行""落脚如履薄冰"，就是说，足步动作要稳当、轻灵、正确，并滚动着地，分清虚实。

（四）简化太极拳的基本功法

1. 身法　中正安舒，旋转松活，不偏不倚，自然平稳；动作以腰为轴，带动四肢，上下相随，虚实分明，不可僵直浮软，忽起忽落；姿势要舒展大方，完整连贯。

2. 眼法　思想集中，意念引导，定势时，眼平视前方或注意两手；动作运行时，眼与手法、身法、步法协调配合。势动眼随，神态自然。

3. 手法

（1）掤　屈臂呈弧形，横于体前，肘关节下垂，掌心向内，高与肩平，力达前臂外侧。

①左掤式　由起势原地身微右转抱球后左手向前掤出成左掤手。

②右掤式　原地身微左转抱球后右手向前掤出成右掤手。

（2）捋　两臂微屈，掌心斜相对，两掌由前向后弧形摆至腹前。

①右捋式　左掌向前舒指，右掌翻转，左掌心向下，右掌心向上，合劲后捋。

②左捋式　右掌向前舒指，左掌翻转，右掌心向下，左掌心向上，合劲后捋。

（3）挤　一臂屈于胸前，掌心向内，另一手贴近屈臂手腕内侧，掌心向外，两臂同时向前挤出，两臂撑圆，高不过肩，力达前臂。

①左挤式　右掌折回，搭左腕合劲前挤，命门后撑。

②右挤式　左掌折回，搭右腕合劲前挤，命门后撑。

（4）按　两臂由屈而伸，两手由后向前弧形推按，沉腕舒指，掌心向前，高不过肩，力达两掌。

①右按式　右掌从左掌上抹出，双掌心向下，开与肩宽向下画弧回收后画弧按出。

②左按式　左掌从右掌上抹出，双掌心向下，开与肩宽

（5）拦手　左手由左向右弧形摆动，指尖斜向前，掌心向右，为左拦手。反之为右拦手。

（6）云手　两掌在体前，依次由里向外向上交叉画立圈，低不过裆，高不过眉。

（7）搂手　一掌由腹前经膝向外横搂，掌心向下。

4. 掌法

（1）抱掌

①交叉抱掌　两手在胸前交叉，左里右外或右里左外，掌心向里，指尖斜向上，两臂微屈。

②上下抱掌　两手在胸前或在体侧，掌心相对，两臂微屈。右抱掌，右臂高不过肩，左手于右胯旁。反之为左抱掌。

（2）分掌　两手由合抱向前后或左右分开，两臂微屈。

（3）推掌　掌从肩上或腰间或胸前向前推出，肘部放松微屈，掌心向前，指尖向上。

（4）插掌　掌由上向下侧掌下插，指尖斜向下。

（5）挑掌　由指尖向前过渡到指尖向上。

（6）穿掌　掌沿另一手臂或大腿内侧伸出，指尖向前。

（7）架掌　屈臂上举，掌架于额前上方，掌心斜向外。

（8）压掌　拇指向内，掌心向下，横掌按压。

5. 拳法

（1）握拳　五指卷曲，拇指压于食指、中指第二指关节上，握拳不要过紧，用力自然、舒展。

（2）打拳　拳从腰间内旋向前打出，力达拳面。拳眼向上为立拳，拳心向下为平拳。

（3）贯拳　拳从侧下方向斜上方弧形横打，臂微屈，拳心斜向下，力达拳面。

（4）搬拳　右拳从左侧向右侧弧形摆动翻转搬压，拳心向上，为右搬拳。反之为左搬拳。

6. 腿法

稳健扎实，弯曲合度，旋转轻灵，移动平稳。膝部松活自然，脚掌虚实分明。

蹬脚　支撑腿微屈站稳，另一腿屈膝提起，勾脚尖，脚跟用力慢慢蹬出，腿伸直，脚高过腰。

7. 步法

（1）开步　一脚向侧分开，前脚掌先着地，再慢慢踏实全脚掌。

（2）上步　后脚经前脚（支撑脚）内侧向前上步，或前脚前移动半步。上步时，脚跟先着地，再慢慢过渡到脚掌踏实，脚尖向前。

（3）跟步　重心移至前腿，后脚向前跟进半步，不越过前脚。

（4）进步

①动作　身体自然直立，两手自然后背，两腿屈膝，重心移至右腿，左脚跟提起向前上步，脚跟着地成虚步。重心移至左腿，全脚着地，成左弓步，眼视前方。上体后坐，重心后移，右腿屈膝，左腿自然伸直，成左虚步，再上体稍左转，左脚外展踏实，重心移至左腿并屈，右腿上步屈膝收于左腿旁。上体稍右转，出右脚。重复上述动作，左右相换。最后，后脚向前跟步，两脚靠拢，两脚落在自身中心线投影延长线的左右两侧，脚尖横向距离约20cm。两腿直立，两臂自然下垂于身体两侧。

②要领　上体始终保持正直，重心保持平稳，不要忽高忽低；步法的转变，要虚实分明，连贯稳定。眼平视，呼吸要自然。虚步时为吸气，弓步和碾步时为呼气。

③作用　进步时重心虚实交替，使立身中正，增强腿部内劲，稳定重心。

（5）退步

①动作　身自然站立，两脚并拢，两手在腹前相叠，贴于小腹，眼平视。两腿屈膝，重心移至右腿，左脚体向左后方撤一步，前脚掌先着地，再缓慢踏实全脚掌，身体重心随之后移。左腿屈膝后坐，右腿微收成右虚步，右腿提起经左腿内侧向后方撤一步，前脚掌先着地，再缓慢踏实全脚掌，重心后移，右腿屈膝后坐，左腿微收成左虚步，眼平视。重复上述动作，左右交换。最后前脚向后撤步，与后脚并拢，两脚落在自身中心线投影延长线的左右两侧，脚尖横向距离约20cm。两腿伸直，两臂自然下垂于身体两侧。

②要领　上体保持正直平稳，行进过程中不可忽高忽低。动作连贯，虚实分明。呼吸自然，身体后坐时为呼气，抬脚撤步时为吸气。

③作用　退步时重心虚实交替，立身中正，增强腿部内劲，稳定重心。

（6）侧行步　两脚平行连续侧向移动。如左侧行步：左脚向左开步，右脚向左脚靠近并步。

（7）扣步　脚尖内扣，与另一脚成内八字。

（8）摆步　脚尖外摆，与另一脚成外八字。

（9）碾步　以脚前掌或脚跟为轴转动。

（10）垫步　一只脚向前，脚尖外撇，另一只脚上步。

（11）步型

①开立步　两脚平行分开，与肩同宽，脚尖向前。

②小开立步　两脚平行开立，宽度约 1/2 肩宽，脚尖向前，两膝微屈。

③弓步　两脚前后分开，前腿屈膝前弓，脚尖微内扣，膝不过脚尖，全脚着地；后腿自然伸直，全脚着地，脚尖斜向前方 45°～60°，两脚横向距离 20～30cm。简化太极中有顺弓步和拗弓步。顺弓步时，横向距离可小，拗弓步时，横向距离稍大。

④虚步　后腿屈膝半蹲，脚尖外展斜对前方，全脚着地，重心移至后腿，大腿略高于水平面；前腿微屈，脚尖点地，或脚跟着地，脚尖上翘。

⑤仆步　一脚屈膝全蹲，臀部接近小腿，全脚着地，膝与脚尖稍外展；另一腿向体侧伸直，全脚掌着地，脚尖内扣。

⑥马步　两脚平行开立，稍比肩宽，屈膝半蹲，大腿高于水平面。

⑦独立步　支撑腿自然站立，另一腿屈膝前提，大腿高于水平面，小腿及脚尖自然向下。

8. 桩法

（1）无极桩功

①动作　两脚并拢，身体直立，头正悬顶；下颌微收竖颈，眉舒面和；沉肩垂肘，手指微屈舒展，指尖轻附两腿外侧；松腰敛臀，两膝微屈，脚趾微微抓地；呼吸自然平缓，意守丹田，目视前方。

②要领　心静体松，身正安舒。

③作用　领悟心静体松的感觉，提高平衡能力。

（2）太极桩功

①动作　两脚开立与肩同宽，两膝微屈；两臂前举微屈，掌心向里，手指自然分开，相距约 10cm，眼视两手；头微上顶，下颌微收，沉肩垂肘，敛臀坐胯，屈膝；精神集中，意守丹田，呼吸自然。每次练习 3～5 分钟。

②要领　身体中正，不要凸臀、后仰。

③作用　提高太极拳专项素质，增加内劲，端正身形，使重心沉稳，锻炼腿部力量，为练好太极拳打下良好基础。

（3）开合桩功

①动作　在太极桩的基础上，两手臂做离心外开和向心内收的练习。"开"时吸气，"合"时呼气。每次练习 3～5 分钟。

②要领　开合动作缓慢、柔和、圆满。呼吸配合动作时要细长、均匀、缓慢。初练时，要求呼吸自然，不可憋气。久练后，可增大呼吸深度。

③作用　通过两手臂外开与里合，培养"开中寓合""合中寓开"，逐渐形成意到、气到、力到，内外合一，内劲浑厚圆满。

（4）升降桩功

①动作　两脚开立同肩宽，两手慢慢向前平举至肩高，两肘微屈，手指自然分开，掌

心向下，眼看两手，同时吸气，此为"升"。两手下落，按至腹前，松指屈肘，两屈膝半蹲，同时呼气，气沉丹田，此为"降"。两手臂随两腿的屈伸，做下按和上提的反复练习。每次3～5分钟。

②要领　头正肩松，身体不要前倾、后仰，不要凸臀。呼吸自然畅通，不可憋气，呼吸和蹲起要配合协调。久练可增大呼吸深度。

③作用　使劲力起于脚、通于背、达于手的协调练习。

（5）虚步桩功

①动作　在升降桩、开合桩的基础上，重心移至右腿并屈膝，左腿向前半步，脚跟着地，脚尖翘起，膝微屈；同时两掌掌心斜相对合于体前，左掌指同鼻高，右掌在左肘内下方，掌指自然分开，指尖向前上方，眼看左掌。左右式交替练习。

②要领　升降桩、开合桩的要求与单个动作相同。在接手挥琵琶时，重心移动沉稳、缓慢、匀速；沉肩垂肘，宽胸舒背，松腰敛臀，上体正直。上肢肩、肘、手与下肢胯、膝、足一一相合，即肩与胯合，肘与膝合，手与足合。用意行气，呼吸自然。

③作用　使手臂有"开中寓合""合中寓开"的意识，使内劲圆满，周身协调。

（五）简化太极拳的功法动作

预备势

【动作】身体自然直立，两脚并拢，脚尖向前，两手垂于体侧，两目平视。

【要领】虚领顶颈，两眼平视，微收下颌，唇微闭，齿轻合，舌尖轻抵上腭，眉舒面和，思想集中，用鼻呼吸，两肩松沉，胸腹放松，敛臀。

1. 起势

【动作】

（1）身体重心右移，左脚轻轻抬起，向左平开，成开立步。

（2）两臂缓缓向前平举，两手高与肩平、与肩等宽，两臂自然伸直，两肘微屈，掌心向下，指尖向前。

（3）上体保持正直，两腿屈膝下蹲；同时两掌轻轻下按至腹前，两眼平视前方。

【要领】开立步时先提脚跟，高不过足踝，落地时前脚掌先着地，做到轻起轻落。举臂时两肩下沉，两肘松垂，手指自然微屈。下蹲时屈膝松腰，敛臀，重心落于两腿之间。手臂下落和身体下蹲的动作要协调一致。

2. 野马分鬃

【动作】

（1）左野马分鬃

①上体微向右转，重心右移，同时右臂上提至右胸前平屈，掌心向下，肘下垂，左手经体前向右画弧屈抱于腹前，掌心向上，两手上下相对呈抱球状；左脚随即收到右脚内侧，脚尖点地成丁步，眼看右手。

②上体稍向左转，左脚向左前方迈出，脚跟轻落地，重心前移，右脚跟碾地，右腿自然伸直，成左弓步；上体同时左转，左右手随转体分向左上右下慢慢分开，左手高与眼平，掌心斜向上，肘微屈；右手落于右胯旁，肘也微屈，掌心向下，指尖向前（两臂保持弧形）；眼看左手。

（2）右野马分鬃

①身体重心稍后移至右腿，收髋后坐，左脚尖向上翘起，微向外撇（45°～60°），随后身体稍左转，左脚掌慢慢踏实前弓，重心移至左脚；同时左手翻转，掌心向下，左臂收在胸前平屈；右手向前向左画弧，掌心向上，在腹前屈抱，两掌心相对呈抱球状；右脚随即收至左脚内侧，脚尖点地；眼看左手。

②上体稍向右转，右脚向右前方迈出，脚跟轻落地，重心前移，左脚跟碾地，左腿自然伸直，成右弓步；上体同时右转，右手、左手随转体分别向右上左下慢慢分开，右手高与眼平，掌心斜向上，肘微屈；左手落于左胯旁，肘也微屈，掌心向下，指尖向前（两臂保持弧形）；眼看右手。

【要领】上体不可前俯后仰，胸部保持宽松舒展，两臂分开时保持弧形，两手下按时，要松肩、沉肘、坐腕，手指微屈。身体转动时要以腰为轴。弓步动作与分手的速度要一致。做弓步时，迈出的脚先是脚跟着地，然后慢慢踏实，脚尖向前，膝盖不超过脚尖；后腿自然伸直：前后脚夹角45°～60°（需要时后脚脚跟可以调整）。野马分鬃式的弓步，前后脚的脚跟要分在中轴线的左右两侧，它们之间的横向距离（即以动作行进的中线为纵轴，两侧的垂直距离为横向）应保持在10～30cm。

3. 白鹤亮翅

【动作】

（1）重心稍前移，上体微向左转，左手翻掌心向下，左臂平屈胸前，右手向前向左画弧，翻掌心向上，与左手在胸前呈抱球状，眼看左手。同时右脚向前跟进半步，前脚掌着地。

（2）重心后移至右腿，左脚尖点地，上体稍向右转，右手向右额前提起，掌心向左，指尖斜向上，左手向左下落，眼看右手。

（3）左脚向前落步，脚尖点地，成左虚步，同时身体稍向左转，左手落于左胯前，掌心向下、坐腕，指尖向前，眼平视前方。

【要领】胸部不要挺出，两臂保持弧形，左膝微屈。身体重心后移和右手上提、左手下按要协调一致，以腰带臂转动。

4. 搂膝拗步

【动作】

（1）左搂膝拗步

①上体微向左转，左手向左斜前方弧形摆起，右手向前下落，掌心斜向上，眼看右手。

②上体稍向右转；左手随转体向右胸前画弧，掌心向下；右手向下向右斜后方摆起至右肩外侧，手同耳高，掌心斜向上；左脚收至右脚内侧，脚尖点地，眼看右手。

③上体稍向左转；左脚向前（偏左）迈步，脚跟轻着地，重心慢慢前移成左弓步；同时右手屈回经右耳侧向前推出，掌心向前，高与鼻尖平；左手向下经左膝前过落于左胯旁，掌心向下，手指向前，眼看右手。

（2）右搂膝拗步

①右腿慢慢屈膝，上体后坐，身体重心移至右腿；左脚尖翘起微向外撇，随后脚掌慢慢踏实，左腿前弓，重心移至左腿；右腿向前上步落于左脚内侧，脚尖点地成丁步；同时

身体左转；左手翻掌向左后摆起，掌心向上画弧至左肩外侧，肘微屈，手与耳同高；右手随转体向上、向左下画弧落至左胸前，掌心斜向下，眼看左手。

②上体稍向右转；右脚向前（偏右）迈步，脚跟轻着地，重心慢慢前移成右弓步；同时左手屈回经左耳侧向前推出，左手高与鼻尖平，掌心向前；右手向下经右膝前搂过落于右胯旁，掌心向下，手指向前；眼看左手。

（3）左搂膝拗步

同前右搂膝拗步，唯左右动作方向相反。

【要领】上步落地要轻，脚跟先着地，重心左右交替时不可前后仰，要沉肩垂时，坐腕舒掌，松腰松胯，与弓步上下协调一致。搂膝拗步成弓步时，两脚跟的横向距离保持30cm左右。

5. 手挥琵琶

【动作】重心前移，右脚向前跟进半步。上体后坐，重心移至右腿，身体稍向右转，左脚轻轻提起稍向前移，脚尖翘起，脚跟着地，膝部微屈，成左虚步；同时，左手由左下向前上挑掌，高与鼻尖平，掌心向右，指尖斜向前，臂微屈；右手收回放于左肘内侧，掌心向左；上体微向左转，眼看左手。

【要领】身体平稳自然，胸部放松，两臂沉肩垂肘，左手挑掌时不要直向上提，要由左向上、向前，微带弧形。右脚跟进时，前脚掌先着地，再全脚踏实。右手下落时与左手立掌沉腕、微向左转腰的动作要协调一致。

6. 倒卷肱

【动作】

（1）左倒卷肱

①上体稍右转，两手翻掌，掌心向上，右手经腹前向下向右肩画弧平举，臂微屈，掌心向上，指尖向右后方。眼随右转体先向右看，再转向前方看左手。

②右臂屈肘折向前，右掌沿耳际上缘向前推出，高与鼻平，掌心向前；左臂屈肘后撤，向下画弧至左髋侧，掌心向上，指尖向前；同时，左脚轻轻提起向后（偏左）撤步，上体稍向左转，脚前掌先着地，然后全脚慢慢踏实，重心移到左腿上，成右虚步，右脚随转体以脚掌为轴扭正，眼看右手。

（2）右倒卷肱

①上体微向左转；同时，左手随转体向后上方画弧平举，臂微屈，掌心向上，指尖向左后方；眼随转体先向左看、再转向前方看右手。

②同左倒卷肱，唯左右动作方向相反。

（3）左倒卷肱：同（1）。

（4）右倒卷肱：同（2）。

【要领】向前推掌手臂不能推直，要走弧形，要坐腕、展掌、舒指。后撤手臂要随转体弧形后摆。前推时，要转腰松胯。退步时，脚前掌先着地，再过渡到全脚掌。同时，前脚随转体以脚掌为轴扭正。退脚时，左右脚应相应退在中心线的左右两侧，避免两脚落在一条直线上。眼神随转体动作先向左右看，再转向看前手。最后退右脚时，脚尖外撇的角度略大些，便于接下一式的动作。

7. 左揽雀尾

【动作】

（1）上体微向右转，右手向右斜上方弧形摆起，屈肘收至右胸前，掌心向下；左手自然下落逐渐翻掌画弧至右腹前，掌心向上，与右手呈抱球状；同时身体重心移至右腿，左脚收于右脚内侧，脚尖点地，成丁步；眼看右手。

（2）上体左转，左脚向左前方迈出，脚跟先着地，重心前移，左脚落实，左腿屈膝；右脚跟向后碾地，成左弓步同时左手向左前方"掤"出，高与肩平，掌心向后；右手向右下落至右胯旁，掌心向下，手指向前，眼看左前臂。

（3）身体微左转，左手随即向左前方伸出，翻掌，掌心向下；同时右臂外旋，经腹前向上、向前伸至左前臂内侧，翻掌，掌心向上，眼看左手。

（4）上体右转，两手同时向下经腹前向右后方画弧后"捋"，身体随即右后转，右手随转体向右后上方弧形摆掌，与肩同高，掌心向上；左臂平屈收于右胸前，掌心向下，同时身体重心后移至右腿，眼看右掌。

（5）上体微左转，右臂屈折回，右手搭于左手腕内侧，掌心向前；同时，左手翻转掌心向内，左臂屈横于胸前；上体继续左转，重心逐渐前移成左弓步，同时，右手推送左前臂随重心前移向前慢慢"挤"出，眼看左手腕部。

（6）左手翻转使掌心向下，右手经左腕上方向前、向右伸出，与左手同高，掌心向下；两手左右分开，与肩同宽，两臂屈收，两手后引，经胸前收到腹前，掌心斜向下；同时，右腿屈膝，重心后移，上体后坐；左脚自然伸直，左脚尖翘起，眼向前平视。

（7）重心慢慢前移，左脚踏实，左腿前弓，右腿自然蹬直成左弓步；同时两手向上、向前"按"出，掌心向前，指尖向上，两腕与肩同高同宽，眼看前方。

【要领】掤出时，两臂前后均保持弧形。分手、转体、弓步三者要协调一致。揽雀尾弓步时，两脚跟的横向距离不超过10cm。下捋时，上体不可前倾，不要凸臀，两臂下捋，要转腰后移重心，走弧线，左脚全脚掌着地。向前挤时，上体要正直，挤的动作与转腰、弓腿相一致。后坐引手时，左脚尖翘起，左腿膝部不要挺直，上体不要挺腹后仰。同时，两手保持与肩同宽，经胸前收到腹前，掌心斜向下，两肘微外展。向前按时，两手须走弧线向上、向前推按，手腕与肩高，两肘微屈。

8. 右揽雀尾

【动作】

（1）重心右移，上体向右转，左脚尖翘起并内扣；右手向右平行画弧至右侧，掌心向外，两手平举于身体两侧；头与目光随右手移动。

（2）重心移向左腿，右脚收至左脚内侧，脚尖点地，成丁步；右手由右向下经腹前向左画弧至左腹前，掌心向上；左臂平屈胸前，掌心向下，呈左抱球状；眼看左手。

（3）同"左揽雀尾（2）"，唯左右方向相反。

（4）同"左揽雀尾（3）"，唯左右方向相反。

（5）同"左揽雀尾（4）"，唯左右方向相反。

（6）同"左揽雀尾（5）"，唯左右方向相反。

（7）同"左揽雀尾（6）"，唯左右方向相反。

（8）同"左揽雀尾（7）"，唯左右方向相反。

【要领】与左揽雀尾相同，唯左右方向相反。

9. 单鞭

【动作】

（1）重心左移，上体后坐、左转，右脚尖翘起、内扣；同时，左手随转体向左画弧至身体左侧，掌心向内；右手向下经腹前向左画弧至左肋前，掌心向内；眼看左手。

（2）重心右移，上体右转；左脚收于右脚内侧，脚尖点地，成丁步；同时，右手向上向右画弧，掌心向内，经头前至身体右侧前方内旋成勾手，勾尖向下，臂与肩平；左手向下经腹前向右上画弧摆至右胸前，掌心向内；眼看右勾手。

（3）身体左转，左脚向左前侧方迈步，脚跟先着地，重心前移，左脚落实，成左弓步；右腿自然蹬直，脚跟外展；同时，左手随身体的左转慢慢翻掌向前推出，掌心向前，手指与眼齐平；臂微屈；右勾手停于身体右斜后方；眼看左手。

【要领】上体要保持正直，左手向外翻掌前推时，要随转体边翻边推出，沉腕、舒指，左肘与左膝上下相对，两肩下沉。完成动作应上下协调一致，不可偏斜。单鞭的方向（左脚尖）应向左偏后约15°。

10. 云手

【动作】

（1）重心右移，上体右转，左脚尖翘起、内扣；同时左手向下经腹前向右画弧至右肩前，掌心向内；右勾手松开变掌，掌心向外；眼看左手。

（2）上体慢慢左转，重心随之左移；随转体左掌经面前向左画弧云转，掌心转向内，停于身体左侧，与肩同高；右手向下经腹前向左上画弧至左肩前；同时右脚向左脚靠近，成小开立步；视线随左手转移。

（3）重心右移，上体再向右转，左脚向左横开一步，前脚掌先着地，随之全脚踏实，脚尖向前；同时右手继续向右画弧云转，掌心向内，停于身体右侧，与肩同高；左掌翻掌下落，掌心向下经腹前向右画弧至右肩前，掌心向内；视线随右手转移。

（4）同云手（2）。

（5）同云手（3）。

（6）同云手（2）。

【要领】身体转动时要以腰脊为轴，松腰、松胯，纵轴旋转，带动两臂，两臂随腰的转动而运转，要保持弧形，肘关节稍下沉，速度要缓慢均匀；身体重心要平稳，不可忽高忽低；移动时，脚尖先着地，再踏实，眼的视线随左右云手而移动。

11. 单鞭

【动作】

（1）上体右转，重心右移，右手随之向右画弧，经头前至身体右侧前方内旋成勾手，勾尖向下；左手向下经腹前向右上画弧摆至右胸前，掌心向内；目视右手前方。

（2）同"9.单鞭（3）"。

【要领】同"9.单鞭"。

12. 高探马

【动作】

（1）重心前移，右脚向前跟进半步，身体微向右转，前脚掌先着地，重心逐渐后移，随之全脚踏实，右腿屈坐；左脚跟逐渐离地，同时左手掌翻转，右勾手变掌，两掌心翻转向上，两肘微屈；眼看右手。

（2）上体左转，面向前方；右掌经右耳旁向前推出，掌心向前，手指与眼同高；左手收至左侧腰前，掌心向上同时左脚前移，脚尖点地，成左虚步；眼看右手。

【要领】跟步移重心时，身体不要有起伏，推手与虚步要协调一致。

13. 右蹬脚

【动作】

（1）左手前伸至右手腕背面，掌心向上，两手相互交叉，随即两手左右分开，左手翻转，两掌心斜向下，同时上体微右转；左脚轻轻抬起，脚跟着地向左斜前方落步（脚尖略外撇），重心前移，右腿自然蹬直，成左弓步；眼看前方。

（2）身体微向左转，两手继续向下画弧并由外向内翻转，至腹前交叉，上托于胸前，右掌在外，掌心均向内，同时右脚向左脚内侧靠拢，脚尖点地；眼看右前方。

（3）两臂左右画弧分开平举，两肘微屈，掌心均向外撑开；同时左脚支撑，右腿屈膝上提，脚跟慢慢用力向右前上方出，脚尖上勾，关节伸直，右腿与右臂上下相对，方向为右前方约30°；眼看右手。

【要领】蹬脚时，右脚尖回勾，力达脚跟，右掌与右蹬脚的方向要一致，两手分开时，腕与肩齐平，支撑腿膝微屈，上体不可后仰，手和脚的动作要协调一致。

14. 双峰贯耳

【动作】

（1）右小腿收回，屈膝平举；同时左手向前平摆至胸前，两手翻掌心向上，并沿体前下落至右膝两侧；眼看前方。

（2）右脚向右前方落步，脚跟先着地；两手收落于腰间，掌心斜向上。

（3）重心前移，全脚落实，成右弓步，同时两掌变拳，分别从两腰侧向上、向前画弧至面部前方，与耳同高，与头同宽，两臂微屈，两拳相对，拳眼斜向下；眼看前方。

【要领】定势时，头颈正直，松腰松胯，两拳松握，沉肩垂肘，两臂保持弧形。弓步的方向与右蹬脚的方向一致。

15. 转身左蹬脚

【动作】

（1）重心后移，左腿屈膝后坐，上体左转；右脚尖翘起内扣；两拳同时变掌，左手向左画弧，两手平举于身体两侧，掌心向外，眼看左手。

（2）重心右移，左脚收于右脚内侧，脚尖点地；同时两手分别向下画弧，在腹前交叉后托至胸前，左掌在外，掌心均向内；眼看左前方。

（3）同"13. 右蹬脚（3）"，唯左右方向相反。

【要领】转身时，应充分坐腿扣脚，上体保持正直，不可低头弯腰。左蹬脚与右脚方向为180°，其他要求同"13. 右蹬脚"。

16. 左下势独立

【动作】

（1）左小腿收回，屈膝平举；上体稍右转；右掌变成勾手，左掌向上向右画弧落于右肩前，掌心斜向后；眼看右手。

（2）右腿下蹲，左腿向左侧（偏后）伸出，成左仆步；左手经右肋沿左腿内侧向左穿出，掌心向外，指尖向左；眼看左手。

（3）重心前移，左脚尖外撇，右腿蹬直，脚尖里扣，成左弓步；上体微向左转并向前抬起；同时左臂继续向前伸出，掌心向右，指尖向前；右勾手下落内旋，勾尖转向上，置于身后眼看前方。

（4）右腿慢慢屈膝提起，成左独立式；同时右勾手变掌，并由后下方顺右腿外侧向前弧形提起，屈臂立于右腿上方，肘与膝相对，掌心向左，指尖斜向上，高与眼平；左手落按于左胯旁，掌心向下，指尖向前。眼看右手前方。

【要领】仆步穿掌时，上体不可前倾，要正直。由仆步转换独立步时，要充分做好两脚的外撇和内扣。支撑腿膝微屈，提腿脚尖自然下垂。上提的手臂与膝要相对。

17. 右下势独立

【动作】

（1）右脚下落于左脚内侧，脚掌着地，然后左脚跟提起，以脚掌为轴转动，身体随之左转；同时左手向左后平举变勾手，右掌随转体向左画弧摆至左肩前，掌心向左；眼看左勾手。

（2）同"左下势独立（2）"，唯左右方向相反

（3）同"左下势独立（3）"，唯左右方向相反

（4）同"左下势独立（4）"，唯左右方向相反。

【要领】右脚前脚掌落地应在左脚右前方约 20cm 处，仆步穿掌时，右脚跟应稍提起后再伸出去。其余均同"左下势独立"，唯左右方向相反。

18. 左右穿梭

【动作】

（1）身体稍向左转，左脚向左前方落步，脚跟着地，脚尖外撇，随身体重心前移，右脚收于左脚内侧，脚尖点地；同时左手翻转，掌心向下至左胸前，右掌向左画弧至左腹前，掌心向上，与左手呈抱球状，眼看左手。

（2）上体稍右转，右脚轻轻抬起，向右前方上步，约30°，重心前移，成右弓步；同时右手向右斜前方弧形摆起，经面前向上翻掌停于额前，掌心斜向上；左手下落至左腰间向前推出，高与鼻平，掌心向前，眼看左手。

（3）重心稍向后移，右脚尖翘起稍外撇，上体右转，随即重心再前移至右腿，全脚踏实；左脚随重心前移收至右脚内侧，脚前掌着地；同时右手翻转，掌心向下至右胸前，左手同时向下画弧收至右腹前，掌心向上，与右手呈抱球状，眼看右手。

（4）同（2），唯左右方向相反。

【要领】两个定势分别面向右、左侧前方，约30°。弓步架推时，手脚方向一致，两掌要做滚动上架与前推动作。头部、上体不可歪斜或前俯，架推时不要耸肩。两脚跟的横向距离在 30cm 左右。

19. 海底针

【动作】

（1）重心前移，右脚向前跟进半步，脚前掌着地，随即全脚踏实，重心后移至右腿，左脚轻轻提起；同时身体稍向右转，右手下落经体前向后，向上提至右耳旁，掌心向内，

指尖向前；左手向右胸前画弧随转体落于右腹前，掌心向下，指尖向右；眼看前方。

（2）上体左转，向前俯身；左脚稍向前落步，脚尖点地，成左虚步；同时右手由右耳旁向前下方斜插掌，掌心向左，指尖斜向下；左手经膝前画弧搂过，收于左大腿外侧，掌心朝下；眼看右手。

【要领】上体要舒展伸拔，不要过于前倾，要松胯，收腹敛臀。右手插掌时力达指尖，两臂的动作为左手随转体下落后划平圆，右手随转体划立圆。

20. 闪通臂

【动作】

（1）上体稍向右转，上体恢复直立；左脚轻轻拍起，收至右脚内侧；同时右手上提至胸前，指尖向前，掌心向左；左手屈臂上摆至右腕下，指尖贴近右腕内侧，眼看左手。

（2）左脚向前上步，脚跟先着地再全脚落实，成左弓步同时右手外翻，掌心斜向上，架于右额斜上方；左手向前平推，高与鼻尖平，掌心向前，眼看左手。

【要领】定势时，上体不可过于侧倾，推掌架臂均保持弧形，上下肢的配合要协调一致，弓步与推掌方向为正前方，两脚间横向距离与"揽雀尾"相同，不超过10cm。

21. 转身搬拦捶

【动作】

（1）重心后移，右腿屈坐，上体右转，左脚尖翘起后内扣，然后身体重心再移至左，左腿屈坐，右腿自然伸直；与此同时右手随转体向右至体右侧，向下（变拳）经腹前画弧至左肋旁，掌心向下；左手摆至头左侧，掌心斜向上前，眼看前方。

（2）上体继续右转，右脚轻轻拍起收至左脚内侧后（不要停顿），再向前迈出，脚尖外撇，脚跟着地，重心在左脚；同时右拳经胸前向前转压，拳心向上；左手经右前臂外侧下落，按于左胯旁；眼看右拳。

（3）重心前移，右脚落实，成右弓步；左脚向前一步，脚跟着地，上体继续右转；同时右拳向右画弧收至右腰间，拳心向上；左手经体侧向前画弧拦出，掌心向前下方，眼看左手。

（4）重心前移，左腿前弓，右腿自然蹬直，成左弓步；同时右拳向前打出，拳眼向上，高与胸平；左手微收，掌指附于右前臂内侧，掌心向右；眼看右拳。

【要领】右拳不要握得太紧，"搬"拳时要与右脚跟落地配合一致，"拦"时左手稍向内扣下压，向前打拳时，右肩随拳略向前引伸，要沉肩垂肘。整个动作要做到虚实分明，转换轻灵，重心平稳。

22. 如封似闭

【动作】

（1）左手翻掌向上由右腕下向前伸出，右拳变掌，两手掌心翻转向上，交叉伸举于体前；眼看前方。

（2）重心后移，身体后坐，左脚尖向上翘起；同时两手左右分开并屈肘回收（边分边内旋）至胸前，掌心斜向下。

（3）重心前移，左脚落实，成左弓步，两手向上、向前推出，腕高与肩平，掌心向前，眼看前方。

【要领】身体后坐时，上体不要后仰，两臂随身体回收时，肩肘略向外松开，避免直接抽回，两手推出时上体不得前倾。

23. 十字手

【动作】

（1）重心后坐，左脚尖翘起，上体右转，左脚尖内扣，右脚尖外撇，重心移至右腿，左腿自然伸直，成右横裆步（侧弓步）；同时右手随转体向右平摆画弧，与左手成两臂侧平举，掌心向前，肘微屈，眼看右手。

（2）重心左移，右脚尖内扣，右脚向左收回半步，两脚距离同肩宽，两腿伸直，成开立步；同时两手向下向内经腹前交叉合抱于胸前，右手在外，两掌心向内，两臂撑圆，腕高与肩平，成十字手，眼看前方。

【要领】两手分开合抱时，上体保持端正，不能低头弯腰。重心左右移动时，要保持身体平衡，动作完整。站起后，身体自然正直，头要微向上顶，下颌稍向后收。

24. 收势

【动作】

两手向外翻掌，掌心向下左右分开，与肩同宽，与肩同高，两臂慢慢下落，停于身体两侧；左脚慢慢收至右脚旁，脚掌先着地，随之两脚踏实成并步，恢复成预备姿势，眼看前方。

【要领】两手左右分开下落时，要全身放松，同时气也徐徐下沉，向外呼气，呼吸平稳后，把左脚收到右脚旁，再走动休息。

二、太极推手

太极推手是太极运动项目的重要组成部分，是武术技击内容之一，是一种双人徒手对练和对抗形式，是太极懂劲和技法的一种锻炼方法，是太极拳过渡到太极散手的中间过渡训练方式。与太极套路是体与用的关系。它们互相补充，相得益彰。太极推手遵循"以静制动""以柔克刚""以小力胜大力""粘连黏随""不丢不顶"的原则，使用掤、捋、挤、按、采、挒、肘、靠的技击方法，按照进、退、顾、盼、定的步法、眼法和身法进行的一种健身运动。它既有防身功能，又有健身价值；既可以用于竞技，又可以观赏。因此，深受广大太极拳爱好者的喜爱。

（一）太极推手的特点

太极推手除了与太极的特点一致外，还应做到"不丢不顶""粘连黏随""以静制动""以柔克刚"。

"不丢不顶"是指推手时不脱离，不顶撞。所谓"粘连"是粘连住对方，顺从不离，不与之发生抵抗，感知对方劲路去向与大小，其中含有走化对方的"化劲"。所谓"黏随"，是如胶一样粘住对方，彼去我随而不使脱，其中含有粘逼对方的"粘劲"。王宗岳《打手歌》曰："粘连黏随不丢顶。"推手时不仅双手要粘连黏随，身法、步法也要有粘连黏随之意，随人之动而伸缩进退，不先不后，处处顺应对手的变化。

"静"并非静止不动，而是指精神集中，仔细观察，通过身体触觉，准确判断对方力量的大小、方向、部位，以便及时做出反应，也叫"听劲"。太极推手要求知己知彼，后发先至，一切从实际出发，急则急应，缓则缓随，审时度势，因势利导，其基础全在于

"听劲"的技巧。

"柔"也非消极回避、软而无力，而是要求以巧制胜，避实就虚。以小力胜大力。如对手来势凶猛，就要走化旋转，避开锋锐，将对方引进，并使其力量分散落空，陷入被动，再集中优势出击对方。其劲力迅猛如放箭，太极推手中掌握这种"先化后发""以柔克刚"的技巧，称为"懂劲。"

（二）太极推手的作用

从西医学的观点来看，不动对方重心的双人推手法也称养生推手术。它可以锻炼人体反应能力，提高身体灵敏、速度、力量、柔韧等素质。两人还可以通过推手运动达到互相按摩、疏通经络、畅通气血和强健腰腿。从而强筋壮骨、增强记忆、预防早衰，并对某些疾病有良好的辅助医疗作用。

太极推手是中枢神经系统、呼吸系统、心血管系统、消化系统和肌肉骨骼运动相结合的综合性运动。

1. 对神经系统的作用 太极推手练习可以调整中枢神经系统的功能。练习太极推手要求思想高度集中，把注意力放在粘点上，并专心体会劲道。在运动中要求以意领气，气随意行，意到气到，因而能调整阴阳，疏通经络，从而增强中枢神经系统调节功能。练习中，走步子、打点子要求手脚左右对称性的运动，可发展左右大脑半球之间的联系，增强协调性。传统的推手讲究缠绕互推，不加压力于对方，不摇动对方重心。推来推去，随心所欲，任其自然，可以达到怡情适性的目的，稳定人的情绪，使大脑得到休息，从而对中枢神经系统起到调整修复的作用。静能生慧，经过长期的训练，能大大加强中枢神经的功能。

2. 对呼吸系统的作用 经常练习太极推手可改善呼吸系统的功能。深、长、细、匀的呼吸和吸蓄呼发的配合，可扩大肺活量，增强心肺功能。在发放中讲究"蓄劲如张弓，发劲如放箭"，"吸蓄呼发"大大提高肺泡气体交换率，在推手时虽然出汗但很少气喘。中医有"汗孔通，则百病不生；汗孔堵，则乱病缠身"之说，推手练习可使呼吸通畅，头脑清醒，机体灵活，周身舒适。

3. 对消化系统的作用 太极推手可增强消化系统的功能。太极推手能使呼吸加深，腹式呼吸能使腹肌、膈肌运动幅度增大，呼吸时膈肌的上升与下降，对胃肠、肝脏有规律地良性刺激，使胃肠蠕动增加，血液循环改善，消化液和消化酶分泌增加，从而改善了胃、肠、肝、胆的功能，提高了人体的消化吸收能力。

4. 对心血管系统的作用 太极推手可改善心血管系统的功能。太极推手是动静结合、内外结合、快慢相兼、刚柔相济的全身运动，这种运动促进了血液循环，对心脏、血管以及毛细血管都有良好的影响。

5. 对运动系统的作用 太极推手对骨骼、肌肉及关节活动也有良好的促进作用。太极推手以双方搭手做"太极圆弧"运动，其进退相随，劲的发放，走步子、打点子的练习及站桩，都需要人体不断克服重力，在半蹲姿势下完成，这对人体骨骼和肌肉力量的发展与增强具有良好的促进作用。太极推手要求全身放松，节节松开，节节贯通，达到周身一致、轻灵圆活，这使关节的活动幅度加大，可提高韧带的柔韧性和关节的灵活性。太极推手还是检验太极拳架方面身体是否放松的有效方法。这种放松不是松散无力，而是松而不懈，轻沉兼备，松可以增强人体的耐力和爆发力，可以化解对方的强力。

6. 对情志心理的作用 太极推手还有利于陶冶情操。在推手过程中，性格急躁者开始总想用大力迫使对方失势而不顾一切，但这种主观愿望往往被对方乘势借力"引进落空"。在多次失败及不断的深入练习中，才知道冷静、沉着的重要，可见推手对急躁者改变性情能起到潜移默化的作用。太极推手要求刚柔相济、快慢相间，对优柔寡断者，由于动作迟疑，往往会失去很多机会，使自己处于被动挨打的境地。通过推手实践可加强其果敢、机敏的性格。好勇斗狠的人在太极推手练习中，特别是遇到推手水平较高者往往败得更惨，才知山外有山，天外有天，从而看到自己的不足，培养了谦虚谨慎的作风。因此，太极推手对人的心理健康有积极的促进作用。

（三）太极推手的功法要领

习练太极推手，除了应掌握太极拳的练习要领以外，还应掌握"八法五步"。八法是指劲别和手法，即掤、捋、挤、按、采、挒、肘、靠。通常把掤、捋、挤、按称为四正推手法，把采、挒、肘、靠称为四隅推手法。五步是指进、退、顾、盼、定。

1. 八法要领

（1）掤劲 掤劲是向上向前之劲，有一种由内向外的弹性力，犹如周身充气。掤劲如围墙，以御敌于门外。用于攻防和走化，是太极拳中的主劲。在搭手时，逆着对方的劲向上，使对方的劲不能下降，有承接来力的掤架作用。有人称太极拳为掤拳，也就是说太极处处要有掤意，要求两臂具有一种圆撑力，这种圆撑力是由内向外的膨胀力，在任何情况下均有一定的弹性。

掤法的运用很广，两人搭手时，用手承接对方来劲，感知对方劲力大小及其变化。在我顺人背时，可寻机发力将对方击出；人顺我背时可掤住并侧引对方，即"掤化"。

（2）捋劲 捋劲是顺对方来势，向侧、向后的牵引力，在太极拳中为化劲。根据对方的来动，进行走化。凡对方向我掤或挤时，运用此法，可使对方向前、向侧倒。

捋法是指捋时前面一个手，劲点在近腕部的尺骨处，轻贴在对方的肘部，后面一个手劲点在掌心或掌背，接触在对方的腕部，两手相距对方一小臂距离。它可以根据对方外力的变化情况，向自身侧面斜线走化。顺其方向用力，使对方继续前伸落空，然后变化着进击。它是一种以防为攻的技法。

（3）挤劲 挤劲是一种向前推击，逼使对方不得运转的力，挤为进攻劲。在捋开对方来劲之后，可随时以挤手攻之，把对方击出。

挤法在推手中，一般采用一臂拥掤圆横于胸前，另一手扶其腕部，合力向前、向对方推挤。在对方近身或被对方捋时，用挤法应之，用手或臂向前贴紧挤着对方，使对方无法转动，然后将对方挤出。

（4）按劲 按劲是一种向前、向下推按的力，按为进攻劲。使用按劲时，先用提劲向上向左或向右化开对方来力，两手在对方腕、肘处用推按之力将其向前、向下按出。按手的关键在腰部，不能单靠手臂的力量，所以说"按在腰攻"。

按法在推手中，凡遇对方挤我时，我即用两手向下、向前推按，破其挤法，用之得当可将对方向前下按倒。

（5）采劲 采劲是用手掌按着对方的手臂向下牵引。采法运用较广，善于用采者，不管对方的力如何攻来，均可采而化解，然后选择其弱点反攻。在推手中，对方如用按时，我则用采先改变其力的方向，然后再攻之。

（6）捋劲 捋劲是一种向外横推或横采之力，可使对方身体扭转而失重。顺对方出力的方向循弧线用力，使对方旋转而不能自主，只得被提空而抛出。捋劲在太极拳中运用不多，但此劲很重要。比如，自己处在倾仰势背之时，想转顺争取主动，就要运用此劲。

捋法是一手按住对方的臂，另一手即用手背反捋人之领，使对方后仰倾倒。如自己被对方用野马分鬃制于背势后仰时，就可用捋法转为顺势，并反借其势，使对方后仰。捋又分横捋、采捋等法，运用时要用腰腿之劲，而不用手劲。

（7）肘劲 肘劲一般是指用肘尖发出的力或以肘击人。

肘法，即用肘力进攻对方的方法。用屈肘向对方心窝或其他关节部位贴身封逼，发劲充足，击人十分锐利，而使对方受伤，故要慎用。发肘劲时，要肘膝相合，用腰腿劲，再加上意气。

（8）靠劲 靠劲是指用肩、背向外击人之力。靠劲多在贴身之后，发出外挤推力。

靠法一般在对方用力向后牵拉时，趁机取巧而用，用之得当，能显出八面成风。发靠劲大多贴身，所以发劲要短、快、猛。

2. 五步要领

（1）进法 进为前进，是接近对方。在推手中一是移动重心，二是配合八法协助发劲。进法不仅包括步子的进，也包括身体与手肘的进。前脚向前移动时，抬脚不可太高。移动要轻快，落脚要稳实。

（2）退法 退为后退，是远离对方。包括防御和进攻两个方面。防御用于引进落空，如用捋式时，是积极的防御。进攻用在边退边攻，退中求打，如倒撵猴。退法不仅包括步子的退，也包括身体与手肘的退。前脚向后移动时要轻灵、快速、稳实。

（3）顾法 顾为左顾。顾在三前：即眼前、手前、脚前。

（4）盼法 盼为右盼，盼在七星：即头、肩、肘、手、胯、膝、足。

顾法、盼法是指推手时应注意对方的眼神，由对方的眼神来判断其动作的方向，同时还要顾及自身的两侧，即腰腿手肘之顾盼。

（5）定法 定为中定，中定指身桩中正，是太极推手的核心，要固守好自己的中线。在推手中要保持自己的中定，去破坏对方的中定。失去"中"，就失去稳定性。站桩是静态的平衡，盘拳架子是自身的动态平衡，推手是在双方相互作用下的动态平衡，它比自身的动态平衡难度大。中定的方法，一是要气沉丹田，下盘稳健；二是要以腰为轴，灵活转变，要让对方找不到我的"中"，"人不知我，我独知人"，才能立于不败之地。

要想练好太极推手，应从四正推手入手，练习时应注意上下相随，因势利导，要顺人之势以小力化去大力，用借力打力之法，要引进落空，反对丢顶。在练习太极推手时，应按王宗岳的《打手歌》来练习。歌云：

> 掤捋挤按须认真，上下相随人难进。
> 任他巨力来打我，牵动四两拨千斤。
> 引进落空合即出，粘连黏随不丢顶。

（四）太极推手的功法动作

太极推手的基本动作包括基本功，身型、手型和步型等，它们的动作要领、目的要求与太极拳的要求是一致的。本节只介绍单推手和双推手两组太极推手的基本动作。

1. 单推手

（1）平圆单推手

【预备】甲乙相对站立，相对距离以双方两手握拳、两臂向前平举，拳面相接触为准，身体自然放松，目视对方。

【动作】

①甲乙身体微向左转，双方将右腿向前迈出一步，两腿内侧相对，脚尖向前，甲乙右脚相距 10～20cm；同时双方右手向前伸出，手臂稍屈，双方手背相贴，手腕交叉（通称"搭手"），左手均自然下垂；重心均落于两脚之间，稍偏于后腿，后腿屈半蹲，目视对方。

②甲身体重心略向前移，右腿前弓，以右掌向前平推，按向乙胸部。

③乙承接甲之按劲，重心稍后移；左腿微屈，上体右转，以右掌向右引甲右手，使其不能触其胸部而落空。

④乙随即顺势用右掌向前平推，按向甲右胸部。

⑤甲同样用右手承接乙之按劲，重心稍后移；左腿微屈，上体右转，以右掌向右引乙右手使其落空。

如此循环练习，双方推手路线成一平圆形。平圆单推手可左足在前换左手练习，方法相同。

【要领】双方搭手时，注意手腕与肩平，各含"掤劲"，既不可过于用力相顶抗，亦不可软而无力。一方用按劲推按对方时，对方则用"化"化开，"化"时应注意转腰、坐胯，以腰带手，协调一致。双方手臂要保持掤劲，进退相随，不可僵硬，动作粘连黏随，不丢不顶。双方左手自然置于左侧。

（2）立圆单推手

【预备】与平圆单推手相同。

【动作】

①甲用右手向乙面部推按，重心略向前移，右腿随之前弓；乙以右手用掤劲承接甲之来劲，顺势重心略后移，左腿屈膝，向右转体，将甲右掌引向头部右前侧，使其落空。

②乙顺势将右掌置甲右手腕上，向下、向前推按，随即重心前移，右腿前弓，意在按甲右肋部；甲以右手用掤劲承接乙来劲，右臂顺势收回，同时重心后移，屈左腿，向右转体，将乙右手引向体右侧，使其落空。

③甲再将右手弧形上提至头部右侧向乙面推按；乙仍如前顺势将甲右手引向头部右前侧，使其落空。

如此循环练习，双方推手路线成一立圆形。立圆单推手可出左脚在前，搭左手练习。

【要领】两人搭手推成立圆，要注意沉肩垂肘，勿耸肩提肘。

2. 双推手

【预备】甲乙相对站立，相对距离以双方两手握拳、两臂向前平举，拳面相接触为准。双方右脚向前方上步，两脚内侧相对，相距 10～20cm，双方身体重心稍偏左脚，左腿屈蹲；同时双方右手向前上举，臂微屈，手背相贴，手腕交叉相搭，左手掌扶于对方右肘部；目视前方。

【动作】

①掤劲　双方用右臂相搭做搭手式，各含掤劲，同时左手掌扶于对方右肘部。

②捋势　乙右手承接甲右手之掤劲，身体稍右转，将右臂向后引，右手腕粘住甲右手腕并内旋翻转，用掌心贴附于甲右腕，左手扶于甲右肘部，顺甲右手之掤劲，重心后移，屈左腿，坐胯，向右转腰，两手向右后引甲右臂（做捋势动作）；甲随乙捋势右腿屈膝前弓，重心稍向前移，身体微左转，左手脱开乙右肘部扶于右臂内侧。

③挤势　甲顺乙捋势，身体向右转，以右小臂平挤乙胸部，左手贴在右臂内侧辅助，迫使乙两手挤于胸前，将乙的挤势化解。

④按势　乙顺甲之挤势，身体左转，两手同时向前、向下推按甲左小臂，使甲挤劲落空。

⑤甲以掤劲承接乙之按势，用左手背接乙左手，以左肘接乙右手，右手由下向右绕出，扶于乙左肘部；重心稍后移，左腿屈膝，身体微向左转；左臂掤住乙按势向上循弧形路线引伸，双方搭手成掤势，右手扶于对方左肘部。

⑥甲身体继续左转，左手内旋翻转粘住乙左手腕，右手扶乙左肘，向左后引乙左臂成捋势，乙顺甲捋势，重心前移，右腿前弓，身体略右转，左手自然脱开甲左肘部，扶于左前臂内侧。

⑦乙顺甲捋势，右手扶于左臂内侧，身体向左转，以左小臂平挤甲胸部形成挤势；甲顺乙之挤势，身体向右转，重心后移。

⑧甲重心前移，右腿屈膝前弓，两手向下、向前按乙右前臂形成按势。

⑨乙顺甲按势，用右臂掤住甲按劲，左手由下向左绕出，扶于甲右肘部，身体略右转，重心稍后移，左腿屈膝，同时右臂向上、向右弧形摆动，双方形成搭手掤势。

⑩乙身体继续右转，两手搭扶甲右臂成为捋势；甲则顺势变为挤势。

如此循环反复练习。甲乙可互换运动方向，左右势可交替进行。

【要领】练习时做到圆活连贯、上下相随、左右呼应、顺势走化，悉心体会掤、捋、挤、按四种技法的劲力、劲路的变化和运动规律。

第八节　八段锦

八段锦最早见于宋代洪迈《夷坚志》中，距今已八百多年，是内练"精、气、神"的保健养生功法之一。八段锦具有行气活血、柔筋健骨、协调五脏六腑、养气壮力之功能。古人为了彰显其珍贵，将其比喻为精美的丝织锦缎。现代研究也已证实，八段锦能改善神经体液调节功能和加强血液循环，对腹腔脏器有柔和的按摩作用，对神经系统、心血管系统、消化系统、呼吸系统及运动器官都有良好的调节作用。八段锦属于有氧代谢运动，它安全可靠，运动强度和动作编排次序符合运动生理学规律，是人们防治疾病的常练功法，也是强身健体、提高体力的功法之一。

八段锦的体势有坐势和站势两种。坐势练法恬静，运动量小，适于起床前或睡觉前穿内衣锻炼。站势运动量大，适于各种年龄、各种身体状况的人锻炼。

立势八段锦在流传过程中经过不断地修改，到清光绪初期《新出保身图说·八段锦》，首次以"八段锦"为名，并绘有图像，形成了较完整的动作套路，并有七言歌诀："两手托天理三焦，左右开弓似射雕；调理脾胃须单举，五劳七伤往后瞧；摇头摆尾去心火，两手攀足固肾腰；攒拳怒目增气力，背后七颠百病消。"至此，传统八段锦动作基本被固定下来。

一、功法动作

预备式

【动作】两脚并拢，自然站立，五趾抓地，心静体松，头项正直，虚灵顶劲，含胸拔背，沉肩直腰，两臂松垂于身体两侧，凝神调息，舌抵上腭，气沉丹田，目视正前方；精神内守，神态安宁，呼吸自然（图 6-8-1a）。左脚向左开步与肩同宽，两腿膝关节稍屈，两臂内旋，两手向前合抱于腹前，掌心向后，两掌指尖距约 10cm，目视前方（图 6-8-1b）。

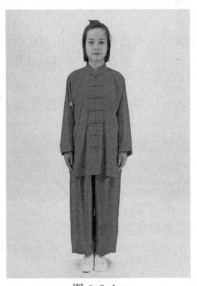
图 6-8-1a

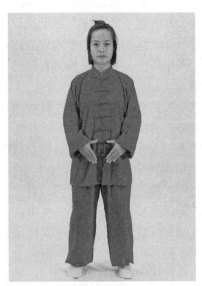
图 6-8-1b

【要领】头向上顶，下腭微收，舌抵上腭，嘴唇轻闭，沉肩垂肘，腋下虚掩，胸部宽舒，腹部松沉，收髋敛臀，上体松正。精神内守，神态安宁，呼吸自然。

【功法作用】宁静心神，调整呼吸，内安五脏，端正身形，从精神和肢体上做好练功前的准备。

【注意事项】抱球时指尖相对，大拇指放平；忌八字脚；注意收髋敛臀，命门穴放松；两脚平行站立，膝关节不超越脚尖。

第一式　两手托天理三焦

【动作】两臂外旋微下落，两掌五指分开，在腹前交叉，掌心向上，目视前方（图6-8-2a）；两腿挺膝伸直，两掌上托于胸前，两臂内旋向上托起，翻掌，掌心朝上，用力向上托，如同托天状，同时慢慢仰头，眼随手动，注视掌背，肘关节伸直，动作稍停（图6-8-2b）；下腭内收，目视前方（图6-8-2c）；两腿膝关节微屈，两臂分别向身体两侧下落，两掌捧于腹前，掌心向上，目视前方。

该式一上一下为1次，共做6次。

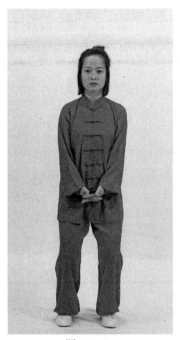
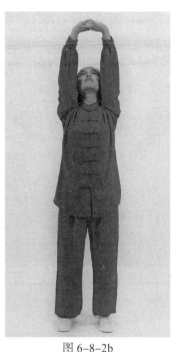
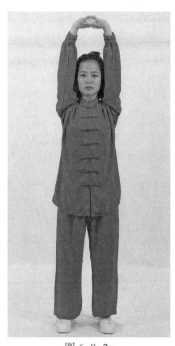

图 6-8-2a　　　　　　　　图 6-8-2b　　　　　　　　图 6-8-2c

【要领】两掌上托要舒胸展体，缓慢用力，下腭先向上助力，再内收，配合两掌上撑，力在掌根，保持伸拉，略有停顿；两掌下落要松腰沉髋，沉肩垂肘，松腕舒直，上体松正。切忌松懈、断劲。

【功法作用】通过两手交叉上举，缓慢用力，保持深拉，伸展四肢和躯干，状似伸懒腰，使颈、腰背和四肢筋骨得到充分的拔伸舒展，拉长躯干与上肢各关节周围的肌肉、韧带及关节软组织，对提高关节的灵活性，对肩部疾患、颈脊病、颈腰背退行性疾病具有较好的防治作用，尤其对肩周炎的防治效果突出；同时也可较好地锻炼体内各内脏器官，尤其是对心肺功能和脾胃功能的调理作用非常明显。吸气时，两手上托，充分伸展肢体，增大了肋间肌、膈肌的运动幅度，使胸腔和腹腔容积增大，可起到升举气机、通畅三焦、调和气血的作用；呼气时，两手分开从体侧徐徐落下，有利于气机的下降。一升一降，使气机运动平衡。对脊柱和腰背肌群亦有良好的作用，有助于矫正两肩内收和圆背、驼背等不良姿势。

第二式　左右开弓似射雕

【动作】重心右移，左脚向左开一大步站立，宽过两肩，膝关节缓慢伸直，两掌向上交叉于胸前，左掌在外，目视前方（图6-8-3a）；右掌屈指，向右拉至肩前，左掌成八字掌，左臂内旋，向左推出与肩同高，同时，两腿屈膝、半蹲成马步，动作略停，目视左前方（图6-8-3b）；重心右移，两手变自然掌，右手向右画弧，与肩同高，掌心斜向前，重心继续右移，左脚回收成并步站立，同时，两掌捧于腹前，掌心向上，目视前方。右式动作与左式相同，方向相反。

该式一左一右为一次，共做3次。做到第3次最后一动时，身体重心继续左移，右脚回收成开步站立，膝关节微屈，同时，两掌下落，捧于腹前，目视前方（图6-8-3c）。

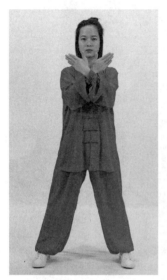
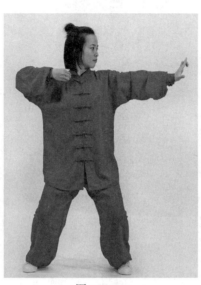
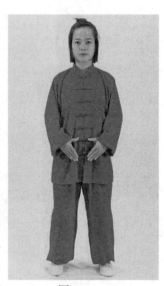

图6-8-3a   图6-8-3b   图6-8-3c

【要领】沉肩坠肘，上体直立，两脚跟外撑。侧拉之手拇指要并拢，屈紧，肩臂放平；八字掌侧撑需沉肩，坠肘，屈腕，竖指，掌心含空。忌端肩、弓腰、八字脚。

【功法作用】扩展胸部，作用于上焦。吸气时，双手似开弓状，左右尽力拉开，加大胸廓横径，能够吸进更多的新鲜空气；呼气时，双手向胸前合拢，挤压胸廓，帮助吐尽残余的浊气。由于两肺的舒张与收缩，对心脏也起到了直接的按摩和挤压作用，加强了心肺功能。同时此动作还可增强胸胁部、肩背部及腿部肌肉力量，有助于保持人体正确姿势，预防和矫正肩内收和驼背等不良姿势。

第三式　调理脾胃须单举

【动作】两腿挺膝伸直，同时，左掌上托（图6-8-4a）；经面前上穿，随之臂内旋上举至头的左上方（图6-8-4b）；左掌继续上举，至手臂伸直，指尖朝右；右掌同时随臂内旋下按至右髋旁，至手臂伸直，指尖向前，动作略停（图6-8-4c）；两腿膝关节微屈，左手从头顶自原路线缓缓下落于腹前，同时右臂外旋，右掌向上，左右手复原于腹前，目视前方（图6-8-4d）。

右式动作与左式相同，方向相反。该式一左一右为1次，共做3次。

【要领】舒胸展体，拔长腰际，两肩松沉，两掌放平，指尖摆正，上撑下按，力在掌根；腕关节尽量背伸，手臂伸直。

【功法作用】主要作用于中焦，通过左、右上肢一松一紧的上下对拉，能使肌肉、经络，特别是肝、胆、脾、胃受到牵拉，对中焦脾胃起到按摩的作用，能增强胃肠蠕动和消化功能。同时可以刺激位于胸胁部的相关经络以及背部腧穴等，具有调理脏腑经络的作用。锻炼脊柱内各椎骨间的小关节及小肌肉，增强脊柱的灵活性与稳定性，有利于预防和调理肩、颈疾病。

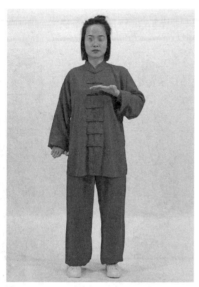

图 6-8-4a

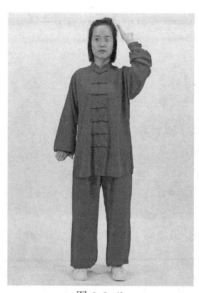

图 6-8-4b

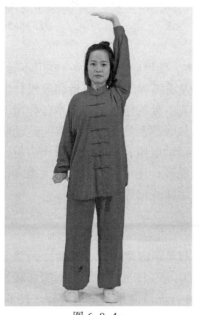

图 6-8-4c

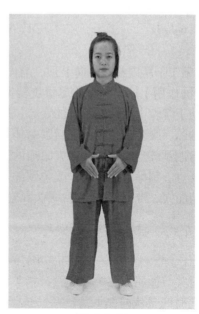

图 6-8-4d

第四式　五劳七伤往后瞧

【动作】两腿挺膝，重心升起，同时两臂伸直，指尖向下，目视前方（图6-8-5a）；两臂外旋，掌心向外，头向左后转，尽量旋转至最大限度，动作稍停，目视左斜后方（图6-8-5b正面、侧面）；两腿膝关节微屈，同时两臂内旋，按于髋旁，指尖向前，目视前方（图6-8-5c）。右式动作与左式相同，方向相反。

该式一左一右为1次，共做3次。

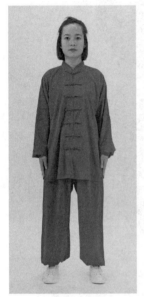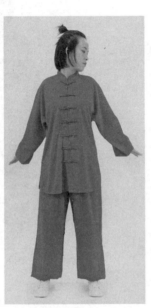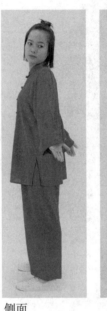

图6-8-5a　　　　　　　　图6-8-5b　正面、侧面　　　　　　图6-8-5c

【要领】下腭内收，头向上顶，肩向下沉，转头、旋臂幅度尽量大一些但不转体。

【功法作用】使整个脊柱尽量旋转扭曲，可增强项腰背部肌肉力量和改善脊椎活动功能，有助于解除中枢神经系统的疲劳；通过上肢伸直、外旋扭转的静力牵张作用，可以扩张牵拉胸腔、腹腔诸脏腑；往后瞧的转头动作，增加颈部及肩关节周围参与运动肌群的收缩力，增加颈部运动幅度，增大眼球的活动范围，活动眼肌，增强眼部肌肉力量，预防眼肌疲劳及肩、颈等背部疾患，改善颈部及脑部血液循环；还可以刺激颈部大椎穴以及背部五脏六腑俞穴，常用于防治脊柱病、高血压、动脉粥样硬化等病症。

第五式　摇头摆尾去心火

【动作】重心左移，右脚向右开一大步站立，两足距离宽于肩，同时，两掌上托至头上方，肘关节微屈，膝关节伸直，指尖相对，目视前方（图6-8-6a）；两腿屈膝、半蹲成马步，同时两臂从两侧下落，两掌扶于膝关节上方，虎口向里，两肘外撑（图6-8-6b）；重心向上，稍升起，随之重心右移，上体向右前方探俯，左腿蹬伸，重心右移，拧腰切髋，目视右脚面（图6-8-6c）；重心左移，同时上体最大幅度由右向前、向左旋转，目视左脚跟（图6-8-6d正面、侧面）；重心右移成马步，同时头向后摇，上体立起，随之下腭微收，目视前方。右式动作与左式相同，方向相反。

　　该式一左一右为 1 次，共做 3 次。做完 3 次后，重心左移，右脚回收成开步站立，同时两臂经两侧上举，两掌心相对，两腿膝关节微屈，同时，两掌下按至腹前，指尖相对，目视前方。

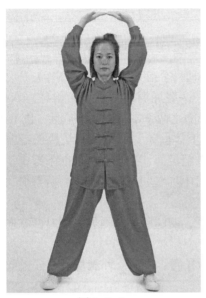

图 6-8-6a

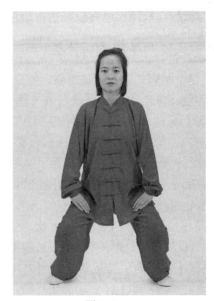

图 6-8-6b

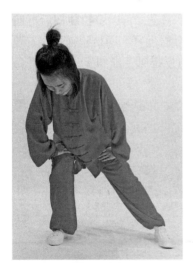

图 6-8-6c

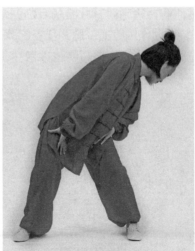

图 6-8-6d　正面、侧面

　　【要领】马步下蹲要收髋拧臀，上体松正；上体右倾，臀部左摆，上体前俯，臀部向后画圆，上体不低于水平；摇转时，颈椎与肌肉尽量放松，脖颈与臀部对拉伸长，加大旋转幅度，速度柔和、缓慢、圆活、连贯。

　　【功法作用】全身性动作，摇头摆臀、拧转腰胯，牵动全身，对整个身体都有良好作用。两腿下蹲，摆动臀部可刺激脊柱、督脉等，通过摇头可刺激大椎穴，从而达到疏通经络、清泄内热的目的，有助于清心泻火、宁志安神；脊椎腰段、颈段大幅度侧屈、环转及回旋，可使整个脊柱的头颈段、腰部及臀部肌群参与收缩，增加了脊、颈、腰、髋的关节灵活性，有助于任、督、冲三脉经气运行；对颈椎、腰椎疾病，以及心火亢盛所致的心烦、失眠、多梦等有一定的防治作用。下肢弓步、马步变化，能壮腰健步，增强下肢肌肉力量，对腰酸膝软等疾患有较好的防治作用。

第六式　两手攀足固肾腰

【动作】两脚并拢，两腿挺膝，伸直站立，同时两掌指尖向前，两臂向前、向上举起，肘关节伸直，掌心向前，目视前方（图 6-8-7a）；两臂屈肘，两掌指尖相对，掌心向下，按于胸前（图 6-8-7b）；两臂外旋，两掌心向上，随之两掌掌指顺腋下后插（图 6-8-7c）；两掌心向内，沿脊柱两侧向下抹运至臀部；随之上体前俯，两掌同时从腰部沿腿后膀胱经向下抹运（图 6-8-7d），至足跟，从足外侧画弧至足面，抬头，目视前下方，动作略停（图 6-8-7e）；两掌沿地面前伸，随之用手臂带动上体立起（图 6-8-7f），两臂肘关节伸直上举，掌心向前（图 6-8-7g）。

该式一上一下为 1 次，共做 6 次。做完 6 次后，两腿膝关节微屈，同时两掌向前下按至腹前，自然下落，成站立姿势，目视前方。

【要领】两掌向下抹运要适当用力，至足背时松腰、沉肩、两膝挺直；向上起身时手臂要主动上举，带动上体立起。切忌膝关节弯曲。

【功法作用】腰部通过大幅度前俯后仰，可充分舒展腰腹肌群，刺激脊柱、督脉以壮腰健肾、明目醒脑，且能提高腰腿柔韧性，防止腰肌劳损和坐骨神经痛等；推抹膀胱经有助于防止生殖泌尿系统等慢性病，达到固肾壮腰的目的；双手攀足，可以牵拉腿部后群肌肉，增强其力量与伸展性。整体动作可疏通带脉和任督二脉、壮腰健肾、明目醒脑，改善腰部的肾、肾上腺、输尿管等器官的功能，提高腰腿柔韧性，防止腰肌劳损和坐骨神经痛。

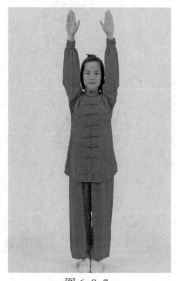

图 6-8-7a

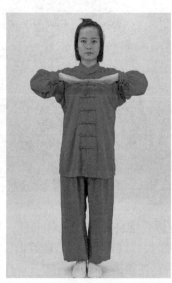

图 6-8-7b

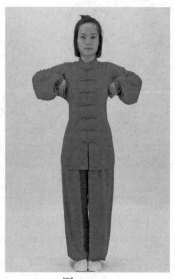

图 6-8-7c

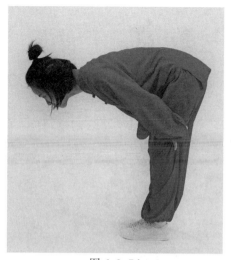

图 6-8-7d

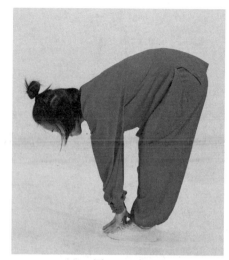

图 6-8-7e

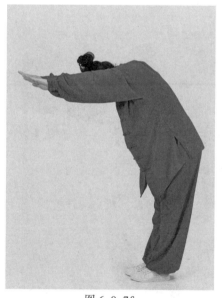

图 6-8-7f

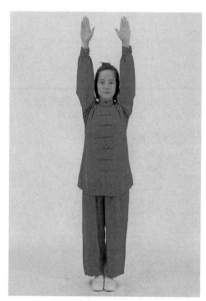

图 6-8-7g

第七式　攒拳怒目增气力

【动作】重心右移，左脚向左开一大步，两足距离宽于肩，两腿半蹲成马步，同时两掌握拳于腰侧，大拇指在内，拳眼向上，目视前方（图 6-8-8a）；左拳向前冲出与肩同高，拳眼向上，目视左拳（图 6-8-8b）；左臂内旋，左拳变掌，虎口向下，目视左掌（图 6-8-8c）；左臂外旋，肘关节微屈，同时左掌向左缠绕，大拇指在内，五指向上后握住，目视左拳（图 6-8-8d）；左拳屈肘回收至腰侧，拳眼向上，目视前方。右式动作与左式相同。

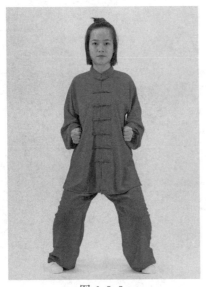

图 6-8-8a

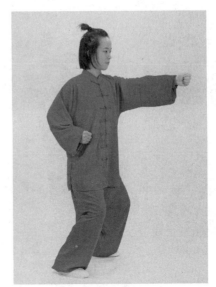

图 6-8-8b

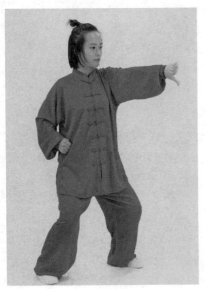

图 6-8-8c

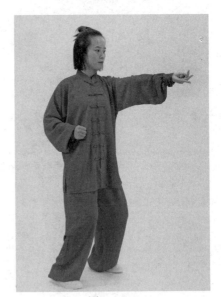

图 6-8-8d

该式一左一右为 1 次，共做 3 次。做完 3 次后，重心右移，左脚回收成并步站立，同时，两拳变掌，垂于体侧，目视前方。

【要领】出拳由慢到快，体现"寸劲"。冲拳时脚趾抓地，气沉丹田，怒目圆睁，头向上顶，上体立直，脊柱正直，拧腰顺肩，力达拳面，要与呼气、瞪眼怒目配合一致。回收时要旋腕，五指用力抓握。马步的高低可根据自己的腿部力量灵活掌握。冲拳时切忌上体前扑、端肩、屈肘；回收时切忌旋腕不明显，抓握无力。

【功法作用】怒目瞪眼可刺激肝经，使肝气条达、肝血充盈，经脉得以濡养，筋骨强健；两腿下蹲，脚趾抓地，双手攥拳，旋腕，手指骨节强力抓握等动作，可刺激手足三阴、三阳经脉和督脉，使全身肌肉、经脉受到静力牵张刺激，长期锻炼可使全身肌肉结实有力，气力倍增。

第八式 背后七颠百病消

【动作】松静站立，精神内守，呼吸自然。两脚跟提起，头上顶，动作稍停，目视前方（图6-8-9a）；两脚跟下落，轻震地面（图6-8-9b）。该式动作一起一落为1次，共做7次。

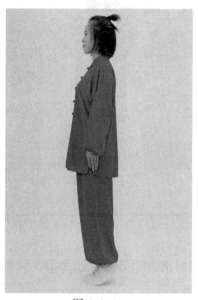
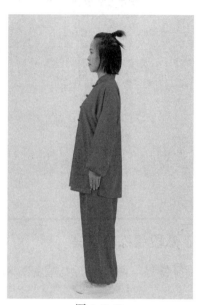

图6-8-9a 图6-8-9b

【要领】上提时要脚趾抓地，脚跟尽力抬起，两腿并拢，提肛，收腹，肩向下沉，百会穴上顶，略有停顿，掌握好平衡；脚跟下落时轻轻下震，同时沉肩，舒臂，周身放松。

【功法作用】脚十趾抓地，可刺激足部有关经脉，调节相应脏腑功能，同时，颠足可刺激脊柱与督脉，使全身脏腑经络气血通畅，阴阳平衡；踮足而立，或增强小腿后群肌力，拉长足底肌肉、韧带，提高人体的平衡能力；落地震动，轻度刺激下肢及脊柱各关节内外结构，通过连续抖动，使肌肉、内脏、脊柱的关节得到放松，有助解除肌肉紧张，并使浊气从脚底涌泉排出。

所谓百病消，并非指单做"背后七颠"这一段，而是指长期坚持做整套八段锦动作后，能达到防病祛病、延年益寿的功效。

收式

【动作要领】两臂内旋，屈肘，掌心向后，两掌相叠于腹部，男性左手在里，女性右手在里，目视前方（图6-8-9c）；最后两臂垂于体侧（图6-8-9d）。

【动作要点】两掌内、外劳宫相叠于丹田，周身放松，气沉丹田。收功时要注意体态安详，举止稳重，做一下整理活动，如搓手浴面和肢体放松动作。

【功法作用】使气息归原，整理肢体，放松肌肉，愉悦心情，进一步巩固练功的效果，逐渐恢复到练功前安静时的状态。

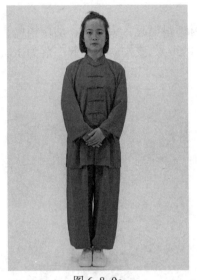

图 6-8-9c

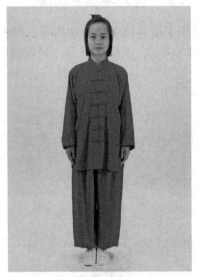

图 6-8-9d

二、八段锦练功口诀

（1）预备势　两脚平行与肩宽，双手侧摆抱腹前。屈膝身正心平静，调整呼吸守丹田。

（2）两手托天理三焦　叉指上托抬头看，平视上撑意通天。两臂下落沉肩肘，松腕舒指捧腹前。

（3）左右开弓似射雕　跨步直立搭手腕，马步下蹲拉弓弦。变掌外推臂伸展，并步起身往前看。

（4）调理脾胃须单举　外旋上穿经面前，一掌上撑一掌按。掌根用力肘微屈，舒胸拔脊全身展。

（5）五劳七伤往后瞧　起身松腕臂外旋，转头双目往后看。身体调正膝微屈，掌指向前往下按。

（6）摇头摆尾去心火　马步下蹲臀收敛，先倾后旋向足看。颈尾伸拉头上顶，头摇尾摆对称转。

（7）两手攀足固肾腰　以臂带身上抻展，转掌下按膻中前。指顺腋下向后插，摩运脊背将足攀。

（8）攒拳怒目增气力　马步下蹲握固拳，单臂前冲瞪双眼。拧腰顺肩趾抓地，旋腕握拳收腰间。

（9）背后七颠百病消　两脚并拢要沉肩，呼吸均匀把足颠。脚跟抬起稍停顿，下落震地全身安。

（10）收势　体态安详身自然，均匀呼吸鼻内旋。两手相叠小腹处，将气收归下丹田。

第九节　少林内功

少林内功原为武林强身基本功，经历代相传，已形成一种练功配合推拿调理治疗疾病的内功推拿流派，着重于腰腿的爆发力和上肢力量锻炼，成为推拿专业人员必练的基本功。

一、基本要求

少林内功功法强调以力贯气，蓄劲于指端，即"炼气不见气，以力带气，气贯四肢"，强调要用"霸力"。练功时，要求两足踏实，五趾用力抓地，足尖略内扣，两足成内八字形；凝劲于肩、臂、肘、腕、指，两手拇指尽量外展、伸直，其他四指尽量并拢伸直；精神贯注，目视前方，呼吸自然，不可憋气，舌抵上腭，上身正直，挺胸拔背，收腹，含颏，站如挺松，稳而牢固。通过有意识的动作配合呼吸"蓄力养气"，徐徐运力，所谓"外紧内松"。运动时做到刚中有柔，刚柔相济，达到气与力同练，内与外俱壮的目的。

二、基本裆势

练习本功法首先要练习裆势，当裆势的动作和要领掌握好后，再接着练基本动作。训练量要由小到大，每次的训练量以微微汗出为度。

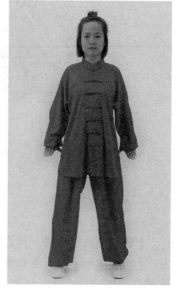

图 6-9-1

（一）站裆势

【动作】并步站立，左脚向左横跨一步，稍宽于肩，足尖略收成内八字，五趾着地，运用霸力，劲由上贯下注于足。挺胸拔背，后臀内蓄，两手后伸，挺肘伸腕，肩腋勿松，四指并拢，拇指外分，两目平视，勿左顾右盼，精神贯注，呼吸自然（图6-9-1）。

【要领】做到三直四平。即保持臂、腰、腿用力伸直；头、肩、掌、脚尽量水平，两脚内扣，运用霸力。夹肩、挺肘、伸腕、翻掌、立指。挺胸收腹，舌舔上腭，呼吸自然，两目平视。

【功法作用】少林内功的最基本站桩功，主要锻炼背阔肌、三角肌后束、大圆肌、手腕背伸肌、拇长伸肌、指总伸肌、耻骨肌、股薄肌、长收肌、短收肌、大收肌等，可固本强基、行气活血、调和脏腑，增强指、臂、腰、腿的功力。

（二）马裆势

【动作】并步站立，左脚向左平开一步，屈膝下蹲，两足距离略宽于肩，两膝和脚尖微向内扣，两脚跟微向外蹬，成内八字形；两手后伸，挺肘伸腕，手四指并拢、尽量伸直，拇指分开尽量外展、伸直，成八字掌，虎口朝内。挺胸收腹，微微前倾，重心放在两腿之间，头如顶物，目须平视，呼吸随意（图6-9-2）。

【要领】沉腰屈膝，挺胸收腹，避免撅臀，目须平视，呼吸自然。

【功法作用】主要锻炼骶棘肌、腹直肌、腹横肌、腹内斜肌、腹外斜肌、股二头肌、缝匠肌、半腱肌、半膜肌、腓肠肌等，增强根基之稳定。

（三）弓箭裆势

【动作】并步站立，身向右旋，右足向前方跨出一大步，距离可根据自己身体高矮调整；在前之右腿屈膝半蹲，膝与足垂直，足尖微向内扣，在后之左腿膝部挺直，足略向外撇，脚跟着地，成前弓后箭之势；上身略向前俯，重心下沉，臀部微收，两臂后伸，挺肘伸腕，掌根蓄劲或两手叉腰，虎口朝内，蓄势待发；精神贯注，目视前方，自然呼吸，舌抵上腭（图 6-9-3）。

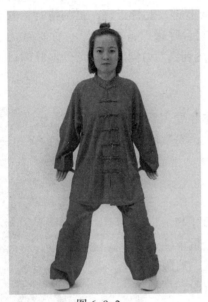 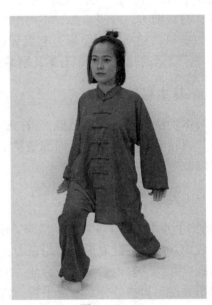

图 6-9-2　　　　　　　　　　　　　　图 6-9-3

【要领】前弓后箭，用劲后沉，挺胸收腹，呼吸随意，虚灵顶劲，全神贯注。

【功法作用】重点锻炼髂腰肌、阔筋膜张肌、股直肌、缝匠肌、股二头肌、股四头肌、半腱肌、半膜肌、腓肠肌等，提升下肢蓄劲。

（四）磨裆势

【动作】上身略向前俯，重心下沉，臀部微收，两手仰掌护腰（图 6-9-4a）。左手化俯掌屈肘向右上方推出，呈右弓步（图 6-9-4b）；掌根及掌外侧运动徐徐向左方磨转，同时身体随之向左旋转，右弓步演变成左弓步，左手变仰掌护腰，右手化俯掌屈肘向左上方推出（图 6-9-4c）；掌根及掌外侧运动徐徐向右方磨转，同时身体随之向右旋转，左弓步演变成右弓步，右手变仰掌护腰（图 6-9-4d）。

【要领】前弓后箭，重心下沉，仰掌化俯掌，屈肘推出，上肢蓄力，徐徐磨转，以腰为轴。

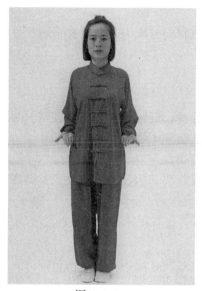

图 6-9-4a

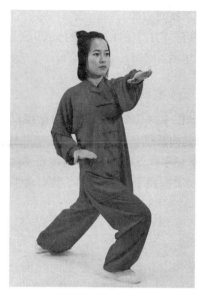

图 6-9-4b

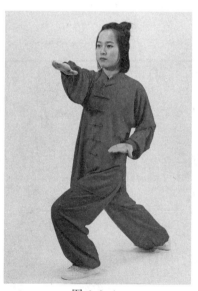

图 6-9-4c

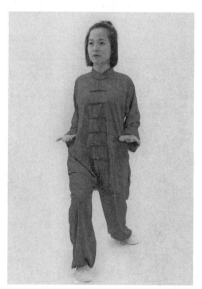

图 6-9-4d

【功法作用】重点锻炼上肢肌群，尤以三角肌、冈上肌、冈下肌、小圆肌为主，提高腰部力量与四肢的协调性。

（五）亮裆势

【动作】弓箭步，两手自腰间向前上方推出亮掌，指端相对，掌心朝上，目注掌背，上身略前俯，重心下沉（图6-9-5）。换步时向后转，两掌收回由腰部向后，左右交替练习。

【要领】蓄力上举亮掌，须高过头，目视掌背；上身前倾，与下肢成一线。换步后转时，两掌收回后伸。

【功法作用】重点锻炼冈上肌、三角肌、斜方肌和前锯肌为主，具有强筋壮骨、内坚外实的作用。

（六）并裆势

【动作】并步站立，两足跟微微向外蹬，足尖并拢，五趾着实，用力宜匀。两手挺肘伸腕，微向后伸，掌心朝下，四指并拢，拇指外分，目须平视（图6-9-6）。

【要领】同站裆势。

【功法作用】重点锻炼下肢耻骨肌、股薄肌、长收肌、短收肌、大收肌，提高双下肢的霸力。

（七）大裆势

【动作】并步站立，左足向左横开一大步，膝直足实，成内八字；四指并拢，掌心向下，虎口相对，两手后伸，肘直腕伸，呈撑掌势（图6-9-7）。

【要领】同站裆势。

【功法作用】少林内功的主要裆势，重点锻炼双下肢在外展下的霸力。

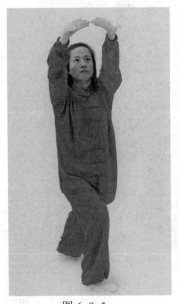
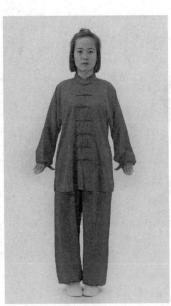
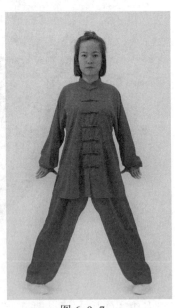

图6-9-5　　　　　　　　　图6-9-6　　　　　　　　　图6-9-7

（八）悬裆势

【动作】并步站立，左足向左横开一大步，两足距离较马裆势宽，屈膝半蹲，两足尖略微内扣，两足跟略微外蹬。两手后伸，肘直腕伸，四指并拢，拇指外分，动作与马裆势相同，故又称大马裆（图6-9-8）。

【要领】上身挺直，直腰收腹，重心在两腿间；屈髋屈膝 90°，使大腿平行地面；下蹲时两膝不得超过足尖。

【功法作用】功法作用同马裆势，是锻炼下肢功力难度最大的裆势。

（九）低裆势

【动作】并步站立，五趾着地，足尖并拢，足跟外蹬，呈内八字。屈膝下蹲，上身下沉，臀部后坐不可着地，故有蹲裆之称，同时两手握拳前上举，肘要微屈，掌心相对，目须平视（图 6-9-9）。

【要领】屈膝下蹲，上身下沉，臀不着地，握拳上举，掌心相对，两肘微屈。

【功法作用】重点锻炼半腱肌、半膜肌、股二头肌、股薄肌、腓肠肌、髂腰肌、股直肌、阔筋膜张肌和缝匠肌等肌群，可提高下肢功力。

（十）坐裆势

【动作】两脚交叉，盘膝而坐，脚外侧着地，上身微向前俯，称为坐盘功架。两手掌心朝下，腕背伸，使身体平衡，两目平视（图 6-9-10）。

【要领】盘膝而坐，脚外侧着地，上身微向前俯；头如顶物，两眼平视，全神贯注。

【功法作用】重点锻炼中肌、臀小肌的后部肌束，以及梨状肌等肌群。

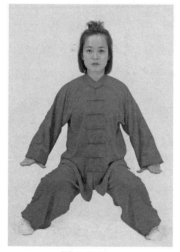
图 6-9-8

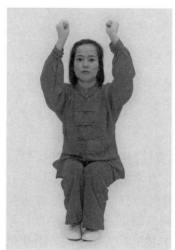
图 6-9-9

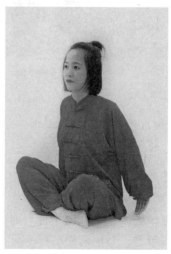
图 6-9-10

三、常用功势

少林内功的功势繁多，本书介绍的是最常练功势。

（一）前推八匹马

【动作】取站裆势。屈肘，两掌心相对，拇指伸直，四指并拢，直掌于两胁（图 6-9-11a）。蓄劲于肩臂指端，两臂徐徐运力前推，拇指上翘，指端与手臂成直线，肩与掌成直线；胸微挺，臂略收，头勿顾盼，两目平视，自然呼吸（图6-9-11b）。慢慢屈肘，由直掌化俯掌下按，两臂后伸，直肘伸腕，恢复站裆势。

【要领】力发于腰，蓄劲于肩臂，贯于掌，达于指端，立指运气慢推，两目平视，呼吸自然。

【功法作用】主要锻炼肱三头肌，增强腰部、手臂、指端之力，提高两臂蓄劲和指力功夫。

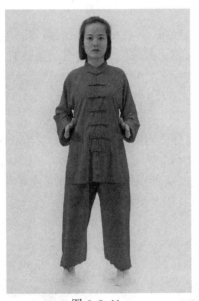

图6-9-11a

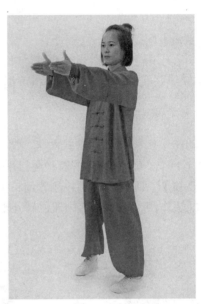

图6-9-11b

（二）倒拉九头牛

【动作】取站裆势。屈肘，四指并拢伸直，拇指伸直外展，四指朝前，两掌心相对，直掌护于两胁，蓄势待发（图6-9-12a）。两掌运劲慢慢沿两胁前推，边推边将前臂渐渐内旋，手臂完全伸直时，虎口朝下，腕、肘伸直，与肩等平，与地面相平行（图6-9-12b）。五指内收，由掌化拳，劲注拳心，旋腕，拳眼朝上（图6-9-12c）。慢慢屈肘后拉，收拳于两胁，拳眼朝上，两拳化为直掌护于两胁，两掌心相对（图6-9-12d）；由直掌化为俯掌下按，两臂后伸，直肘伸腕，精神贯注，两目平视，呼吸自然，舌抵上腭，恢复原裆势。

【要领】力发于腰，蓄劲于肩、臂、指端；直掌旋推，劲注拳心，肘腕伸直，与肩平齐；两臂收回后拉时两拳握紧，不可松劲，呼吸自然。

【功法作用】重点锻炼肩胛下肌、胸大肌、背阔肌、大

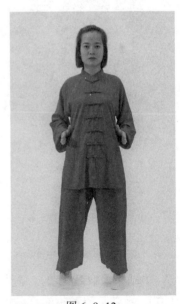

图6-9-12a

圆肌、肱二头肌，肱桡肌、旋前圆肌等，增强两臂的悬劲、掌力与握力。

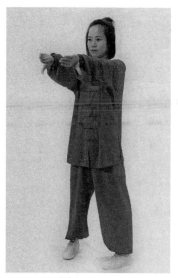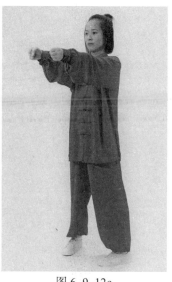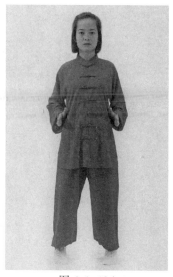

图 6-9-12b   图 6-9-12c   图 6-9-12d

（三）单掌拉金环

【动作】取站裆势。屈肘，直掌护于两胁，蓄势待发（图6-9-13a）。右手前推，边推边将前臂内旋，虎口朝下，掌心朝外，四指并拢，拇指外分，臂蓄劲，掌侧着力，肘腕伸直，松肩，身体正直，两目平视，呼吸随意（图6-9-13b）。五指内收握拳，劲注掌心（图6-9-13c）；旋腕，拳眼朝上（图6-9-13d）；紧紧内收，化直掌护肋。左右手交替练习。由直掌化俯掌下按，两臂后伸，恢复原裆势。

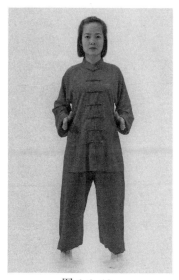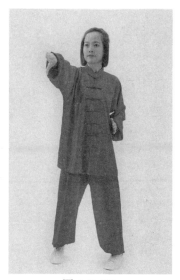

图 6-9-13a   图 6-9-13b

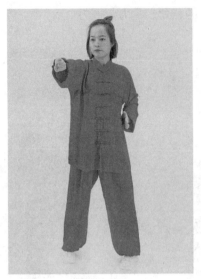

图 6-9-13c

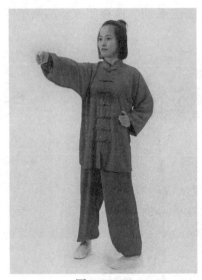

图 6-9-13d

【要领】同倒拉九头牛。

【功法作用】重点锻炼肩胛下肌、胸大肌、背阔肌、大圆肌、肱二头肌、肱桡肌、旋前圆肌等，提高两臂的悬劲、掌力与握力。

（四）仙人指路

【动作】取并裆势。屈肘，仰掌于腰部（图 6-9-14a）。右仰掌上提至胸前变立掌向前推出，四指并拢，拇指伸直，手心内凹成瓦楞掌，肘臂运动要均匀（图 6-9-14b）。推直后，蓄劲内收，边收边外旋前臂，立掌变仰掌于腰部（图 6-9-14c）。左右掌交替练习。结束时仰掌化俯掌下按，两臂后伸，恢复原裆势。

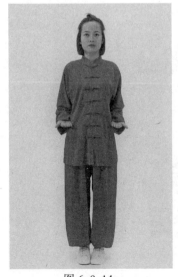

图 6-9-14a

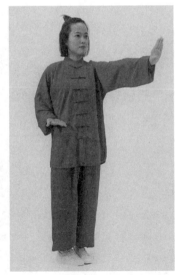

图 6-9-14b

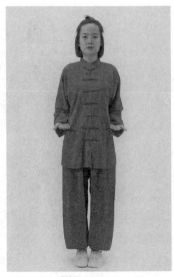

图 6-9-14c

【要领】仰掌上提，立掌胸前，手心内凹，如同瓦楞，臂指运动，用力前推，旋腕后拉。

【功法作用】重点锻炼骨间肌、拇长伸肌、蚓状肌，通过左右臂交替运劲增强前臂、肘、掌指的力量，有助于提高两手协调能力并使力透指尖。

（五）凤凰展翅

【动作】取站裆势。两臂屈肘上提，两手徐徐揉至胸前呈立掌交叉，食、中、无名、小指指尖朝上（图6-9-15a）。立掌化为俯掌，缓缓用力分别向左右外分，两臂尽力伸直，形如展翅（图6-9-15b）；肘直腕伸，四指并拢，手指上翘，拇指外分，头如顶物，精神贯注，两目平视，呼吸自然，舌抵上腭（图6-9-15c）。旋掌，屈肘内收，两侧蓄劲着力，徐徐收回，使掌心逐渐相对，处于胸前立掌交叉；立掌化俯掌下按，两臂后伸，肘直腕伸，恢复原裆势。

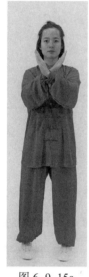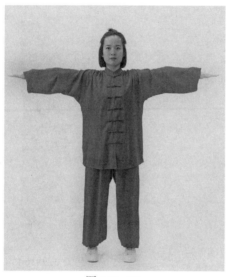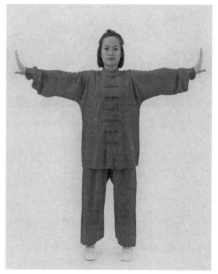

图6-9-15a　　　　　　　图6-9-15b　　　　　　　图6-9-15c

【要领】立掌交叉，用力外展，形如展翅，劲如开弓，肩肘腕平，蓄劲内收。

【功法作用】重点锻炼三角肌、冈上肌、桡侧腕屈肌、尺侧腕屈肌、掌长肌、指浅屈肌、指深屈肌，增强肩、臂、肘、腕、指端的悬力。

（六）凤摆荷叶

【动作】取站裆势。屈肘，两手仰掌于腰部，掌心朝上，四指尽量伸直并拢，拇指尽量伸直外展，蓄势待发（图6-9-16a）。运劲提两掌至胸前相互交叉，左掌在上，右掌在下，运劲慢慢向前上方推出，与肩同高（图6-9-16b）；然后缓缓向左右分开，拇指外侧略用力，使两手掌面呈水平态，至两臂的掌、肘、肩成一直线且呈水平状态为止，头如顶物，两目平视，呼吸自然（图6-9-16c）。两掌慢慢合拢，在胸前方交叉相叠，左上右下（图6-9-16d），缓缓回收于腰部，仰掌化俯掌下按，两臂后伸，直肘伸腕，恢复原裆势。

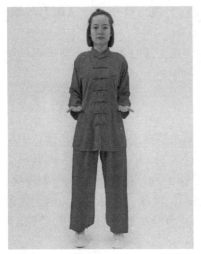

图 6-9-16a

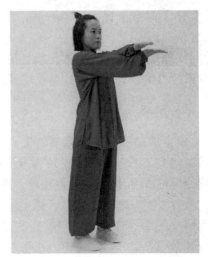

图 6-9-16b

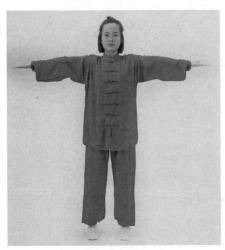

图 6-9-16c

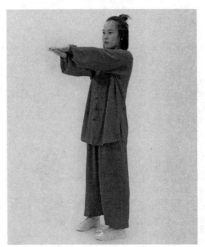

图 6-9-16d

【要领】仰掌前推交叉，外旋挺肘拉开，肩肘腕掌平齐，头正身直，两目平视，呼吸自然。

【功法作用】重点锻炼三角肌、冈上肌、肱三头肌等，通过由内走外、由外入内、既走阴又走阳的锻炼之势，使掌平气实，增强臂力、指力，特别是悬劲。

（七）两手托天

【动作】取马裆势。屈肘，两手仰掌护于腰部，掌心朝上，四指尽量伸直并拢，指尖朝前，拇指尽量伸直外展，蓄势待发（图 6-9-17a）。两仰掌慢慢上托，过肩部后，腕关节和前臂以肘关节为支点内旋，两虎口相对，掌心朝上，缓缓上举，指端着力，肩松肘直，精神贯注，两目平视，头如顶物，呼吸自然，舌抵上腭（图 6-9-17b）。掌根外旋，分向左右，蓄力徐徐而下至胸部（图 6-9-17c），旋腕变仰掌收回护腰；仰掌化俯掌下按，两臂后伸，直肘伸腕，恢复原裆势。

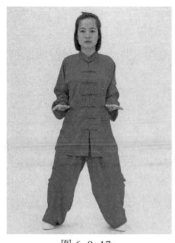
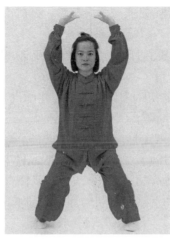
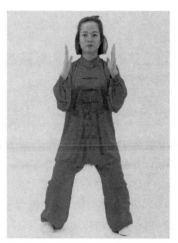

图 6-9-17a 　　　　　　　　　图 6-9-17b 　　　　　　　　　图 6-9-17c

【要领】仰掌上托，掌心朝天，指端运劲，松肩挺肘，两目平视。

【功法作用】重点锻炼三角肌、冈上肌、斜方肌、前锯肌等，增强肩背、手腕、掌指关节部肌肉的力量，提高臂力、指力，有助于揉、拿、推法的应用。

（八）霸王举鼎

【动作】取站裆势。屈肘，两手仰掌于护于腰部，掌心朝上，四指并拢伸直，拇指伸直外展，蓄势待发（图 6-9-18a）。仰掌缓缓上托，过于肩部，掌根外旋，掌心朝上，虎口相对，四指并拢，拇指外分，犹托重物，徐徐上举，肘部要挺，精神贯注，两目平视，呼吸自然，舌抵上腭（图 6-9-18b）。旋腕翻掌，指端朝上，掌心相对，拇指外分（图 6-9-18c）；慢慢下落，边下落前臂边外旋，最后两手仰掌收回于两侧腰部，掌心朝上；仰掌化为俯掌下按，两臂后伸，直肘伸腕，恢复原裆势。

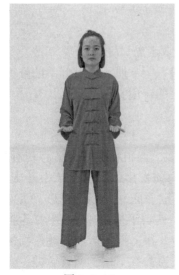
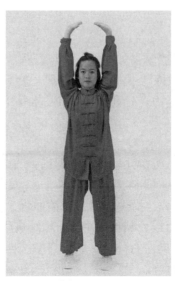
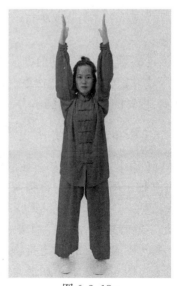

图 6-9-18a 　　　　　　　　　图 6-9-18b 　　　　　　　　　图 6-9-18c

【要领】仰掌上托，过肩旋腕翻掌，指端相对，挺肘上举，回收旋腕翻掌直下，指端朝上，掌心相对。

【功法作用】重点锻炼桡侧腕长伸肌、桡侧腕短伸肌、尺侧腕伸肌及所有指伸肌肌群，主要增加腕力。

（九）平手托塔

【动作】取站裆势。屈肘，两手仰掌护于两胁肋部，掌心朝上，四指并拢伸直，拇指伸直外展，蓄势待发（图 6-9-19a）。两掌缓缓运劲前推，保持手掌呈水平状态，掌心向上，犹如托物在手，推到尽头后，手与肩平，肘关节伸直，使掌、肘、肩成一直线（图 6-9-19b）。屈肘，蓄劲慢慢收回两掌至两胁肋部，由仰掌化俯掌下按，两臂后伸，直肘伸腕，回于原裆势。

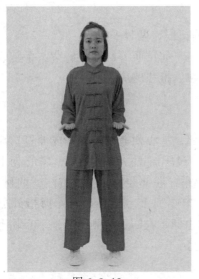
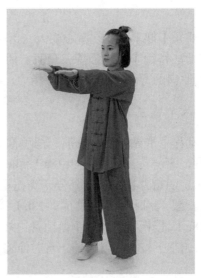

图 6-9-19a   图 6-9-19b

【要领】仰掌运劲前推，肘直掌平如托物，手与肩平，两掌距离与肩同宽。

【功法作用】本功法重点锻炼冈下肌、旋前圆肌、旋后肌、手掌肌，通过仰掌前推锻炼，前臂的旋劲，增强掌力、指力，有利于按、点、推等手法的应用。

（十）顺水推舟

【动作】取马裆势。屈肘，四指并拢伸直，拇指伸直外展，四指朝前，两掌心相对，直掌护于两胁肋部，蓄势待发（图 6-9-20a）。两直掌缓缓向前推出，边推边掌根外旋，虎口朝下，四指并拢，拇指外分，指尖相对，肘欲伸直，腕欲屈曲，似环拱之形，头勿低，身勿倾，掌、肘、肩成一直线，与地面平行，精神贯注，两目平视，呼吸自然，舌抵上腭（图 6-9-20b）。五指慢慢向左右外旋，恢复直掌，四指并拢，拇指运劲后翘，指端着力（图 6-9-20c）；屈肘蓄力而收，置于两胁肋部；直掌化为俯掌下按，两臂后伸，直肘伸腕，恢复原裆势。

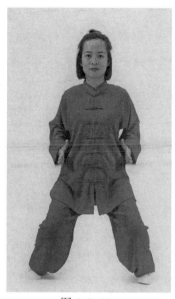

图 6-9-20a

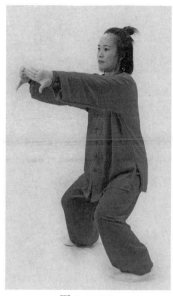

图 6-9-20b

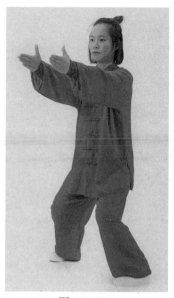

图 6-9-20c

【要领】直掌动劲慢推时，旋腕指尖相对，挺肘形似推舟。

【功法作用】重点锻炼肩胛肌、胸大肌、背阔肌、大圆肌、上臂肌群、桡侧腕长伸肌、桡侧腕短伸肌、尺侧腕伸肌等，着重于增强指掌力、四肢力量、腰部力量，有助于擦、按、点、压、揉、推等手法的应用。

（十一）单凤朝阳

【动作】取站裆势。屈肘，两手仰掌护于腰部，两掌心朝上，四指并拢伸直，拇指伸直外展，蓄势待发（图6-9-21a）。右仰掌向左前方蓄劲慢慢伸出，边伸出边内旋腕关节和前臂，使仰掌变为俯掌（图6-9-21b）；由胸前左上方运劲外展，眼看前方（图6-9-21c）；缓缓运向右下方，屈肘运动上抄做半圆形，收回于右侧腰际变为仰掌护腰（图6-9-21d）。左手动作与右手相同，唯方向相反。最后由仰掌化为俯掌下按，双臂后伸，直肘伸腕，恢复原裆势。

【要领】旋腕化掌，蓄力外展，缓缓下运，形似半圆。

【功法作用】重点锻炼三角肌、冈上肌、胸大肌、背阔肌、三角肌、肱二头肌，增强上肢、下肢及腰部的耐受力。

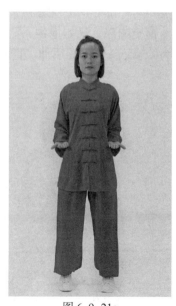

图 6-9-21a

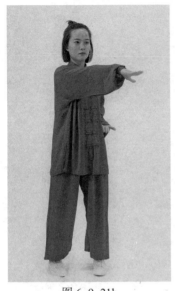
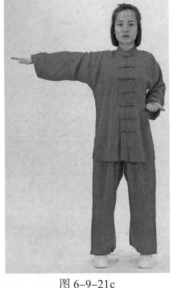
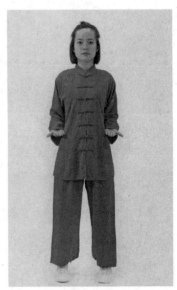

图 6-9-21b　　　　　　　　　图 6-9-21c　　　　　　　　　图 6-9-21d

（十二）海底捞月

【动作】取大裆势。屈肘，两手仰掌护于腰部，两掌心朝上，四指并拢伸直，拇指伸直外展，蓄势待发（图 6-9-22a）。两手掌徐徐上提，经胸慢慢上举，然后掌心朝前向左右分推，到两侧尽端时旋腕翻掌，掌心变为朝下（图 6-9-22b）；然后上身尽量前俯，两膝伸直，脚用霸力，五趾抓地，足跟踏实，两掌由上而下渐靠拢，拇指分开，两手四指指尖相对，掌心向上犹如捞月状，蓄劲待发（图 6-9-22c）。蓄劲于掌指，慢慢抄起，缓缓上提至胸部，犹如抱物，上身随势而挺直（图 6-9-22d）。两手仰掌收回护腰，由仰掌化为俯掌下按，两臂后伸，直肘伸腕，恢复原裆势。

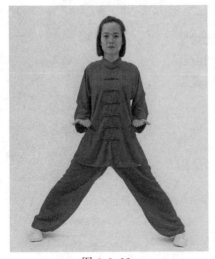
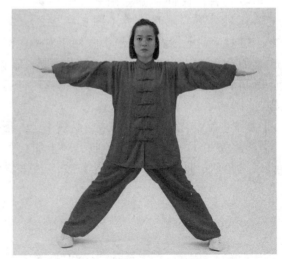

图 6-9-22a　　　　　　　　　　　图 6-9-22b

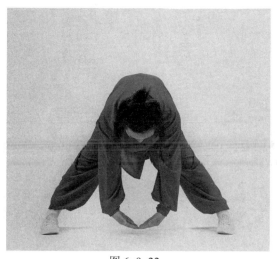

图 6-9-22c

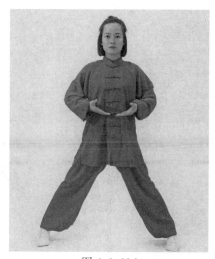

图 6-9-22d

【要领】仰掌上提，胸上高举，左右分推，旋腕翻掌，腰俯腿直，掌心向上，状如抱月，两臂运劲，指端着力，慢慢抄起。

【功法作用】重点锻炼三角肌、斜方肌、冈上肌、背阔肌、胸大肌、腹肌，通过两臂及腰部蓄力，增强腰、腹和上肢的力量。

（十三）顶天抱地

【动作】取大裆势。屈肘，两手仰掌护于腰部，两掌心朝上，四指并拢伸直，拇指伸直外展，蓄势待发（图 6-9-23a）。两仰掌慢慢上托，过肩部后，旋腕翻掌，掌根外展，两虎口相对，掌心朝上，如托重物，蓄力徐徐上举推尽（图 6-9-23b）；推至最高点后，旋腕翻掌，慢慢向左右外分下抄，同时身向前俯，两掌逐渐合拢，拇指外分，两掌相叠，右掌在上，左掌在下，掌背着地，蓄劲待发（图 6-9-23c）。两掌如抱重物，缓缓提到胸部，上身随势伸直，目须平视（图 6-9-23d）。两手仰掌收回护腰，由仰掌化为俯掌下按，两臂后伸，直肘伸腕，恢复原裆势。

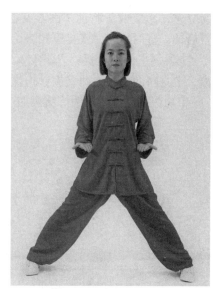

图 6-9-23a

【要领】仰掌上托，过肩旋腕翻掌，掌心朝上指虎口相对，两手翻掌外分下抄，身向前俯，两掌合拢相叠，如抱物上提。

【功法作用】重点锻炼斜方肌、胸大肌、背阔肌、大圆肌、腕长伸肌、桡侧腕短伸肌、桡侧腕屈肌、尺侧腕屈肌，通过上肢运劲与腰部锻炼，增强腰臂力量。

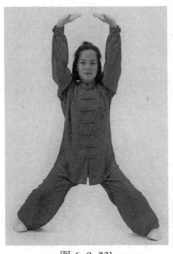
图 6-9-23b

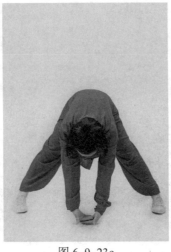
图 6-9-23c

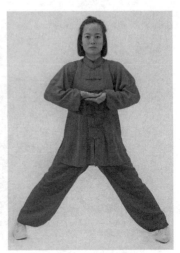
图 6-9-23d

（十四）怀中抱月

【动作】取大裆势。屈肘，两手仰掌护于腰部，两掌心朝上，四指并拢伸直，拇指伸直外展，蓄势待发（图 6-9-24a）。两掌由腰部上提，化为立掌于胸前交叉（图 6-9-24b）；缓缓向左右外分，肘欲直，指端朝外，掌心朝下，与肩同高，腕、肘、肩成一直线，与地面平行（图 6-9-24c）。两指端蓄劲向下，掌心遥遥相对，上身略前倾，两臂缓缓蓄劲相抱，势如抱月（图 6-9-24d）。由上而下，再由下而上徐徐抄起，两掌在正前方交叉，变为立掌，缓缓收于胸前（图 6-9-24e）；立掌变仰掌收回护腰，由仰掌化为俯掌下按，两臂后伸，直肘伸腕，恢复原裆势。

【要领】仰掌上提，立掌交叉；左右外分，掌心朝下，腕肘肩平；指端向下，掌心朝内，上身略向前倾，两臂徐徐抱拢，势如抱月，呼吸自然。

【功法作用】重点锻炼胸大肌、背阔肌、大圆肌、肱二头肌，增强手臂及背部的力量。

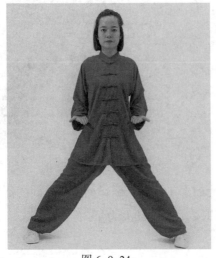
图 6-9-24a

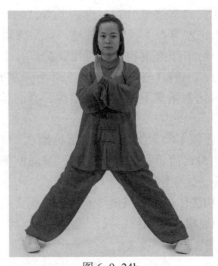
图 6-9-24b

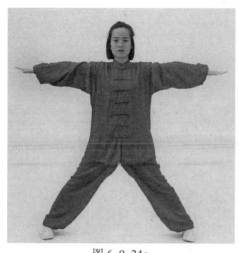 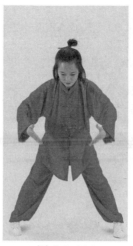 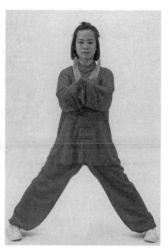

图 6-9-24c 图 6-9-24d 图 6-9-24e

（十五）力劈华山

【动作】取大裆势。屈肘，两手仰掌护于腰部，两掌心朝上，四指并拢伸直，拇指伸直外展，蓄势待发（图 6-9-25a）。两手掌慢慢上提，在胸前呈立掌交叉（图 6-9-25b）；两立掌缓缓向左右分推，两肩放松，肘欲伸直，四指并拢，拇指外展，掌心向前，指尖朝外，肩、臂、肘、腕、掌力求成水平线（图 6-9-25c）；两臂运劲，同时用力连续上下劈三次，聚精会神，头如顶物，两目平视，自然呼吸（图 6-9-25d）。劈完最后一次，两臂沿原路线慢慢收回，仰掌护腰，仰掌化为俯掌下按，两臂后伸，直肘伸腕，恢复原裆势。

【要领】立掌交叉，左右分推，两臂蓄劲，四指伸直，用力下劈，两目平视，呼吸自然。

【功法作用】重点锻炼斜方肌、胸大肌、背阔肌、大圆肌、肩胛下肌、肩胛上肌及上臂肌群，增强肩、臂力量。

（十六）三起三落

【动作】取并裆势。两臂屈肘，四指并拢伸直，指尖朝前，拇指伸直外展，两掌心相对，直掌护于腰部，蓄势待发（图 6-9-26a）。屈膝下蹲，同时两手四指指尖朝前，拇指运劲外展，掌心相对，直掌前推，推至肘直，与肩同宽；头如顶物，不要前俯后仰，两目平视，呼吸自然（图 6-9-26b）。两掌用劲，屈肘缓缓收回，同时身体慢慢起立，身体立直时两掌呈直掌收至腰部。前推后收连续往返三次，用力要均匀。结束时由直掌化为俯掌下按，臂后伸，直肘伸腕，恢复原裆势。

【要领】指臂蓄力，前推下蹲，用劲后收，随之立起；上肢运劲与下肢伸屈运动须配合协调。

【功法作用】重点锻炼髂腰肌、阔筋膜张肌、缝匠肌、臀大肌、股直肌、股二头肌、股四头肌、半腱肌、半膜肌、腓肠肌，增强拇指和下肢力量，有助于点、按、推、压、抹、踩跷等手法应用。

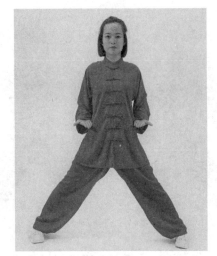
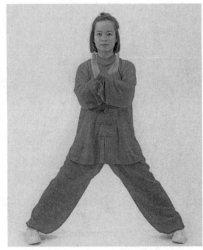

图 6-9-25a

图 6-9-25b

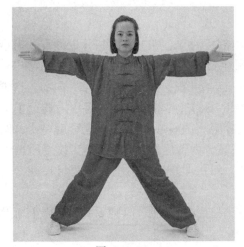
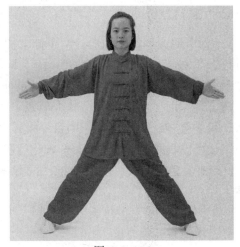

图 6-9-25c

图 6-9-25d

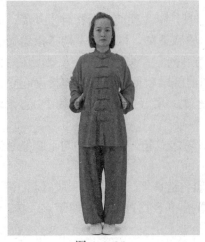
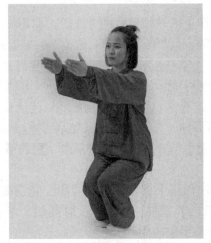

图 6-9-26a

图 6-9-26b

（十七）乌龙钻洞

【动作】取弓箭裆势。屈肘，四指并拢伸直，指尖朝前，拇指伸直外展，两掌心相对，直掌护于腰部，蓄势待发（图6-9-27a）。两直掌并行，徐徐前推，边推边内旋前臂，直掌逐渐化为俯掌，掌心向下，指端朝前，上身随势尽量前俯，两肘伸直，两足内扣（图6-9-27b）。两手屈肘，蓄力而收，边收边外旋前臂，使掌心慢慢朝上，由俯掌化仰掌收回于腰部，上身随势而直（图6-9-27c）。仰掌变为俯掌下按，臂后伸，直肘伸腕，恢复原裆势。

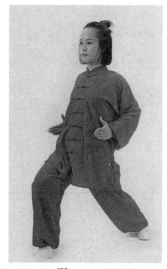
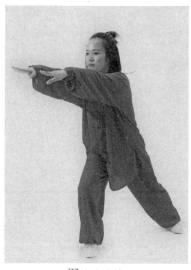
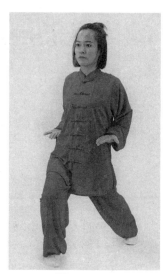

图6-9-27a   图6-9-27b   图6-9-27c

【要领】直掌渐化俯掌前推，上身随势前俯，两肘伸直。屈肘蓄力，俯掌渐化仰掌，蓄力而收。两足尖内扣，五趾抓地，霸力而蓄。

【功法作用】重点锻炼大圆肌、小圆肌、旋前圆肌、旋前方肌、旋后肌、肩胛下肌、冈下肌等，增强腰背部及上、下肢的力量。

（十八）饿虎扑食

【动作】取弓箭裆势。屈肘，两手仰掌护于腰部，两掌心朝上，四指并拢伸直，拇指伸直外展，蓄势待发（图6-9-28a）。两仰掌前推，边推边两臂内旋，两臂推直后，两腕背伸，虎口朝下，掌心朝前，手指相对，上身随势前俯，前腿前俯似冲，后腿挺直勿松，掌、肘、肩成一直线且呈水平状态（图6-9-28b）。五指用力，变掌为拳，拳眼朝下（图6-9-28c）；外旋腕关节，使两拳眼朝上，劲注拳心，边旋腕边屈肘用力回拉，上身随势而直，缓缓收拳护于腰部（图6-9-28d）。由拳变为仰掌，仰掌变为俯掌下按，两臂后伸，直肘伸腕，恢复原裆势。

【要领】仰掌旋推，腰向前俯，劲注拳心。前推内旋与上身前倾配合协调，屈肘收拳和直腰动作配合协调。

【功法作用】重点锻炼旋前圆肌、旋后肌、旋前方肌、肩胛下肌、胸大肌、背阔肌、大圆肌，增强腰、腿、臂之力和身体稳定性。

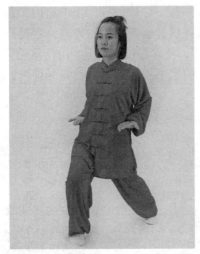

图 6-9-28a

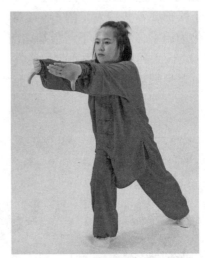

图 6-9-28b

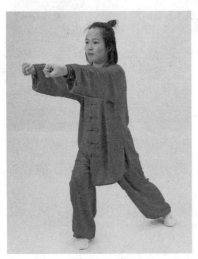

图 6-9-28c

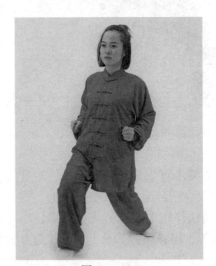

图 6-9-28d

第十节　易筋经

一、概述

易筋经是我国民间早已流传的一种健身锻炼方法，相传起于北魏太和十九年（公元495年），为印度达摩所创（一说为天台紫凝道人所创）。宋元以前，易筋经仅流传于少林寺僧众之中，自明清以来才日益流行，并演变为多个流派，流传至今。

易筋经为外修之书，"易筋"是坚强其外。从其名称来看，"易"有变易、改变的意思,"筋"指筋脉、肌肉、筋骨(包括肌腱、韧带),"经"指规范、方法。顾名思义,"易筋经"就是一种将松弛无力的筋肉变得强壮坚实的一种锻炼方法。采用易筋经练功方法,通过形体的牵引伸展、抻筋拔骨来锻炼筋肉,用意调息、领气帅血,周流全身,濡养筋、骨、肉,调节经络脏腑,再配合静止性增力,最终达到锻炼身体、增力壮骨、祛病延年的目的。

古人云:"一年易气,二年易血,三年易精,四年易脉,五年易髓,六年易骨,七年易筋,八年易发,九年易形。"(《圣济总录·卷第二百·神仙服气中》)一指禅推拿名家朱春霆说:"仲气得以运周全身,宣达经络,骨壮筋柔,体强身健。"河东少儿推拿流派将易筋经作为推拿的基本功来进行训练,是少儿推拿功法学的主要功法之一,其目的就是要使少儿推拿工作者增强体魄,提高耐力,达到形神俱备、集功力于指端的境界。易筋经也是人们的常用养生功法。

易筋经是一套身心并练、内外兼修、防治疾病、延年益寿的医疗养生功。外练筋骨皮、内练精气神,多数动作与呼吸配合,并采用静止性用力。练功前,要做好准备工作,换宽松衣服,穿练功鞋或软底布鞋,充分活动肢体,集中注意力。练功中,要意守丹田,腹式呼吸,均匀深长,每势动作尽量舒展缓慢,柔和放松,刚柔相济,用力适度,不可用蛮力、僵力。神态上要松静自然,安宁祥和,排除杂念,精神内守。练功后,要注意保暖,不可当风,并作肢体放松运动。初练者以自然呼吸为佳,当练到一定程度后,动作可逐渐配合呼吸。练功应根据个人具体情况,选其中一势或几势或整套进行,循序渐进,持之以恒。练功的时间、强度因人而异,一般以每天1次,每次练至微微汗出为佳。

易筋经历史悠久,经过历代相传、演变,流派众多,本书选用的是"易筋经十二势":韦驮献杵势、横担降魔杵势、掌托天门势、摘星换斗势、倒拽九牛尾势、出爪亮翅势、九鬼拔马刀势、三盘落地势、青龙探爪势、卧虎扑食势、打躬击鼓势、掉尾摇头势。

二、易筋经功法十二势

(一)韦驮献杵势

【原文】立身期正直,环拱手当胸;气定神皆敛,心澄貌亦恭。
【注释】
(1)韦驮:佛教守护神之一,立于天王殿弥勒像之背,正对释迦牟尼佛,手持金刚,又称韦驮将军。献:献祭,这里引申为进物以示敬意。杵:舂米、捶衣的棍棒,此处引申为护佛金刚力士执握的棍棒样兵器。韦驮献杵:指韦驮将军进献兵器时的姿势。韦驮献杵势是易筋经功法的开练架势。
(2)期:期待,希望。
(3)正直:直立端正,全身放松。
(4)拱:两手相对,合抱致敬的姿势。
(5)定:平定,安静。
(6)敛:收敛,安详。
(7)澄:原意指水清澈无流动,这里引申为意念清静,心无杂念。
(8)恭:恭敬,这里指面容端庄、心境坦然的状态。

【预备】并步站立，头正身直，目视前方，头如顶物，口微开，舌舔上腭，下颏微收，含胸拔背，直腰蓄腹，收臀提肛，松肩虚腋，两臂自然下垂于身体两侧，中指贴近裤缝，两臂不可挺直，两脚相靠，足尖并拢。心平气定，神情安详（图 6-10-1a）。

【动作】左脚向左横跨一步，与肩同宽，两膝微挺，五趾着地。两臂同时外展至水平位，掌心向下，肘、腕自然伸直（图 6-10-1b）。掌心向前，慢慢合拢于胸前，屈肘，两臂与腕徐徐内收，腕、肘、肩相平，指尖向上（图 6-10-1c）。两臂内旋，指尖对胸（与天突穴相平）（图 6-10-1d）。两肩徐徐拉开，双手在胸前成抱球状，肘略垂，十指微屈，掌心内凹，指端相对，相距约 15cm，身体微前倾，意守丹田（图 6-10-1e）。

结束时，先深吸一口气，然后徐徐呼出，并慢慢放下两手，恢复预备姿势。

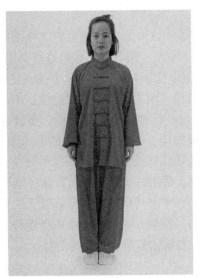

图 6-10-1a

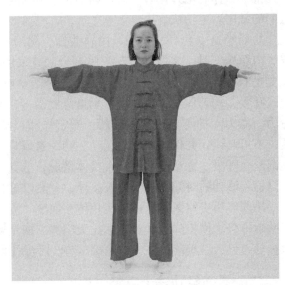

图 6-10-1b

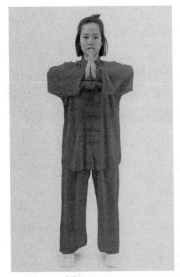

图 6-10-1c

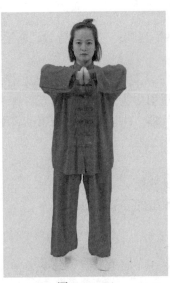

图 6-10-1d

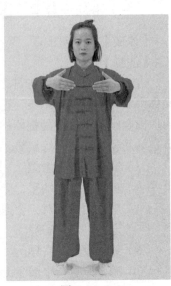

图 6-10-1e

【要领】练习时应全神贯注，心平气静，松肩虚腋，脊背舒展，上虚下实，肌肉放松。做到似动非动，似静非静，似实非实，似虚非虚，即所谓"动中静，静中动，实中虚，虚中实"，使体内气血运行自如。两掌合于胸前，应稍停片刻，通过两掌相合的动作，平衡身体左右气机，以达气定神敛之功效。

【功法作用】重点锻炼上肢三角肌、肱二头肌、桡侧腕伸肌群和前臂旋前肌群，增强上肢臂力与前臂旋劲及肩关节的悬吊力，对提高推拿手法的手腕悬劲和持久力具有重要的作用。

（二）横担降魔杵势

【原文】足趾柱地，两手平开；心平气静，目瞪口呆。

【注释】

（1）足趾柱地：柱，指在建筑物中起支撑作用的圆柱形木质材料。比喻练功时足趾抓地要像柱子一样支撑全身，稳定直立。

（2）瞪：两目圆睁，炯炯有神。

（3）口呆：呆，呆滞。这里指闭嘴咬牙，不言不语。

【预备】同韦驮献杵。

【动作】左脚向左横跨一步，与肩等宽，两手五指自然并拢，用力下按，掌心朝下，手指向前，肘须挺直，两目平视（图6-10-2a）。两手翻掌，掌心朝上提至胸，拇指桡侧着力，缓缓向前推出，高与肩平（图6-10-2b）。两手同时向左右分开，以拇指桡侧着力为主。两臂伸直，一字分开，肩、肘、腕相平，翻掌，掌心向下，两膝挺直，足跟提起，前掌着地，两下肢挺直内夹，伫立不动，两目圆睁，牙齿紧咬（图6-10-2c），意念停留在双手的劳宫穴上。

结束时，先深吸气，然后徐徐呼出，呼气时两手慢慢下落，同时足跟着地，收左脚，并步直立，恢复预备姿势，闭目片刻。

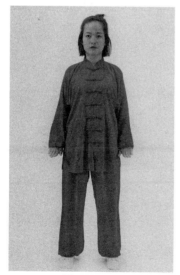
图6-10-2a

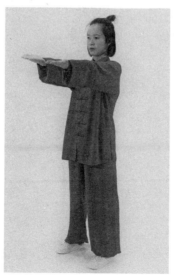
图6-10-2b

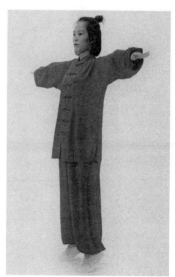
图6-10-2c

【要领】两手一字平开，与肩相平；两膝伸直，两足跟抬起，脚趾着力抓地是关键。这样就会觉得两肩沉重，如负重担；练习日久，可只用脚趾点地，意念集中于掌心与趾尖，心平意静，气定神敛，其外部征象似目瞪口呆。

【功法作用】重点锻炼上臂三角肌、肱三头肌、前臂伸肌群、股四头肌、趾伸肌群和肛门括约肌等，可增强臂力、腿力，是锻炼两手臂悬劲和耐力的重要动作，有助于提高一指禅推法和揉法的持久力。

（三）掌托天门势

【原文】掌托天门目上观，足尖著地立身端；力周腿胁浑如植，咬紧牙关莫放宽；舌可生津将腭抵，鼻能调息觉心安；两拳缓缓收回处，用力还将夹重看。

【注释】

（1）天门：天门，即天庭，印堂与前发际之间。

（2）目上观：双目仰视掌背。

（3）著地：着地。

（4）周：贯穿，分布。

（5）浑如植：浑，很、非常、完全；如植，好像树根深植大地一样牢固。

（6）心安：心静神安。

【预备】同韦驮献杵。

【动作】左脚向左横跨一步，与肩同宽，凝神静气。两掌心向上，指端相对，同时上提至胸前（图6-10-3a）；旋腕转掌，四指并拢，掌心向下，指端相距5cm（图6-10-3b）；旋腕翻掌，两手上举过头，掌心朝上，指端相距约3cm，四指并拢，拇指外分，两虎口相对成四边形对着天门处，头略向后仰，两目仰视掌背；两膝挺直，足跟提起，脚掌着实，用力贯穿两下肢及腰胁部，咬牙致耳根有振动感（图6-10-3c）。

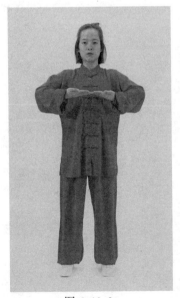
图6-10-3a

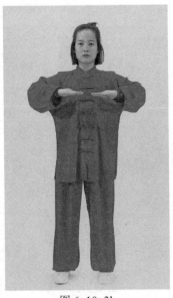
图6-10-3b

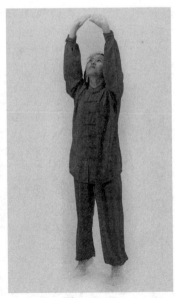
图6-10-3c

结束动作同韦驮献杵。

【要领】平心静气，全身放松，翻掌上举，两臂上托，手指相对，切忌贯力。两目上视掌背，不需过分仰头，意从天门观两手背。足跟抬起时要微微向两侧分开，使阴跷收而阳跷开，三阳脉之气血上升，合络督脉，督脉阳气均衡。

初学者可不抬足跟，练习日久，要求将足跟逐步抬高，直至不能再升为止。此外，全身要充分放松，使气血随心所指，提肛、咬牙、舌舐上腭以通督、任脉。

【功法作用】重点锻炼上肢的肱二头肌与肱三头肌、腰大肌、臀大肌、小腿二头肌和股四头肌等，增强臂力、腰力、腿力，可提高手法的综合协调性。

（四）摘星换斗势

【原文】只手擎天掌覆头，更从掌中注双眸；鼻端吸气频调息，用力收回左右侔。

【注释】

（1）斗：天上星星的通名。

（2）擎：向上托举。

（3）眸：眼珠。

（4）调息：练功时调整呼吸。

（5）侔：相等，对齐。

【预备】同韦驮献杵。

【动作】左脚分开，与肩同宽，两手握拳，拇指握于掌心，上提至腰侧，拳心向上（图6-10-4a）。左脚向左前方跨弓步，左手变掌，伸向左前方，高与头平，掌心向上，目视左手，同时右手以拳背覆于腰后命门穴（图6-10-4b）。重心后移，上体右转，右腿屈膝，左手向右平摆，眼随左手；上体左转，左脚稍收回，呈左虚步，左手随体左摆，变钩手举于头前上方，指尖对眉中成摘星状，目视钩手掌心，紧吸慢呼，使气下沉，两腿前虚后实，虚中带实，实中带虚（图6-10-4c）。

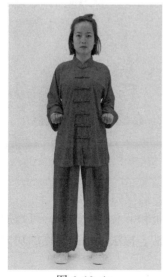
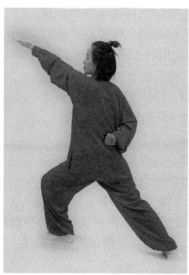
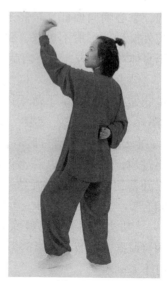

图6-10-4a   图6-10-4b   图6-10-4c

结束时，紧吸慢呼，同时还原至预备姿势。左右交换，要求相同。

【要领】单手高举，五指须微微捏齐，屈腕如钩状。肘向胸前，指端向外，头微偏，松肩。两目注视掌心是关键；舌舐上腭，呼吸调匀，臀微收；前腿虚中带实，负担体重的30%～40%，后腿实中求虚，负担体重的60%～70%。换步时，前足向后退半步，动作左右相同。

【功法作用】重点锻炼手屈腕肌群、肱二头肌、肱三头肌、下肢前后肌群、腰肌、肛提肌等，增强臂力、腕力、腰力、腿力，改善颈、肩、腰的活动功能，为一指禅推法、滚法训练打下基础。

（五）倒拽九牛尾势

【原文】两腿后伸前屈，小腹运气空松；用意存于两膀，观拳须注双瞳。

【注释】

（1）拽：拉。倒拽九牛尾是模仿拽住九头牛的尾巴，用力拉紧不放松的动作。

（2）运气：少腹藏气含蓄，运气于下丹田。

（3）两膀：两臂膀。

（4）观拳：双目注视于拳。

【预备】同韦驮献杵。

【动作】左脚向左跨一大步，略宽于肩；两手从两侧举至过头，掌心相对（图6-10-5a）；屈膝下蹲，同时两掌变拳，经体前下落至两腿间，两臂伸直，两拳背相对（图6-10-5b）。两拳提至胸前，由拳变立掌，四指并拢指尖朝上，拇指外分，成八字掌向左右分推，掌心向外，腕关节背伸，两臂撑直（图6-10-5c）。重心右移再左移，成左弓步，两掌变拳，腰稍左转，以腰带肩，以肩带臂，左手向下经腹前再向上画弧至面前，拳心朝向面部，拳高不过眉，双目注视左拳，屈腕外旋后拉，肘不过膝，膝不过脚尖；同时右手画弧至身体右侧后方，右臂内旋反向用劲（图6-10-5d）。

结束时，先深吸一口气，然后慢慢呼出，同时左足收回，双手变掌下落于体侧，并步直立，目视前方（图6-10-5e）。左右交换，姿势相同，方向相反。

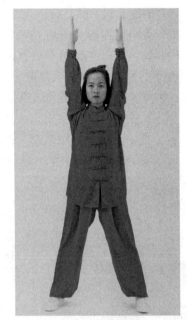

图6-10-5a

【要领】两腿前弓后箭，前肘微屈，似半弧形，高不过眉，肘不过膝，膝不过足，后肘微屈内旋；两肩松开蓄劲内收，做螺旋劲，即如绞绳状，上身微向前俯，重心下沉，口微开，舌舐上腭，鼻息调匀，少腹藏气含蓄，运气归纳丹田。

【功法作用】重点锻炼上肢屈肌群、两臂旋后肌、旋前圆肌和下肢各肌群等，可增加两臂肌群、下肢和五指的力量，为提高一指禅推法、滚法、抖法、振法等手法操作的功力打下基础。

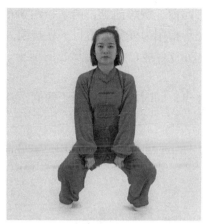

图 6-10-5b

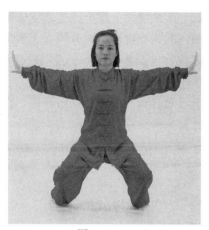

图 6-10-5c

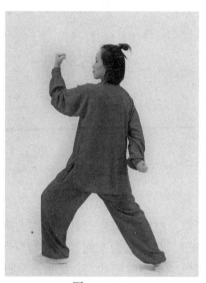

图 6-10-5d

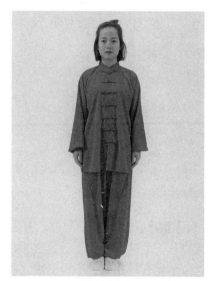

图 6-10-5e

（六）出爪亮翅势

【原文】挺身兼怒目，推窗望月来；排山望海汐，随息七徘徊。

【注释】

（1）出爪亮翅：爪，手指甲之意，此处指手指；亮翅，展翅之意；十指伸开像飞鸟伸爪展翅的样子。

（2）挺身：身体挺直；怒目：双目圆睁。

（3）推窗望月：从秦观诗句"双手推开窗前月"变化而来。

（4）排山望海汐：排，推；汐，晚潮。

（5）徘徊：来回走，此处乃重复之意。

【预备】同韦驮献杵。

【动作】并步直立，两腿并拢，两手握拳，拇指握固拳心，拳心向上，握拳护腰（图

6-10-6a）。两拳缓缓上提至胸变掌立于胸前，掌心向前，缓缓前推，两掌相距6cm；同时上提足跟，两腿伸直，肘关节伸直，腕关节背伸，十指用力外分，瞪目平视指端，挺胸收腹，头如顶物（图6-10-6b）；握拳收回至胸前，同时落踵；再提踵掌心向前推，共做7次收推动作。

结束时先深吸气，握拳收回胸前，然后慢慢呼出，同时放下两手置于两侧，缓缓落下两手，恢复预备姿势。

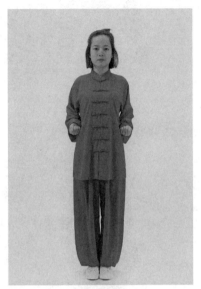
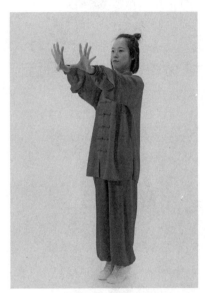

图6-10-6a   图6-10-6b

【要领】握拳护腰，伸掌向前，开始时轻如推窗，继而推到极点则重如排山倒海，这时要挺胸拔背，足踏实，膝含蓄，气欲沉，两目睁开，集中意念于两掌中，如观明月；练习日久，会感觉有月在前，不可追求。收拳时要吸气，推掌时要呼气，犹如落汐归海。

【功法作用】重点锻炼上肢前臂屈肌群、伸肌群等，增加臂力、腕力及指力，可增强推法、擦法等手法的功力，从而提高推拿调理治疗的效果。

（七）九鬼拔马刀势

【原文】侧身弯肱，抱顶及颈；自头收回，弗嫌力猛；左右相轮，身直气静。

【注释】

（1）九鬼拔马刀：语出佛教。本势是模仿九鬼从颈后用力拔出马刀的动作。

（2）肱：原指上臂，这里指整个手臂。

（3）相轮：轮，交换、轮换；相轮，左右相互交换。

【预备】同韦驮献杵。

【动作】左脚向左分开，与肩同宽，两手交叉上举，左手在前，右手在后（图6-10-7a）；两手同时旋腕，左手掌心向上，用力上托过头，指端向右；右手掌心向下并向身后下按（图6-10-7b）。左手屈肘，按住头后枕部；右手向后，尽力上提，至左侧肩胛骨下部，掌心向前，紧贴背部。右手掌前按，肘向后展，头项用力后仰，臂项相争用力，眼向前平视（图6-10-7c侧面、后面）。

【要领】上举下按，肘部欲直。下按之掌，指端朝下，掌心向前，抱颈用力下按，头后抬且用力与之抗争，目须平视；上举之掌，掌心朝前，指端向上。始终气沉丹田，不可升降，自然呼吸，使颈、肩放松，气机平静，意念集中后背。

【功法作用】重点锻炼颈肌、肱三头肌、肱二头肌、前臂屈肌群、肩胛提肌、斜方肌、背阔肌和腰肌等，增强颈部力量及臂力、腕力与腰力，有利于推法、按法、扳法的功力训练。

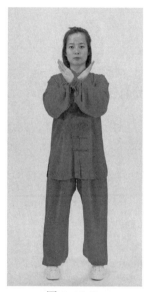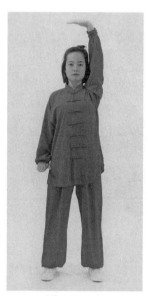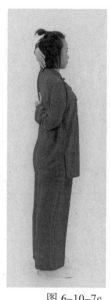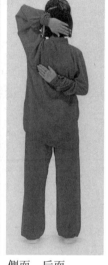

图6-10-7a   图6-10-7b   图6-10-7c 侧面、后面

（八）三盘落地势

【原文】上颚坚撑舌，张眸意注牙，足开蹲似踞，手按猛如拿；两掌翻齐起，千斤重有加；瞪睛兼闭口，起立足无斜。

【注释】

（1）三盘落地：三盘，是指两手、两膝、两足之间，犹如三盘。本势有两手、两膝、两足用力，欲重坠于地之意。

（2）撑：抵，顶。

（3）注：集中，这里引申为咬。

（4）踞：蹲，坐，这里指下蹲成马步势。

（5）千斤：千斤重物。

（6）无斜：不要歪斜移动。

【预备】同韦驮献杵。

【动作】左足向左横开一大步，比肩稍宽。两臂由两侧向前，仰掌上举，两臂伸直，与肩相平、同宽（图6-10-8a）；两掌心翻转向下，两手掌内旋，沉肩，肘外展，两掌缓缓用力下按，悬空于膝盖上部，同时两腿屈膝下蹲成马步，目视前方（图6-10-8b）。两腿缓缓伸直，同时两掌心翻转向上，上托至与肩相平（图6-10-8c），再缓缓屈膝下蹲，同时两掌心翻转向下，两手掌内旋，沉肩，肘外展，两掌缓缓用力下按，悬空于两膝部外上方，两目平视（图6-10-8d）。两腿缓缓伸直，同时两掌心翻转向上，上托如千斤，高与肩相平（图6-10-8e），再缓缓屈膝下蹲，同时两掌心翻转向下，四指并拢，大拇指分开，虎口相对，猛拿如水上浮球，缓缓用力下按，按至两小腿外侧中部，上身正直，闭口平息，收腹提肛，两目圆睁平视（图6-10-8f）。

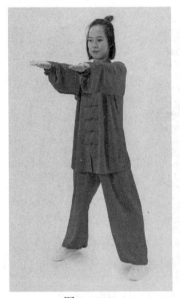

图6-10-8a

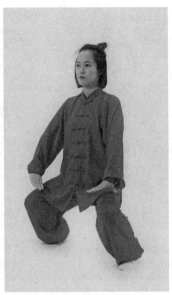

图6-10-8b

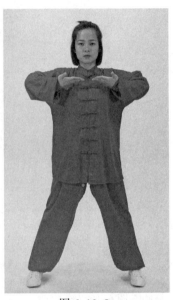

图6-10-8c

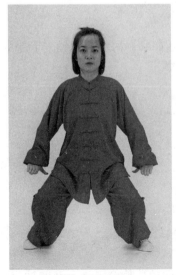

图6-10-8d

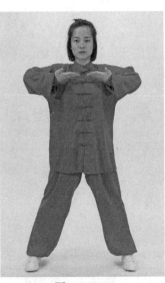

图6-10-8e

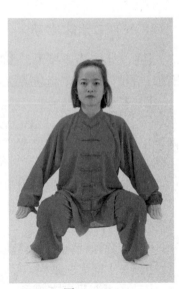

图6-10-8f

结束时，先深吸气，然后徐徐呼出，身体缓缓直立，两腿缓缓升直，两掌心上托至肩平，再翻转向下，徐徐落至两侧。左脚收回，并步直立。

【要领】上身正直，前胸微挺，后背挺拔，马步下蹲，重心放在两足，尽量屈膝呈90°，膝不过足尖；两肘略内旋，头如顶物，两目直视，舌抵上腭，微微闭口，鼻息调匀，提肛，意守丹田；两手上托，如托千斤之物；两手下落，如按水中浮球。下蹲与起身时，上体始终保持正直，不应前俯或后仰。下蹲依次增加难度，第一遍微蹲；第二遍半蹲；第三遍全蹲。

【功法作用】重点锻炼下肢股四头肌、股二头肌、腰背肌，提高腰腹及下肢力量，增强腰力、腿力及下肢的耐力。

（九）青龙探爪势

【原文】青龙探爪，左从右出，修士效之，掌平气定。力周肩背，围收过膝；两目注平，息调心谧。

【注释】

（1）青龙探爪：探，伸。意指模仿青龙伸爪的动作。

（2）修士：修身养性之人。

（3）效之：仿效这样的动作。

（4）气实：气充实于五指。

（5）息调：调和呼吸。

（6）心谧：谧，安静。指心静神定。

【预备】左脚向左平跨一步，与肩等宽，两手双手握拳上提，拳心朝上，抵两侧章门穴处，头正身直，头端平，目前视（图6-10-9a）。

【动作】右拳变掌上举过头至肩上位，掌心朝左，上臂靠近头，侧身俯腰，腰充分向左侧弯，目视前方；左手握拳护腰不变（图6-10-9b）。以腰带动手臂，向左转体，上身向左前下俯；右手四指并拢，屈拇指内扣，按于掌心，掌心朝下，目随手动，随势推撑下探至左足正前方，触地紧按，双膝挺直，足跟不得离地，昂首，两目前视（图6-10-9c）。屈膝下蹲，上体转正渐起，同时右臂随转体由左腿侧经两小腿前画弧至右腿外侧，掌心朝上，握拳护腰，双腿缓直，目视前方（图6-10-9d）。

结束时，先深吸一口气，然后徐徐呼出，收回左足，并步直立，两手变掌落于体侧（图6-10-9e）。

【要领】伸臂探"爪"，下按画弧，力注肩背，动作自然、协调，一气呵成；俯身探地时，头两目平视，手臂、腰背要充分伸展，手爪尽力下探，力注五指，膝挺直足跟勿抬起，并注意意守丹田，呼吸均匀，心静自然。

【功法作用】重点锻炼上肢各肌群、肋间肌、背阔肌、腹外斜肌、臀大肌、下肢后侧肌群、拇长屈肌，改善腰部及下肢肌肉的活动功能；增强腰力、腿力、指力，提高一指禅推法与指揉法的功力。

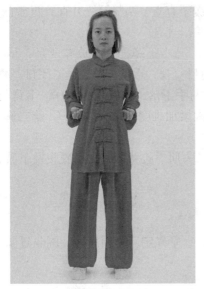
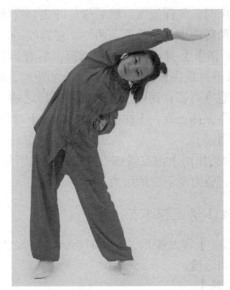

图 6-10-9a   图 6-10-9b

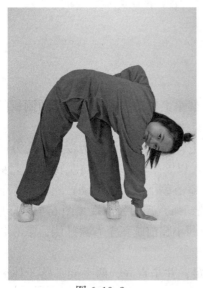
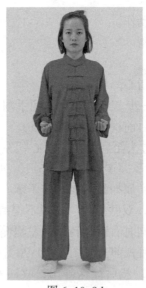
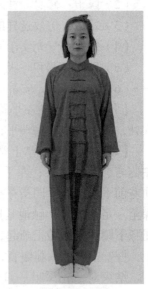

图 6-10-9c   图 6-10-9d   图 6-10-9e

（十）卧虎扑食势

【原文】两足分蹲身似倾，屈伸左右腿相更。昂头胸作探前势，偃背腰还似砥平。鼻息调元均出入，指尖着地赖支撑。降龙伏虎神仙事，学得真形也卫生。

【注释】

（1）卧虎扑食：本势是模仿老虎扑食的动作。

（2）相更：更，更替。相互轮换之意。

（3）偃：放倒之意。

（4）砥：磨刀石。此处引申为像磨刀石一样平坦并中间呈弧线。

（5）调元：调气，调整呼吸。

（6）真形：真正的要诀。

（7）卫生：卫，护卫，防卫，保卫；生，生命。护卫生命之意。

【预备】同韦驮献杵。

【动作】左足向左跨出一大步，右腿蹬直，成左弓步；同时双手由腰侧向前做扑伸动作，手与肩等高，掌心向前，坐腕，手呈虎爪状，前扑动作要刚劲有力，如猛虎状（图6-10-10a）。双手十指撑地，置于左足两侧，双臂伸直，指端向前；右腿屈膝，脚趾着地（图6-10-10b）；左脚跟稍微抬起，挺胸，抬头，瞪目，目视前上方，胸腹收紧，塌腰，势如卧虎扑食，蓄势待发（图6-10-10c）。

结束时，先深吸气，然后慢慢呼出，缓缓起身，收回左足于右足旁呈并步，双手收回于身体两侧（图6-10-10d）。

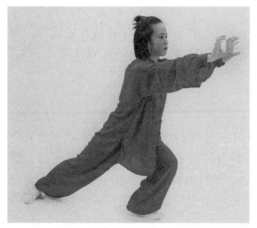

图 6-10-10a

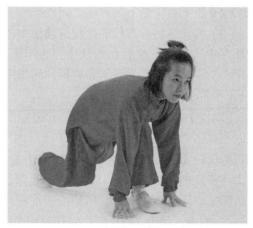

图 6-10-10b

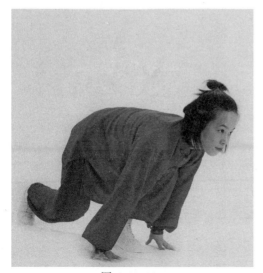

图 6-10-10c

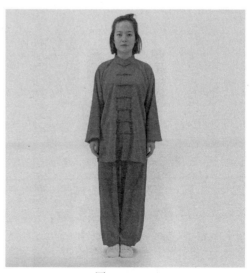

图 6-10-10d

【要领】前扑动作刚劲有力，手呈虎爪状，掌心向前，坐腕探爪，力达指端，切忌用力过猛，应蓄力待发；前探时呼气，头向上抬，不可过高或过低；挺胸、沉腰、敛臀，沉腰时，脊柱呈反弓形；瞪目，双目注视前方。初练时，五指撑地，在臂力增强的基础上，可再用四指、三指、两指等撑地练习。

【功法作用】重点锻炼手指、上肢各肌群、胸大肌、腹肌、腰背肌、下肢各肌群，以增强指力、臂力、腰力和下肢力量，对点法、抓法、捏法、拿法、一指禅推法等手法力度的提高有极好的促进作用，为拔伸法、弹拨法等手法的练习打下基础。

（十一）打躬击鼓势

【原文】两掌持后脑，躬腰至膝前，头垂探胯下，口紧咬牙关。舌头微抵腭，两肘对平弯，掩耳鸣天鼓，八音奏管弦。

【注释】

（1）打躬击鼓：打躬，指弯腰；击鼓，指鸣天鼓。

（2）胯下：指裆下，两腿之间。

（3）鸣天鼓：为古代养生保健功法中的一种。两手掌心掩耳，手指放在后脑部，用食指压在中指上面，然后食指从中指上滑下轻弹后脑部 24 次。可防治耳鸣、耳聋、头痛、头晕、头胀、健忘等病症，并有提神的作用。

【预备】同韦驮献杵。

【动作】左足向左分开，与肩等宽或稍宽于肩。双手仰掌外展，上举至头，掌心相对，同时屈膝下蹲呈马步（图 6-10-11a）。十指交叉相握，屈肘缓缓下落，双掌抱于脑后头枕部，与项争力，目视前方（图 6-10-11b）。缓缓伸直膝关节，同时向前大幅度弯腰，双手用力将头压向胯下，膝关节要挺直，足跟勿离地，双目后视（图 6-10-11c）。双手慢慢分开，两掌心同时掩住双耳，四指按于枕骨，食指从中指上滑落，弹击枕骨，弹击时耳内有"咚咚"响声，弹击 24 次（图 6-10-11d）。

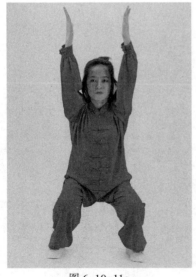

图 6-10-11a

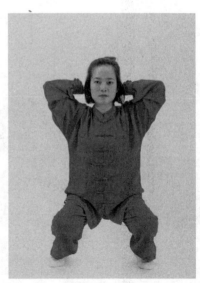

图 6-10-11b

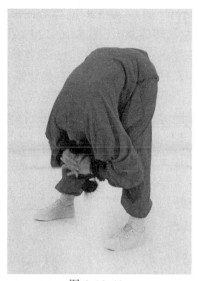

图 6-10-11c

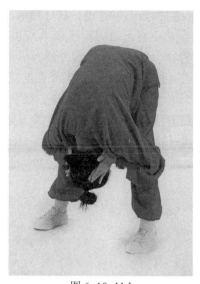

图 6-10-11d

结束时，先深吸一口气，然后缓缓呼气，随势伸直腰部，起身直立后，两手猛然拔离开双耳。双手同时由两侧落下，收回左足，并步直立，呼吸自然。

【要领】双手掌抱紧枕部，两肘向后充分伸展，与项争力；俯腰时，头尽量低伸胯下，双膝伸直，足勿离地，舌舔上腭，不可屏气；按住双耳，闭塞听力，宁心内闲，静听鸣鼓声。

【功法作用】重点锻炼颈项肌肉、上肢各肌群、胸大肌、肋间肌、背阔肌、腰背肌和下肢后侧诸肌群，增强臂力、腰力、腿力，改善腰背及下肢的活动功能，缓解脊背腰部肌肉的紧张、疲劳，为全面练习推拿手法打下基础。

（十二）掉尾摇头势

【原文】膝直膀伸，推手至地，瞪目昂头，凝神一志；起而顿足，二十一次，左右伸肱，以七为志；更作坐功，盘膝垂眦，口注于心，调息于鼻，定静乃起，厥功维备。

【注释】

（1）掉尾摇头：掉，摇动、摆动；摇，转动。本势模仿动物摆动尾巴，转动头部的动作。又称"工尾势""摇头摆尾"。

（2）膀：肩膀。

（3）一志：志，意念。即意念集中的意思。

（4）顿足：跺足于地。

（5）伸肱：伸展手臂。

（6）垂眦：垂，下垂；眦，眼睑结合处。此处意为两眼微闭。

（7）定静：心境安定平静。

（8）厥功维备：厥功，指易筋经。维，就，已经；备，完备。

【预备】同韦驮献杵。

【动作】两手仰掌，十指交叉相握置于小腹前，向上托于胸前（图 6-10-12a），由胸前旋腕反掌徐徐上举过顶，双目视掌，随掌上举而渐移（图6-10-12b）；掌心向天，两肘挺直，身立正直，目向前平视（图6-10-12c）；向左侧转体90°（图6-10-12d），随势向左前方俯身，双掌推至左脚外侧，尽量掌心贴地，双膝挺直，足跟勿离地，昂首抬头，目视左前方（图6-10-12e）；由原路返回，身体转正，双手随势上托。再向右侧转体90°（图6-10-12f），随势向右前方俯身，双掌推至右脚外侧，尽量掌心贴地，昂首抬头，目视右前方（图6-10-12g）。再原路返回，身体转正，双手随势上托，掌心朝天，双目向前平视（图6-10-12h）。仰身，腰向后弯，上肢随之而往，目上视（图6-10-12i）；俯身向前，推掌至地，昂首抬头，目视前方，双膝挺直，足跟勿离地（图6-10-12j）。

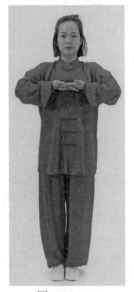

图 6-10-12a

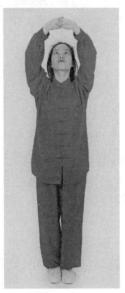

图 6-10-12b

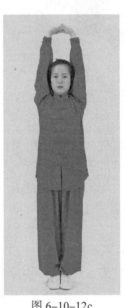

图 6-10-12c

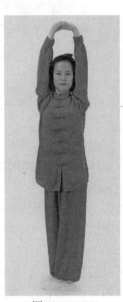

图 6-10-12d

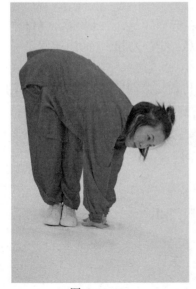

图 6-10-12e

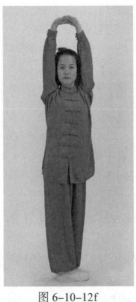

图 6-10-12f

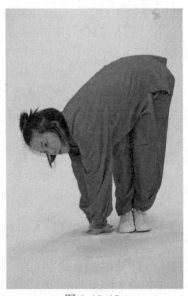

图 6-10-12g

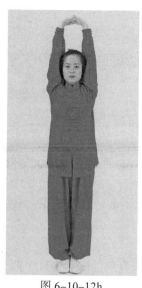
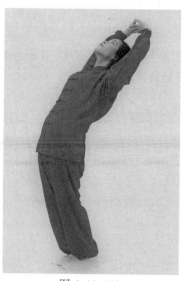
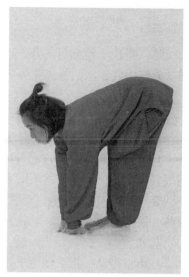

图 6-10-12h　　　　　　　　图 6-10-12i　　　　　　　　图 6-10-12j

结束时，随深吸气时起身直腰，双手分开，缓缓收回身体两侧。

【要领】十指交叉，相握勿松，上举肘须直，俯身推掌，掌心尽量推至地；身向前俯、双掌下推时，膝、肘要挺直，呼吸均匀自然，昂首抬头，瞪目直视，凝神静气，意念入定。

【功法作用】本势重点锻炼背阔肌、竖脊肌、腹直肌、腹外斜肌、腹内斜肌、上肢肌群、下肢肌群的肌力和手指的指力，增强腰、下肢和手臂的力量和柔韧性，改善脊柱各关节的活动功能，为推拿手法协调性、柔和性的锻炼打下基础。

第十一节　少儿推拿常用气功

气功是中医学的一个重要组成部分。气功强调对意念的运用，掌握气功心身同练的特点，有助于深刻理解中医"形神合一""天人合一"的整体观念，亦有益于提高对中医"气化论""精气神"理论和脏腑经络相关性的认识。将气功与推拿有机结合在一起，也是河东少儿推拿流派的特色之一，手法加功法不仅可以起到气功锻炼和推拿的双重作用，还明显地提高了推拿的调理效果。

我国现存最早的医学经典著作《黄帝内经》中，对气功的锻炼方法、理论、治疗效果及气功与推拿的关系等都有记载。《素问·异法方宜论》中指出："中央者……其病多痿厥寒热，其治宜导引按跷。""导"指"导气"，导气令和；"引"指"引体"，引体令柔。导引就是呼吸运动（导）与肢体运动（引）相结合的一种养生健身方法，即由意念引导动作，配合呼吸，由上而下或由下而上地运气，是气功中的动功之一。按跷就是推拿，清代医家李学川解释说："导引谓摇筋骨动支节。按谓捏按皮肉；跷谓捷举手足。"（《针灸逢源·卷二·素问经文·素问异法方宜论》）可见早在《黄帝内经》时期就已经将气功与推拿结合起来了。

本节重点介绍最常用的捧气贯顶法、三心并站庄、形神庄三种气功练功方法。

一、捧气贯顶法

捧气贯顶法是意与气合，以意引气。通过姿势的开合和意念导引的配合，引动内气外放、外气内收，从而畅通躯体之气与自然之气的联系。

（一）功法操作

预备式

1.姿势 两脚并拢，周身中正，两手自然下垂，如立正姿势。目视前方天地交界处，两眼轻轻闭合，目光收回（图6-11-1）。

2.意念 顶天立地，形松意充。外敬内静，心澄貌恭。一念不起，神注太空。神意照体，周身融融。

起式

1.小指带动，指掌慢慢上翘，成手心向下，指尖向前，与臂成直角。以肩为轴，两手做前后拉气3次（图6-11-2）。

2.以小指带动，松腕，转掌心相对。虎口向上，臂放松，与肩等宽从体前向上捧气，至手与脐平，掌心微含，回照肚脐（图6-11-3）。继而转掌心向下，两臂向两侧外展至背后。小臂微收，转掌心向内，掌心微含，回照腰部命门穴（对脐处）（图6-11-4）。而后小臂上提，顺势内收掌腕到两肋旁，掌心向上，用中指端向大包穴贯气（图6-11-5）。

3.随后两臂向前伸出与肩平，掌臂微收，掌心微含，中指回照两眉间印堂（图6-11-6）。随之两腕微微转动，带动十指斜相对，而后转肘外撑两臂向两侧展开（图6-11-7）。至左右成一字与肩平，小指带动，掌心向下，连续转掌心向上，两臂向上画弧，至头顶上方两掌相合（图6-11-8）。而后沿头正前方下降至胸前呈合十手（图6-11-9）。

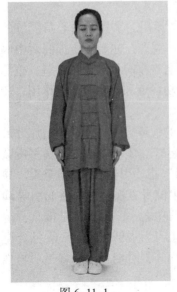

图 6-11-1

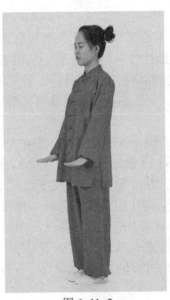

图 6-11-2

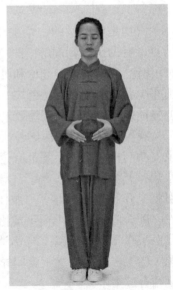

图 6-11-3

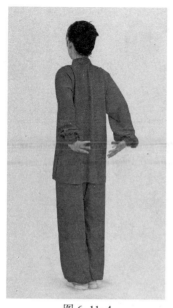

图 6-11-4

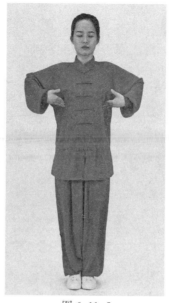

图 6-11-5

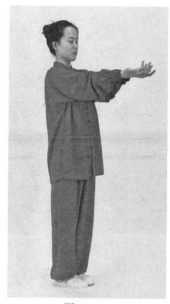

图 6-11-6

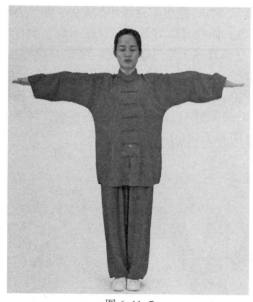

图 6-11-7

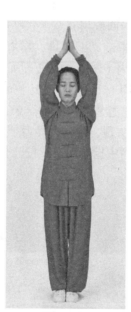

图 6-11-8

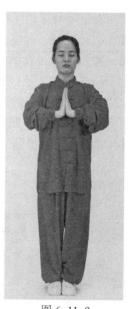

图 6-11-9

第一式　前起侧捧气

1.合十手转指端向前并推出，至两臂伸直，与肩平（图 6-11-10）。逐渐分掌，转掌心向下，立掌外撑（掌指上翘，掌心外突，掌与臂成直角），意想掌臂延伸至天边，在天边推揉 3 次。推揉要肩、肘、腕一体，两肩沿上、后、下、前顺序画立圈。推时，以掌根带动掌臂前推，掌心外突，回收时以肩带动，肘微下垂，掌心内含，意想从天边收回体内（图 6-11-11）。而后立掌外撑，意想掌臂延伸至天边，以掌带臂沿天边左右水平拉气 3 次。左右拉开约 15°，再合拢至两臂平行。

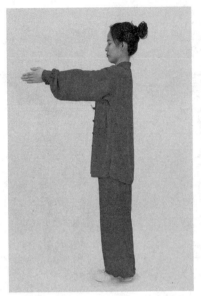 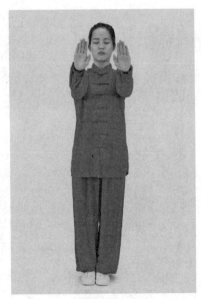

图 6-11-10   图 6-11-11

2.立掌外撑，两臂向两侧展开至左右平肩立掌外撑，意想掌臂延伸至天边，在天边推揉 3 次。推时，以掌根带动掌臂前推，掌心外突；回收时以肩带动，肘微下垂，掌心内含，意念从天边收回体内（图 6-11-12）。而后立掌外撑，意想掌臂延伸至天边，沿天边上下拉气 3 次。向上拉约 15°，向下拉至平肩。

3.松腕转掌心向上，意想两手延伸至天边，沿天边捧气至头顶上方，两臂微屈，腕与肩等宽，掌心微含照向头顶，停留一个呼吸的时间（图 6-11-13）。向头顶贯气，两手沿体正前方下降至肚脐。两中指相接，点按肚脐（图 6-11-14）。

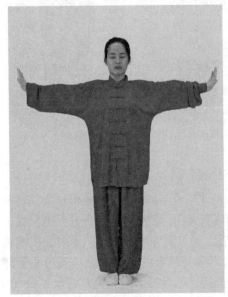 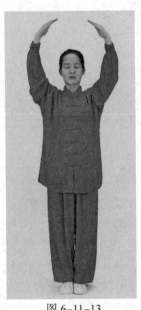 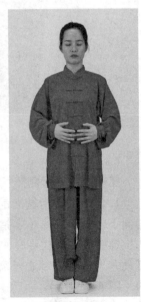

图 6-11-12   图 6-11-13   图 6-11-14

4.两手中指平脐向两侧扒开转向身后，至命门穴，两中指点按命门穴，而后沿膀胱经下至两足（图6-11-15）。两手沿足外侧抚至趾端并敷于足面，向下按揉3次。下按时，膝向前跪，身体重心向前移至两手，意想手心通过足心入地；抬起时提膝，臀部向上抬，身体重心移向两足，两手不动，把放出去的意念收回体内（图6-11-16）。而后，两手稍起，转手心相对，如捧气球，意想把地气从地里拔出，捧在手中。而后两手分开，转掌心对向两腿内侧沿足三阴经向上导引至肚脐（图6-11-17），中指点按，而后两手分开还原至体侧，自然下垂。

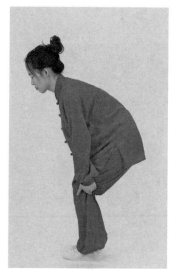
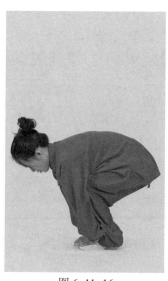
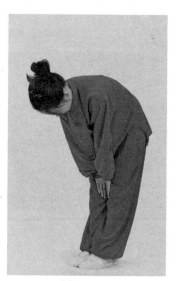

图6-11-15　　　　　　　　　图6-11-16　　　　　　　　　图6-11-17

第二式　侧起前捧气

1.两臂从体侧阴掌（手心向下）上提，成一字形（图6-11-18）。立掌外撑，意想手臂延伸至天边，沿天边向两侧揉推3次。推时，以掌根带动掌臂前推，掌心外突；回收时以肩带动，肘微下垂，掌心内含，意念从天边收回体内（图6-11-19）。立掌外撑，意想手臂延伸至天边，沿天边水平拉气3次。向前拉约15°角，向后两臂成一字（图6-11-20）。

2.立掌外撑，意想手臂延伸至天边，两臂沿天边向体正前方合拢，与肩等宽，两掌在天边进行揉推3次。推时，以掌根带动掌臂前推，掌心外突；回收时以肩带动，肘微下垂，掌心内含，意念从天边收回体内（图6-11-21）。立掌外撑意想手臂延伸至天边，在天边上下拉气3次，向上拉约15°，向下拉至平肩。

3.松腕转掌，意想沿天边捧气至头顶上方手心微含照向头顶，停留一个呼吸时间，向头顶贯气，两手继续下降至印堂，掌心向内，两中指点按（图6-11-22）。沿眉向两侧分开，向后至玉枕骨下，两中指点按。而后，两手沿项下至背，两中指点按第3胸椎处（图6-11-23）。再转回体前，从腋下向后，两手至背后，尽量向上（图6-11-24）。掌心紧贴身体，两手沿胆经、膀胱经下至命门，两中指点按（图6-11-25）。而后两中指沿带脉分开，回归肚脐，两中指点按。

4. 两手沿足三阴经（腿内侧）下至两足，再沿足内侧抚至趾端（图 6-11-26）。两手敷于足面，按揉 3 次。下按时，膝向前跪，身体重心向前移两手，意想手心通过足心入地；抬起时，提膝，臀部向上抬，身体重心移向两足，两手不动，把放出去的意念收回体内。而后，两手稍起，转手心相对，如捧气球，意想把地气从地里拔出，捧在手中。而后，两手分别沿足外侧至足跟，转手心向内，沿膀胱经上至命门，两中指相接点按。沿带脉分开，回归，两中指点按肚脐（图 6-11-27）。两手分开还原至体侧，自然下垂。

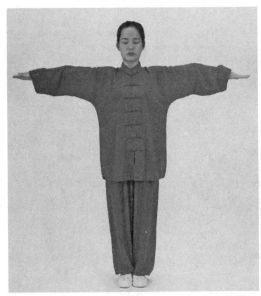
图 6-11-18

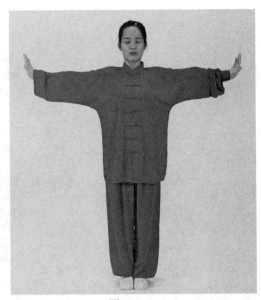
图 6-11-19

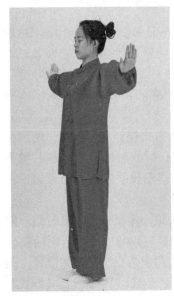
图 6-11-20

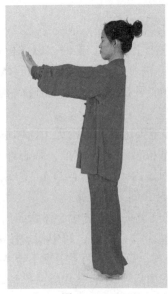
图 6-11-21

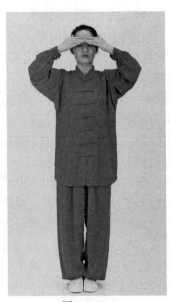
图 6-11-22

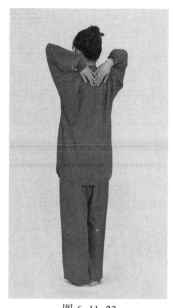
图 6-11-23

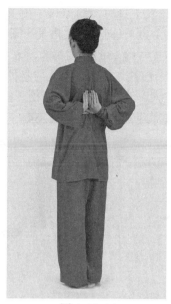
图 6-11-24

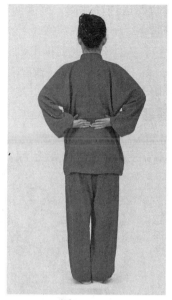
图 6-11-25

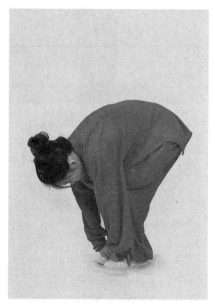
图 6-11-26

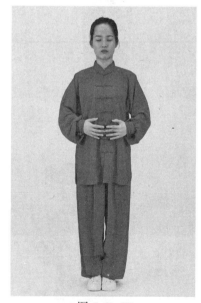
图 6-11-27

第三式　侧前起捧气

1.两手如捧物，虎口向上，两臂与正前方成 45° 角上举，意想沿天边捧气至头顶上方，手心微含，照向头顶，停留一个呼吸时间，向头顶贯气（图 6-11-28）。两手沿耳下至两肩前，小臂直立胸前，掌心朝前。

2.右掌坐腕向前推出，臂似直非直，松腕，小指带动，将掌心翻转向左，微含（图 6-11-29）并向左画弧拢气，约 90° 角时，拇指掐于中指中节正中（中魁）（图 6-11-30）。

其余四指轻轻并拢，继续向左拢气至身后，约180°。由身后回归左胸前，中指点在左侧锁骨下缘中点之气户穴（乳头直上方），向气户穴贯气（图6-11-31）。

3. 左掌坐腕向前推出，向右拢气约180°至身后重复右手动作，方向相反。

4. 拢气后，两小臂在胸前呈十字交叉状，大臂与身体成45°角（图6-11-32）。自然呼吸3次，吸气时中指点按气户穴，呼气时微放松。松开掐诀双手，两臂前推，两腕转动（转莲花掌）（图6-11-33），两掌胸前合十（图6-11-34）。

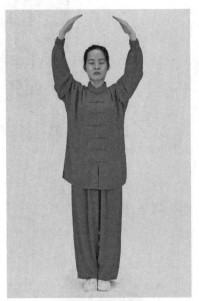

图 6-11-28

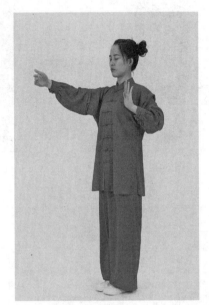

图 6-11-29

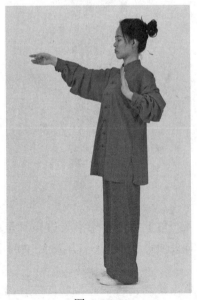

图 6-11-30

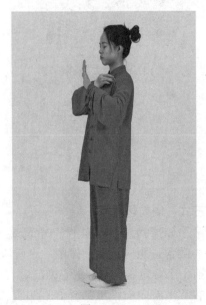

图 6-11-31

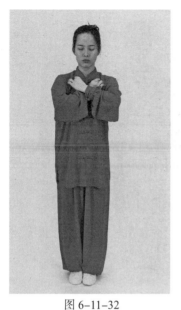
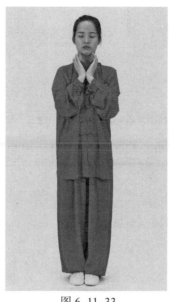
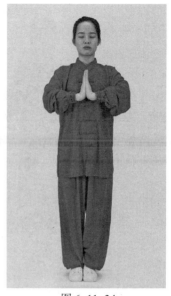

图 6-11-32　　　　　　　　图 6-11-33　　　　　　　　图 6-11-34

收式

合十手举至头顶上方，上拔，意想举向天顶（图 6-11-35）。两手分开，转掌心向前，两臂由两侧下落与肩平，逐渐转掌心向上，沿天边向体前合拢与肩等宽。掌臂微微内收，中指回照印堂（图 6-11-36）。而后，两肘回抽，两掌指端指向第 6、7 肋间，用中指端向大包贯气，再向手后伸出，向两侧外展。两臂转至两侧时，转掌腕使掌心相对，向体前合拢（图 6-11-37）。两手重叠放虚在肚脐上（男左手贴肚脐，女相反），静养片刻（图 6-11-38）。两手分开还原至体侧，慢慢睁开双眼。

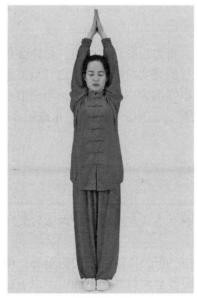
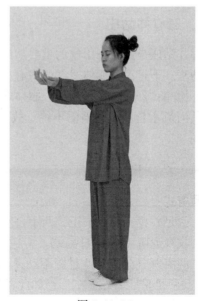

图 6-11-35　　　　　　　　　　　　图 6-11-36

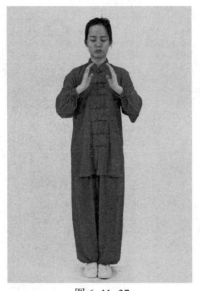
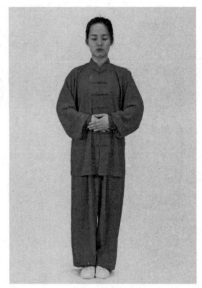

图 6-11-37   图 6-11-38

（二）要领

练习捧气贯顶法时要做好以下几点：

1. 心虚神静，意在气中　练本功法时，要注意意识的放松，做到神态悠闲，恬静安舒，怡然自得，即美在心中，乐在心中，且坚定自若。

2. 形随意走，动作圆融　练功时姿态要舒展大方，潇洒自如，不拘谨、不做作，要放得开，收得往。动作要柔软、圆润、连绵不断，快而不停、慢而不断，灵活自在。

3. 意识开合，意境深远　本功法注重神与气合，以意引气，因而意识的开合是练好本功的关键，外开时意念要远开至天边，内合时合于体内，越深越好。

二、三心并站庄

三心并站庄是聚下丹田气的重要功法，得气快，富力强身作用明显，是体会丹田之气的重要功法。下丹田是躯体之气的中心，故丹田之气的充实对体会躯体之气至关重要。可以做如下比喻：丹田就像是湖泊，躯体之气就像是以湖泊为中心的河流，当湖泊水充盈的时候，其河流水自然就会滔滔不绝。故丹田之气充实，躯体之气亦会"水涨船高"，更加充足通畅。

（一）功法操作

1. 预备式

（1）两足并拢，周身中正，两手自然下垂。目视远方天地交界处，两眼轻轻闭合，目光回收，收视返听（图 6-11-39）。

（2）两脚踩气分开。两足跟不动，两足尖外撇成 90°，再以两足尖为重心，两足跟各外撇 90°，两足呈后"八"字形，如此动作后，气即贯至两腿外侧阳经中。由于足内扣足三阴经自然放松，故能加强经脉之阴升阳降的功能。此动作旧称踩气。

（3）足呈后"八"字形。小指带动，指掌慢慢上翘，成手心向下，指尖向前，与臂成直角。以肩为轴，两手做前后拉气3次。向前推手臂与身体的夹角约15°，向后拉至体侧（图6-11-40）。

（4）以小指带动，松腕，转掌心相对，虎口向上，臂放松，与肩等宽，从体前向上捧气，至手与肚脐平，掌心微含，回照肚脐（图6-11-41）。同时转掌心向下，两臂与肚脐同高、两侧外展至背后；小臂微收，转掌心向内，掌心微含，回照腰部命门（图6-11-42）。而后小臂上提，顺势内收掌腕至两肋旁，掌心向上，用中指端向大包贯气（图6-11-43）。

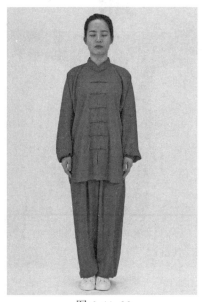

图 6-11-39

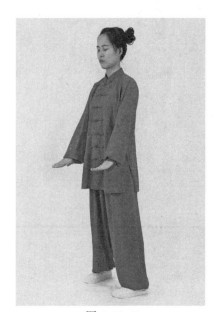

图 6-11-40

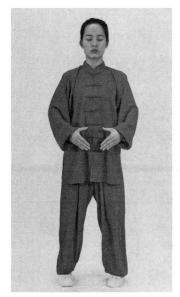

图 6-11-41

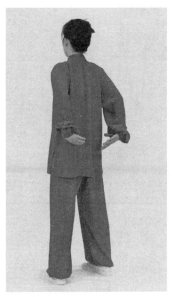

图 6-11-42

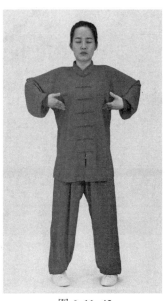

图 6-11-43

（5）随后两臂向前伸出与肩平，掌臂微收，掌心微含，中指回照印堂（图6-11-44）；随之两腕微微转动，带动十指斜相对；而后转肘外撑，带动两臂向两侧展开。至左右与肩平成一字，小指带动，转掌心向下（图6-11-45），连续转掌心向上，向上画弧，至头顶上方两掌相合（图6-11-46）。而后沿头正前方下降至胸前呈合十手，大臂与身体呈45°角，两小臂成一线，中指尖向上，拇指根对着膻中（图6-11-47）。

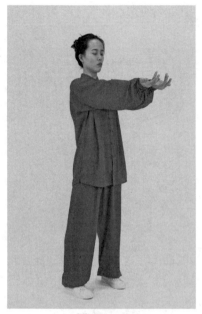

图 6-11-44

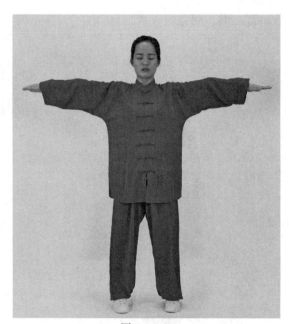

图 6-11-45

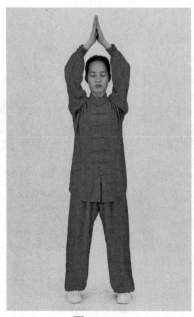

图 6-11-46

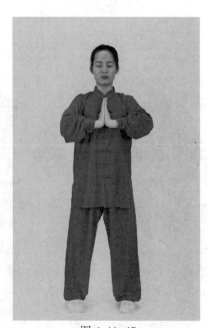

图 6-11-47

2. 身形要求

（1）坐腕，带动臂下落，两手掌根慢慢分开，掌心内含，十指尖轻轻相接，两手呈半个球状。两手置于腹前，掌心对肚脐。屈膝下蹲，膝不能过足尖。大腿根部空虚，腰部命门向后突，呈似坐非坐（图6-11-48，图6-11-49）。站庄姿势的高低依练功者的体质而定。约站半小时，能长时间地站更好。

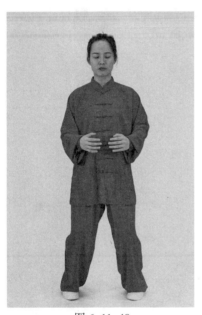 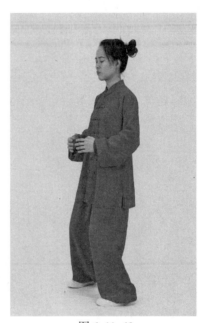

图6-11-48   图6-11-49

（2）头要中正，虚凌向上，似悬空中。目似垂帘，含光默默，目光随眼睑闭合而内收，与意念合而为一。舌抵上腭，展眉落腮，似笑非笑。含胸，是将胸骨柄与两乳头之间的三角地带放松；拔背，是大椎穴向上领直通百会，使脊骨伸直，同时需注意两肩胛骨自然放松下沉。含胸拔背的目的是使胸腔开扩，胸背放松。松肩空腋，肘坠而悬。坐腕，含掌，舒指。松腰，腰椎及其韧带、腰两侧肌肉等都放松，逐步改变腰部的自然弯曲状态。松胯，包括髋关节和骶髂关节的放松。尾闾下垂，指向地面，以两足眼的连线为一边，向后画一等边三角形，三角形的中心即为尾闾的垂直点。调裆提会阴。松膝，轻轻内扣，稍向前屈，但髌骨要有微微上提之意。踝放松，足平铺。

3. 收式　身体慢慢直立，双脚并拢（按预备式踩气的逆动作），双手转指端向上，胸前合十，继续上举至头顶上方，意想举向天顶（图6-11-50）。两手沿天边慢慢分开，转掌心向前，双臂由两侧下落与肩平，逐渐转掌心向上，沿天边向体前合拢，与肩等宽掌臂微微内收，掌指（同时用意念）回照印堂（图6-11-51）。而后，屈臂下落、两肘回抽，两掌指端指向第6、7肋间，用中指端向大包贯气（图6-11-52）。而后，两臂向后伸出，两臂向两侧外展，展至体侧时，转掌腕使两掌心斜相对，向体前合拢（图6-11-53）双手重叠放在肚脐上（男左手在下，女右手在下）（图6-11-54）。揉腹，左右各转9周，静养片刻。两手分开至体侧，自然下垂，两眼慢慢睁开。

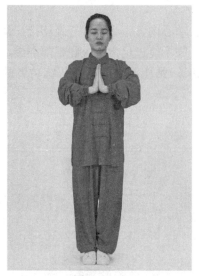

图 6-11-50

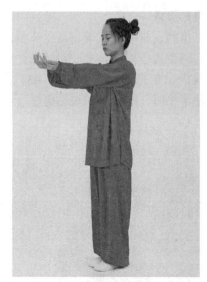

图 6-11-51

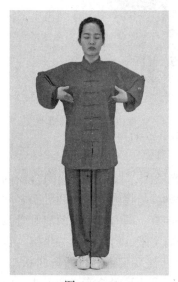

图 6-11-52

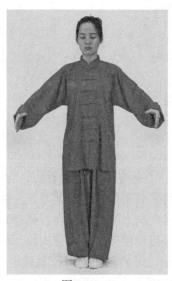

图 6-11-53

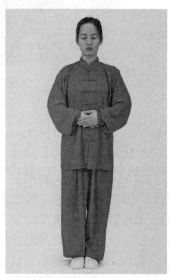

图 6-11-54

（二）要领

练习三心并站庄时要做好以下两点：

1. 本庄法多守下丹田（脐与命门之间），方法是意念从周身各部向丹田集中，顶心向下，脚心向上，手心向内，"三心"向丹田并合。"三心并"即由此命名。初学功者，意念顶心、脚心、手心可分别逐个向丹田并。向丹田并合后，意念即可放开，安静、放松地站庄。当意念从丹田跑掉时，再重新向丹田并合。其心法口诀为："七窍闭合鼻撩天，踩气两手在穴边；三心并合心念处，身轻气爽笑开颜。顶心向下归丹田，脚心向上归丹田，手心向内归丹田，三心并合归丹田。"

2. 三心并站庄发动丹田真气比较快，很快即可出现身体微晃动或微颤，身有热感，两手之间出现吸力与张力，有难以外分与内合之感。站此庄只要姿势正确，不会出现自发动作。微晃或微颤是身体放松的表现，与自发功不可同语。但要注意：切不可把意念专注在"晃""颤"上，否则也会因意念的强化作用而呈现自发动作。

三、形神庄

形气神三位一体生命观认为，在形态的任何部位都充斥着无形的气，在周围也存在弥散的气。形神庄的锻炼要旨在于把神意活动与形体活动紧密结合在一起，要求神意完全集中于运动着的形体及与之相关部位，使神意逐渐透到形体的皮肉筋脉骨各部组织中去。鉴于神意对气的统帅作用，神意透入的部位，气也就随着而入，从而改变各部组织中气的分布状态，提高躯体之气的通畅度和充足度。故形神庄是重要功法。

形神庄的动作难度比较大，非常强调形体运动，因此对练功部位的安排非常周到细微，基本上照顾到了全身各个部位。从躯干上来说，有头、颈项、胸、背、胁肋、腹、骨盆、尾闾、会阴一个完整系列；从上肢来说，有肩、肘、腕、掌、指系列；从下肢来说有胯、膝、踝、足、趾系列。并且从动作配合上来说，又是左右对称、前后平衡、上下相关的有机组合，注意了肌肉、肌腱拮抗运动牵张与收缩的协调。

（一）功法操作

预备式

1. 两脚并拢，周身中正，两手自然下垂，如立正姿势，两眼轻轻闭合，目光回收（图6-11-55）。小指带动，指掌慢慢上翘，成手心向下，指尖向前，与臂成直角。以肩为轴，两手做前后拉气3次。向前手臂与身体的夹角约15°，向后拉至体侧（图6-11-56）。

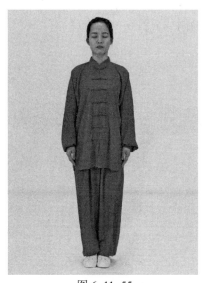
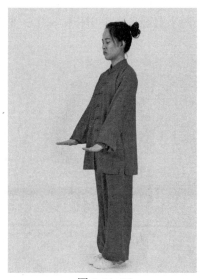

图 6-11-55　　　　　　　　　　　　　图 6-11-56

2. 以小指带动，松腕，转掌心相对，虎口向上臂放松，与肩等宽从体前向上捧气，至手与肚脐平，掌心微含，回照肚脐（图6-11-57）。同时转掌心向下，两臂（与肚脐同高）向两侧外展至背后，小臂微收，转掌心向内，掌心微含，回照腰部命门（对脐处）（图6-11-58），而后小臂上提，顺势内收掌腕至两肋旁，掌心向上，用中指端向大包（属脾经，在第6、7肋间）贯气（图6-11-59）。

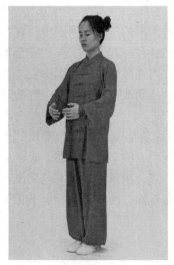
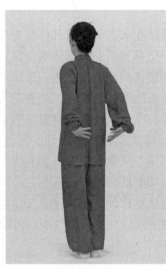
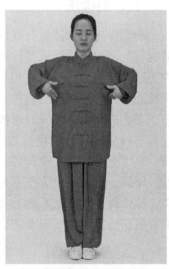

图6-11-57　　　　　　　图6-11-58　　　　　　　图6-11-59

3. 随后两臂向前伸出与肩平，掌臂微收，掌心微含，中指回照两眉间印堂（图6-11-60）。同时两腕微微转动，带动十指斜相对，而后转肘外撑，带动两臂向两侧展开。至左右与肩平成一字，小指带动，转掌心向下（图6-11-61），连续转掌心向上，向上画弧，至头顶上方两掌相合（图6-11-62）。而后沿头正前方下降至胸前呈合十手（大臂与身体成45°角，两小臂成一线，中指尖向上，拇指根对着膻中）（图6-11-63）。

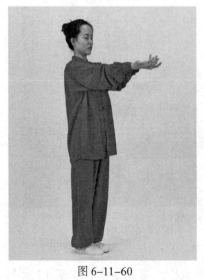
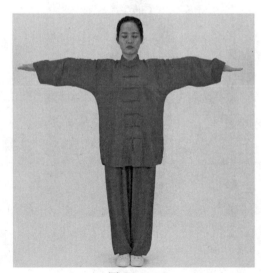

图6-11-60　　　　　　　　　　图6-11-61

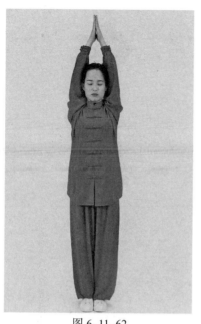
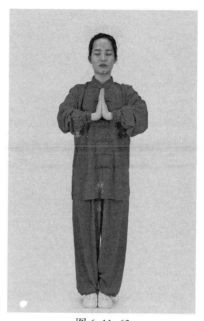

图 6-11-62　　　　　　　　　　　　图 6-11-63

第一式　鹤首龙头气冲天

1. 鹤首：接上式，两手分开下落叉腰，拇指按在背部京门穴（第 12 肋端），其余四指按于胯上（图 6-11-64）。下颏回收，颈项后突，上拔（图 6-11-65）。头后仰，下颏上翘（图 6-11-66）颈项放松，下颏由上向前、向下、向内，沿胸向上画圆弧，重复如前 9 次（图 6-11-67，图 6-11-68）。按上述动作之反方向，即下颏沿胸向下、前伸，由下而上画弧至下颏上翘、头后仰，随即颈项后突、上拔、下颏回收，重复 9 次。

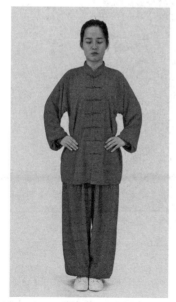
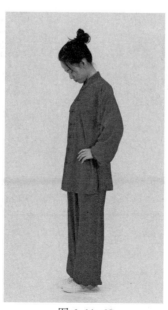
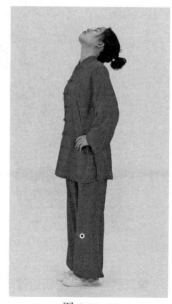

图 6-11-64　　　　　　　　图 6-11-65　　　　　　　　图 6-11-66

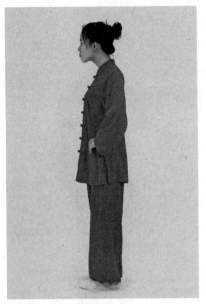
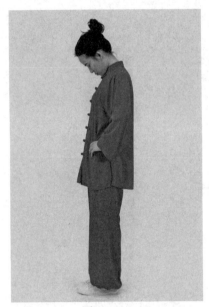

图 6-11-67　　　　　　　　　　　　图 6-11-68

2.龙头：以左侧头角（旧称青龙角，位于左侧顶骨结节，耳上约2寸处）向左下方倾斜，随即向斜上方画圆至恢复原位（图6-11-69）。同样以右侧头角向右倾斜，随即向斜上方画圆至恢复原位，每侧各做18次（图6-11-70）。

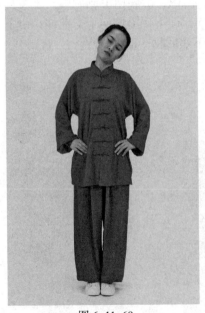
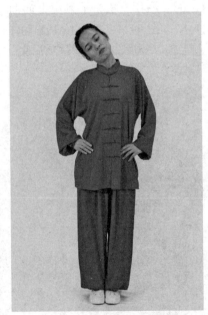

图 6-11-69　　　　　　　　　　　　图 6-11-70

第二式　寒肩缩项通臂肩

1.松开叉腰两手，转成手心向上，手指向前，两肘向后，小臂前伸，两肘下垂，贴两肋旁，小臂与大臂成90°角（图 6-11-71）。而后两大臂前举与肩平，小臂向上，两手指天（图 6-11-72）。

2. 两大臂外展成一字，转掌心向外（图 6-11-73），大臂不动，小臂向外下落与大臂平（图 6-11-74）。而后，以肘部为圆心，中指带动小臂向上画弧，待小臂与大臂成直角时再向下，落成一字，重复 3 次。此式为展臂。

3. 接上式，两臂左右平伸成一字，手心向下，手指伸直，以腕为定点，中指带动，指掌画圆，正反各 3 次。

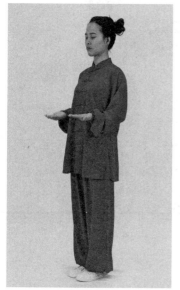

图 6-11-71

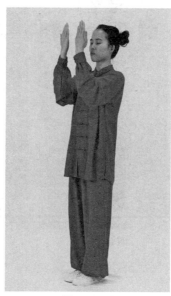

图 6-11-72

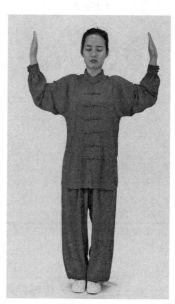

图 6-11-73

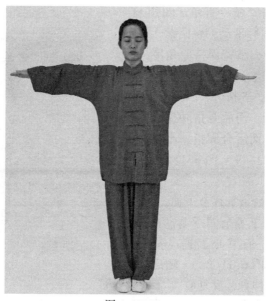

图 6-11-74

4.寒肩缩项　接上式，躯干不动，头向后仰，收下颏为缩项，同时两肩胛骨向脊柱合拢为寒肩，同时尾闾向后、上微微翘起，四点同时向第4胸椎处集中（图6-11-75，图6-11-76）。

5.头恢复原姿势，同时两手外伸，将两肩胛拽开。而后再做动作4。反复3～5次。

6.左右通臂　两臂做左缩右伸、左伸右缩的蛇形运动，反复7～9次（图6-11-77）。

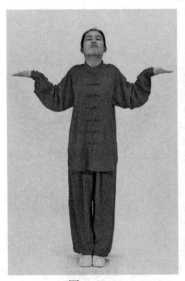 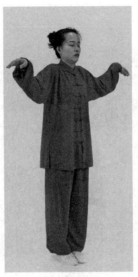 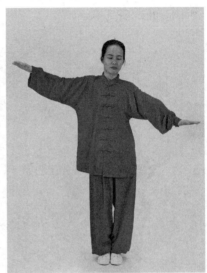

图 6-11-75　　　　　　　　图 6-11-76　　　　　　　　图 6-11-77

第三式　立掌分指畅经脉

1.两臂平开成一字，身体中正，在中指带动下，将掌立起，掌心用力外推，手背与指根部用力回收，使掌与臂成一直角（图6-11-78）。姿势合度后，以肩胛带动，臂回缩，肘不要弯曲，两臂保持平伸，掌臂保持原角度，而后外撑。反复做3～5次。

2.掌与臂成一直角，五指分开，先分大指、小指，次分二指、四指。而后五指并拢，并合时，先合二指、四指，而后合大指、小指。反复做5～7次（图6-11-79，图6-11-80，图6-11-81）。

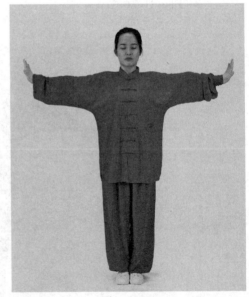

图 6-11-78

3.将立掌放松，而后指掌逐节下抓，内收，五指卷曲如钩，大指捏于其余四指端，五指呈梅花状（图6-11-82），向掌心上提，整手呈半握式（图6-11-83，图6-11-84）。随后指掌上，立掌后，将指逐节伸直，反复数次。

4.在中指带动下，将掌放平与臂成一直线，而后做通臂3～5次。

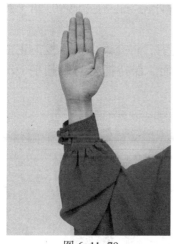

图 6-11-79

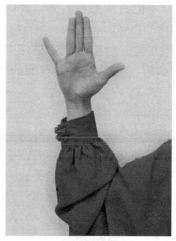

图 6-11-80

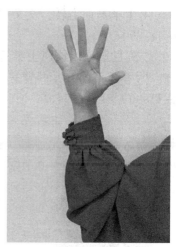

图 6-11-81

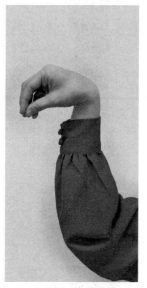

图 6-11-82

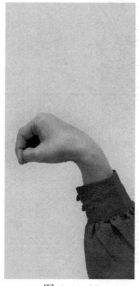

图 6-11-83

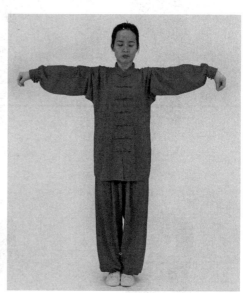

图 6-11-84

第四式　气意鼓荡臂肋坚

1. 两臂向体侧下落，两手胸前合十（图 6-11-85）。而后，十指胸前交叉，两臂上举至额前，逐渐向上翻转手心，同时两臂向前额斜上方圆撑，使两臂呈长圆形。两手背对向前额（图 6-11-86）。

2. 上半身向左转，面向左方，与前方成 90° 角，两手在额前，两臂围成圆弧，左大臂与左肩平，右大臂与右耳平。手背距前额约一拳。两手、两臂间要保持一定的圆撑力（图 6-11-87）。

3. 右肋鼓荡，同时上半身向右转，用右肋带动右肩、右肘，将交叉的双手拉向正前方（发动力在右侧）。两臂呈长圆形，两手呈右高左低的斜面，拇指高与眼相平，身体呈正面站立（图 6-11-88）。

4.上半身向右转，交叉之双手向右画弧到右侧，面向右方，与正前方成90°角（图6-11-89）。

5.左肋鼓荡，同时上半身向左转，用左肋带动左肩、左肘，将交叉之双手拉向正前方。两手至正前方，两臂呈长圆形，两手呈左高右低的斜面。保持拇指与眼相平（图6-11-90），上半身复原，面向前方。左右反复18次。

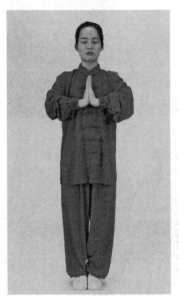

图 6-11-85

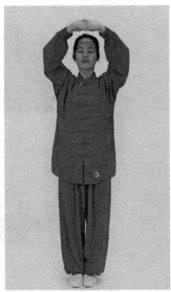

图 6-11-86

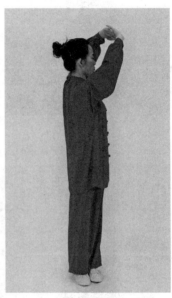

图 6-11-87

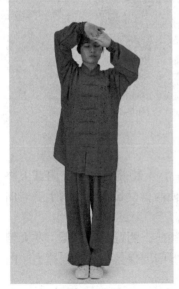

图 6-11-88

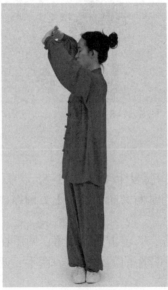

图 6-11-89

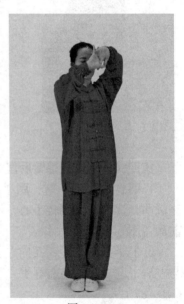

图 6-11-90

第五式　俯身拱腰松督脉

1.接上式，交叉两手，手心向上，上举，两臂伸直。而后肩臂放松，如向上托物，做轻轻揉动。两腕交互画前→上→后→下的立圈（图6-11-91，图6-11-92）。肩、臂、肘配合做相应的晃动，脊柱由颈椎、胸椎、腰椎依次随之晃动。反复3～5次。

2.两手分开，掌心向前，两臂贴于两耳（图6-11-93）。随后头向前倾；臂向前伸，腰背放松，胸、腰部的脊椎骨向后拱突，头、手向前下画弧，使腰前俯，脊椎骨逐节卷曲而下，面贴腿前，腰部呈拱形（图6-11-94）。

3.两手掌心向地面，分别在脚前方、左侧、右侧下按3次（图6-11-95～图6-11-97）。随后身体转正，两手向后拢气，再捏脚腕后面大筋3下，同时收腹、拱腰、头面贴膝前3次（图6-11-98）。两手拢气回到体前。

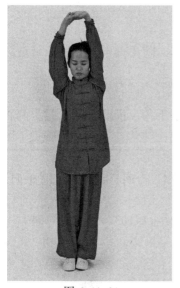
图 6-11-91

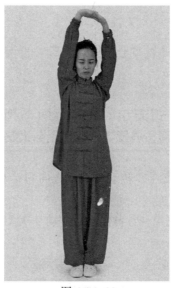
图 6-11-92

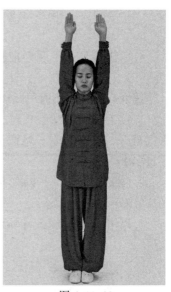
图 6-11-93

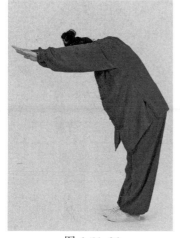
图 6-11-94

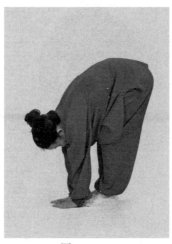
图 6-11-95

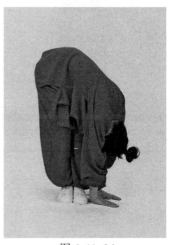
图 6-11-96

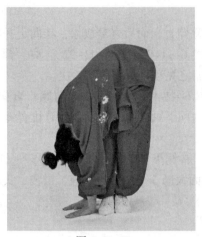

图 6-11-97

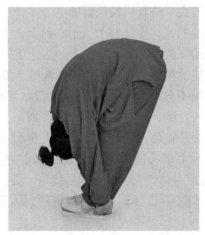

图 6-11-98

4. 以拱腰形式，逐渐把腰伸直复原，同时，臂贴近两耳，随头部上升复原。可反复5～7次。

第六式　转腰涮胯气归田

1. 接上式，转掌心相对，向下导引（图 6-11-99）。两手下落，沿肋弓变叉腰；两脚踩气分开，平行站立，略宽于肩，适度下蹲，躯干与大腿成一钝角，膝盖不过脚尖（图6-11-100）。

2. 髋关节放松，并以之为支点，转动骨盆。先向左转 9 圈，再向右转 9 圈（图 6-11-101，图 6-11-102）。

3. 以尾闾骨向前扣、向后翘带动骨盆做前后摆动 9 次（图 6-11-103，图 6-11-104）。

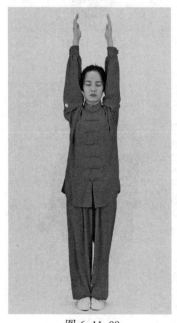

图 6-11-99

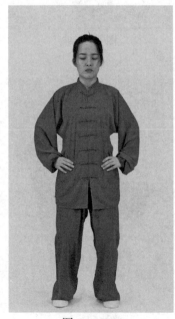

图 6-11-100

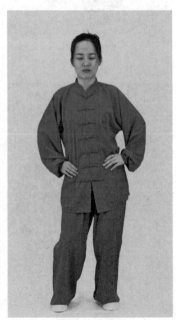

图 6-11-101

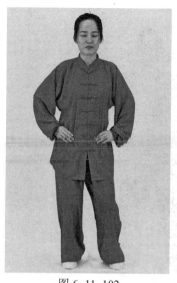

图 6-11-102

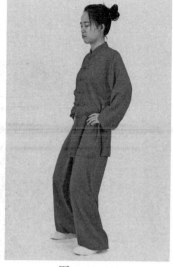

图 6-11-103

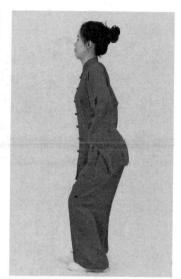

图 6-11-104

第七式　平足开胯分前后

1. 松前胯

（1）接前式，足尖外撇成一字，足跟相对，约距一肩宽，两腿伸直，身体中正（图6-11-105）。

（2）松开叉腰两手，转成手心向上，手指向前，两肘向后，小臂前伸，两肘下垂，贴两肋旁，小臂与大臂成90°角。而后两大臂前举，两肘同时微向内合，肘距略小于肩，两手升至额前，小臂向上，两手指天，掌心对印堂（图6-11-106）。

（3）小指带动，转掌心向外，两大臂外展成一字（图6-11-107），大臂不动，小臂向外下落与大臂平（图6-11-108）。

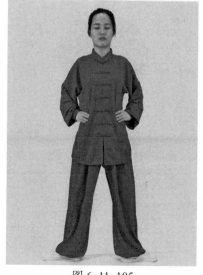

图 6-11-105

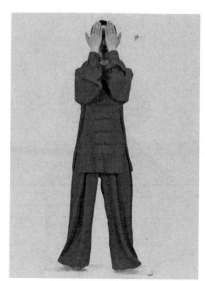

图 6-11-106

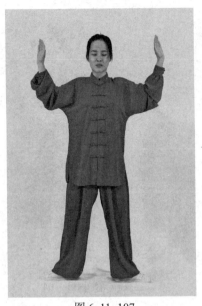
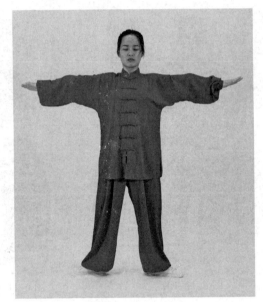

图 6-11-107　　　　　　　　　　图 6-11-108

（4）左右通臂：两臂做左缩右伸，左伸右缩的蛇形运动，并用两臂的通臂运动，带着上身、腰、胯、腿自然放松引起左右摆动。

（5）屈膝、屈髋下蹲，大腿蹲平，身体保持中正，同时臂随身体下降，当两手落至平膝时，小臂前屈，掌心相合落于两腿前（图 6-11-109）。

（6）相合之两掌立起至胸前呈合十手。指掌画圆，肩、肘、臂配合做相应晃动（正反方向转动数相等）（图 6-11-110）。

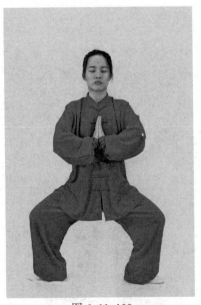
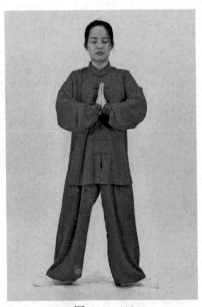

图 6-11-109　　　　　　　　　　图 6-11-110

（7）百会上领，身体直起，两掌随之沿胸前上升，肘放松内合，肘距略小于肩，当身体上升复原时，两掌升到印堂。而后，动作要领同（3），掌心向外，两臂外开成一字。（2）～（7）可反复做5～7次。

（8）此式结束时，两掌置于胸前，呈合十手。

2. 松后胯

（1）接上式，左足尖内扣，右足跟外撇，足尖尽量内扣，足尖约距一脚宽。上身微前倾约35°角，两腿向后绷直，臀向后泛，腰向前塌，两臂前伸环抱与肩平，胸开而不抿，下颏内含，头上顶。两虎口向上，中指相对（约四指宽），掌心向内，与印堂等高（图6-11-111，图6-11-112）。

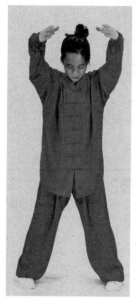
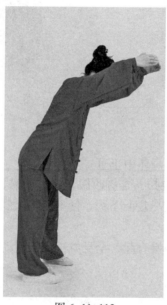
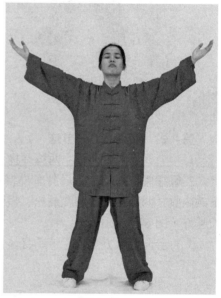

图6-11-111　　　　　　图6-11-112　　　　　　图6-11-113

（2）两膝微屈内扣，下蹲，臀外翻、圆裆。同时两臂向上画弧外展，呈环抱状，掌心向上如托物。小腹回收，腰放松，腹中以上放松后仰，头后仰观天，下颏内收（图6-11-113）

（3）头上顶，身体恢复（1）式，膝伸直，两腿向后绷直，泛臀塌腰，上身微前倾约35°，头上顶，下颏内含。同时两臂向上画弧前抱与肩平，掌心向内，与印堂等高。

（4）重复动作（2）和（3），5～7次，再做动作（2）1次，结束时，头上顶，身体直起。同时两手向上画弧至头顶上方。掌心相对，掌心内含，腕微内扣，与肩等宽（图6-11-114）。而后松肩落肘，两手体前下落，沿面至胸，转掌心向内，沿肋弓分手变叉腰，两脚踩气并拢（图6-11-115）。

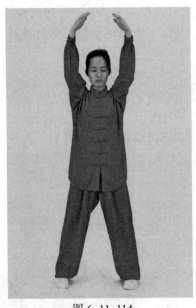

图 6-11-114

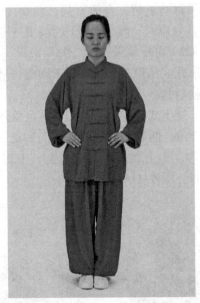

图 6-11-115

第八式　膝跪足面三节连

1. 接上式，两手叉腰，两脚并拢，身体中正直立。

2. 臀缩紧，胯前靠，肩胛骨外撑内扣，含胸收腹，腰部放松，两肘微前合，头上顶，下颏内收，两膝放松，脚腕放松，慢慢尽量向下跪，使上身与大腿成一斜线。坚持时间越长越好（图 6-11-116）。

3. 百会向前上方上顶，带动身体慢慢直起，全身放松，恢复动作 1。

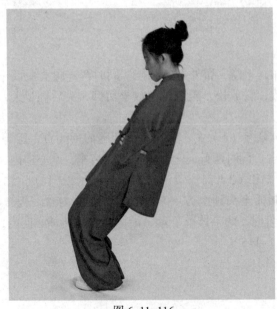

图 6-11-116

第九式　弹腿翘足描太极

1. 身体中正，重心右移，提左腿，大腿提平，小腿自然下垂。足尖上翘、下扣 3 ～ 5 次。足背连及趾画圆，先向内后向外各转 3 ～ 5 次（先练左侧）。动作要慢而匀，身体保持直立（图 6-11-117）。

2. 绷直足背，轻轻向斜前方 45° 角弹出，小腿与大腿成一直线（图 6-11-118）。

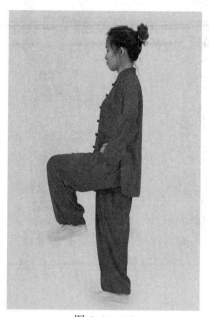

图 6-11-117

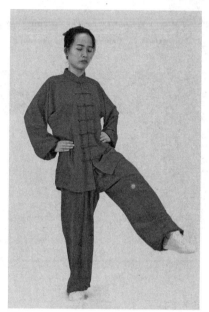

图 6-11-118

3. 足尖上翘，足跟外蹬，足尖下点，足跟回收，反复 3 ～ 5 次。

4. 绷直足背，脚尖向内画圆 3 次，而后向外画圆 3 次。动作要慢而匀，身体保持直立。

5. 大趾下扣，小腿回收，足落回原处。而后右腿重复左腿动作。

第十式　回气归一转混元

1. 混元归一

（1）接上式，松开叉腰两手，转拇指向前，虎口向上，掌心内含，两掌相对，与肩等宽，向体前斜下方伸出，体前捧气上升，举至头顶前上方，掌心相对如抱球状（图 6-11-119）。

（2）全身放松，松肩落肘，两臂由体左侧画弧下落。同时躯体也向左转动下蹲，身体尽量保持正直，臀不要后翘。蹲到合度，两臂也转到身体正前方。两手到膝前，松腕、手指向下（图 6-11-120）。

（3）身体向右转动，肩、肘、腕要稍微上起，两手

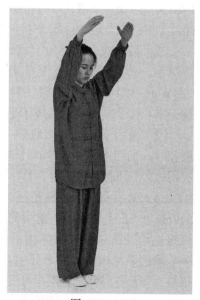

图 6-11-119

从体右侧向上画弧至头顶，如此连转3圈（图6-11-121）。

（4）再以同样要求由右侧下落，左侧上升，连转3圈。两手臂回到头顶上方时，静置不动，做3次正鹤首（同"鹤首龙头气冲天"鹤首动作）（图6-11-122）。

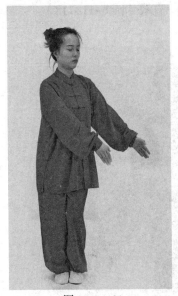
图 6-11-120

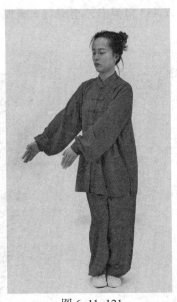
图 6-11-121

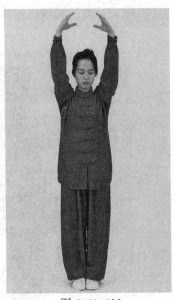
图 6-11-122

2. 回气归一

（1）双手如抱球往下拉，如覆头顶。而后两手掌根斜向里合，依掌根、掌、指的顺序边落边合（不要合拢）。而后松肩，肘向两侧下落，带动掌、指斜向下拉、外开，至中指尖落至两耳上沿，掌指与小臂成一斜线。而后两手沿原路线上升，先合后开，如X状。重复3次（图6-11-123）。

（2）接上式，两手向上拢气，如抱球向头顶贯入；松肩落肘，体前下落，由面至胸，转掌心向内，指尖相对（图6-11-124）。由胸至腹，转手指向下，沿两腿正面下落，掌心按于足面，手指按于足趾（图6-11-125）。

（3）两手下按，膝向前移，手心用意念透过足心，与地相接。而后上提，臀部向上起，两膝微起，意念将地气收回体内，下按上提反复3次。

（4）两手稍起，微离足面，手心内含，两手在足面各向外转90°，手心相对，指尖向下，于两足外侧如捧气球，意想把地气从地里拔出捧在手中。而后两手经足面分开，手心对向两腿内侧，向上导引，经腹，转手心向内，指尖相对，升至与肩窝平，两手分开，以小指带动，转手心向前，立于肩前（图6-11-126）。

（5）右手坐腕，向前推出，臂似直非直。

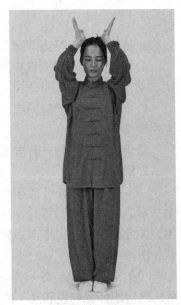
图 6-11-123

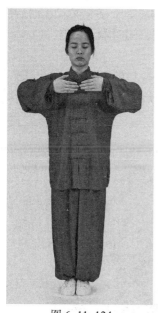
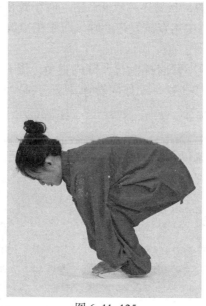
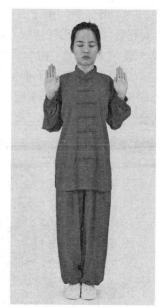

图 6-11-124　　　　　　　　图 6-11-125　　　　　　　　图 6-11-126

（6）松腕，掌指向前放松，以小指带动，转掌心向左，以腰为轴，体向左转90°，手向左拢气至90°（图 6-11-127）。

（7）拇指掐于中指中节正中（中魁）（图 6-11-128），其余四指轻轻并拢，屈肘绕肩，继续向后拢气，同时身体转回至正前方。而后，将手臂回归左胸前，中指点于左侧锁骨下缘中点之气户（乳头直上方）（图 6-11-129）。

（8）左手坐腕向前推出，臂似直非直，重复右手动作如（6）、（7）。

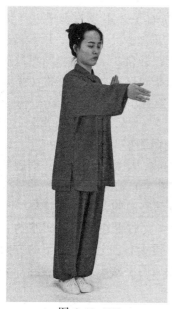
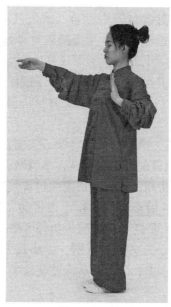
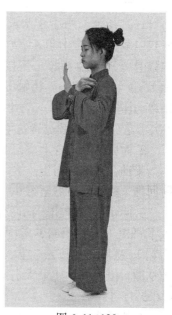

图 6-11-127　　　　　　　　图 6-11-128　　　　　　　　图 6-11-129

（9）两大臂向前下方倾斜，与身体约成 45° 角，两小臂在胸前呈十字交叉状，而后做 3 次呼吸，先吸后呼。吸气时中指点按气户，呼气时中指微放松，同时默念"吽"（hōng）或"通"（tōng）。（初学者宜念"通"）

（10）松开掐诀手指，两小臂前推，与大臂成直角（图 6-11-130），两腕相接，转掌心向上，两腕转动至掌根相接（这一动作叫转莲花掌），呈 X 形（图 6-11-131），而后胸前合十。

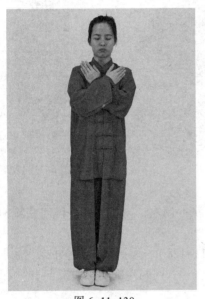
图 6-11-130

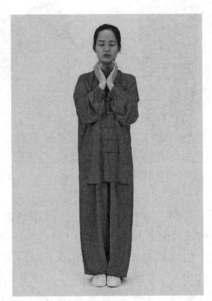
图 6-11-131

收式

1. 三开合　两手于胸前，拇指对膻中开合 3 次，两掌左右平开不超过两乳头（图 6-11-132）。呈合十掌（掌心不接触）上升至拇指尖对鼻端，开合 3 次（左右平开不超过两颧骨）。合十掌（掌心不接触）上升至拇指第 1 指节对印堂，开合 3 次（两侧勿超过眉中）。合十掌（掌心不接触）上升至头顶，转掌指斜向后，拇指对囟门，开合 3 次（平开距离与印堂开合相同）。合十掌（掌心不接触）上升至头顶百会上方，距头顶 10cm，开合 3 次（左右平开不超过青龙角）。

2. 而后两掌相合上举，上拔，两手分开，转掌心向前，向两侧落下与肩平成一字，以小指带动，转掌心向上。然后两臂前合与肩等宽，掌臂微微内收，中指回照印堂。而后两肘回抽，两掌指回缩至第 6、7 肋间，用中指端向大包贯气（图 6-11-133）。

3. 两手向后伸出，向两侧外展至体侧，以小指带动，转掌心向前，向体前拢气，贯入下丹田（图 6-11-134）。两手重叠于肚脐前（男左手在里，女右手在里，手离脐约一指宽）。揉腹，先按左、上、右、下方向转 9 圈，由小到大；再接右、上、左、下的方向转 9 圈，由大到小（最大上不超过中院，下不超过耻骨）。而后两手敷于肚脐，静养片刻（图 6-11-135）。

4. 然后两手分开，还原至体侧，两眼慢慢睁开，恢复预备姿势。

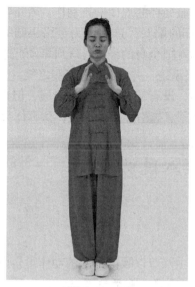

图 6-11-132

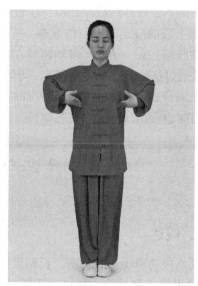

图 6-11-133

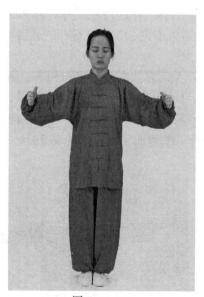

图 6-11-134

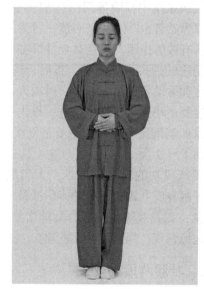

图 6-11-135

（二）要领

在练习形神庄时要注意以下两点。

1. 以形引气，意注庄中 练形神庄引动气机的过程，完整来说，是"意引气，气引形，形引气，气动意"。即由意念引动气向运动部位集聚，神气结合产生了形体运动，形体运动又牵动了经脉之气，使局部的气充斥，血亦随之相应增多，局部产生充涨与流动感，这种感觉又反馈回来使意念集中于运动部位，而集中的意念又导致气的集聚，这便是形神庄功法的机制。

2. 启动经络，畅通气血 由于各条经脉的交接部位、气的内外出入的交换部位在肢端，经络的本、根亦在肢端，形神庄根据经络、气血循环的规律安排动作，着重活动肢端末节。如上肢的肢端，下肢的肢端。第二节是头部的端头，这是因为经络根结的结在头上，根在肢端，头一动就会带动四肢，而四肢一动就把全身的经络、气血牵动起来了。形神庄正是通过这种以形引气的机制，调动全身的经络系统，并由此内连脏腑之气，外通膜络之气，使周身成一整体。故在形神庄的练功过程中，没有特意体会经络之气，但在具体练功中，有时也会出现经络之气的循行。此时，不必刻意导引经络的循行，认真体会即可。

第十二节　壮腰八段功

一、概述

壮腰八段功源于秦汉时期，长期流传于民间，由八节以腰部为主的动作组合而成。所采用的导引术式都是把力量集中于腰部，具有壮腰固肾、畅活气血、强骨实髓、聪耳补脑、滑利腰脊和增强腰背腹力量等作用。"少年练腰练到老，能文能武寿亦高"。腰为肾之府，明代医家李中梓明确指出："肾为脏腑之本，十二脉之根，呼吸之本，三焦之源，而人资之以为始者也"（《医宗必读·肾为先天本脾为后天本论》），所以腰部的运动不仅对腰部本身具有锻炼作用，而且对全身都有一定的影响。

本功法的选式古朴严谨，布局合理周到，功效大而方法简便，安全可靠。其动作难度、强度和运动量都可大可小，可因人调节。在练习本功法时主张动作柔顺和缓，快慢适当，幅度要由小到大，循序渐进，以内炼精、气、神为主，外炼筋、肌、骨节为辅，而不主张追求肌筋酸胀等感应。每节重复次数因人而异，酌情而定。每次练功 20～30 分钟，每日练功 1～2 次。

壮腰八段功的功法歌诀是：大鹏展翅万里遥，鹞子翻身腾九霄；古松迎客斜展枝，降龙伏虎称英豪；二龙戏珠显灵巧，货郎击鼓神道遥；观天按地练精气，黑熊晃身天柱摇。

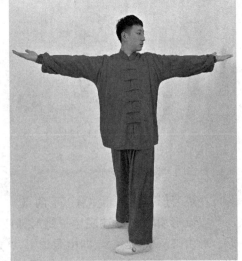

图 6-12-1

二、壮腰八段功八式

第一式　大鹏展翅

本段功法属拧腰功，古名"鹞北"。

【动作】

1. 起势为两足开立，与肩同宽。以腰为轴，向左后方转身，两臂随腰部扭转之势徐徐呈侧平举，掌心朝上，形状宛如大鹏展翅，两眼视线随左手转移，目视左后方或左手（图 6-12-1）。

2. 稍停片刻，复原。转腰向右侧，接做右式。右式动作要领与左式相同，唯方向相反。

【要领】

1. 举臂与转腰动作要同时进行，双足不可移位。

2. 上体在两足不移位的情况下尽量转向背面，犹如把毛巾拧紧一样，眼随手动。

3. 静心敛神、平稳呼吸，静立片刻直至心平气和、松静自然方可动作。动时宜缓，此功以腰部发动，开合升降注意配合呼吸，要求顺畅自然，不要屏息闭气。

第二式 鹞子翻身

本段功法属翻腰功，古名"掣狼"。

【动作】

1. 起势为双脚开立，与肩同宽，俯身弯腰垂臂（图6-12-2a）。稍停片刻，随即两臂上举并随腰部的翻腾旋转之势，由下向左、向上、向后，同时转颈回头向后顾盼（图6-12-2b）；再由上向右而下，两手在空中呈圆周运动1周，还原为预备势。

2. 稍停片刻，接着做右式。

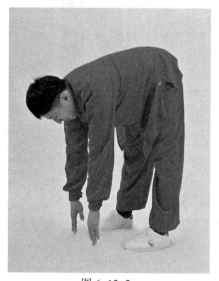 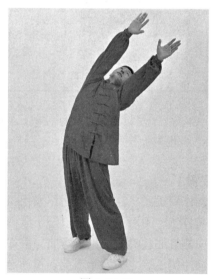

图6-12-2a   图6-12-2b

【要领】

1. 俯身弯腰应在上身舒展即头顶与尾闾保持相对拔伸的状态下俯身收腹弯腰，动作宜慢，这样腹部及横膈膜才比较放松，不会产生憋气的感觉。

2. 翻腾旋转时仍以腰发动，以腰眼（腰骶部）为圆心做环转运动，上身及双臂放松，随腰力挥动，注意呼吸平稳，切忌急促。

3. 翻腰旋转速度不宜过快，否则易造成头晕。

4. 转颈顾盼的动作应自然而为，不可强求幅度。

第三式 古松迎客

本段功法属侧腰功，古名"蛇屈"。

【动作】

1.起势为两脚开立，与肩同宽。右手上举，屈肘横臂于脑后，手掌心朝前，虎口朝下，指尖朝左；左手下伸，屈肘横臂于后腰，手掌心朝后，虎口朝上，指尖向右（图6-12-3a）。随即腰向左侧柔顺缓和地侧屈到最大限度，两臂同时相应尽力地朝对侧伸展（图6-12-3b）。

2.稍停片刻，接着做右式。

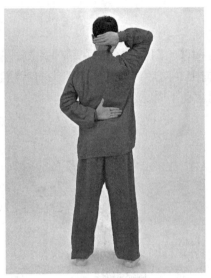 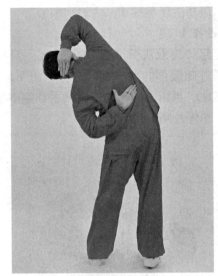

图 6-12-3a   图 6-12-3b

【要领】

1.动作宜柔缓，注意侧弯时尽量保持横膈处的放松，呼吸自然。侧弯幅度亦应随势就势，顺其自然，不可过分追求以至于紧僵闭气。

2.向侧方屈腰时膝部不可弯曲，但亦不可绷直。

3.向左侧屈腰之力发于右腿，贯通至右肩右臂右手，向右侧屈腰之力则发于左腿，贯通于左肩左臂左手。

4.动作时可留意相应腰肌是否有舒展拔伸之意。

第四式　降龙伏虎

本段功法属拗腰功，古名"龙导虎引"。

【动作】

1.两足开立，比肩稍宽，屈膝下蹲，双拳抱于两腰际，拳心朝上。然后，左拳于腰侧向腹前伸出，拳心朝下，拳眼朝里，与肚脐相对，和肚脐相隔约一拳半，同时右拳于腰侧向额前上方伸出，拳眼朝下，拳心朝外，与额部相距约一横拳半。两拳上下遥相呼应（图6-12-4a）。

2.随即两足碾地，向左转腰，变马步为左弓步；同时两拳变掌，左掌向下按至左胯侧后方，呈俯掌后撑式，指尖向左；右掌向左额前方尽量外撑，掌心朝外，指尖也向左。两臂前上、后下相对成开弓势，颈项、腰部向左向后扭转到最大限度，目视左手（图6-12-4b）。

3. 稍停片刻，接着做右式。即在做向右转腰之势时，两手由掌变拳，右拳徐徐落于腹前，左拳伸至额前，然后两足碾地，两下肢由左弓步经马步变为右弓步，再撑掌转腰。

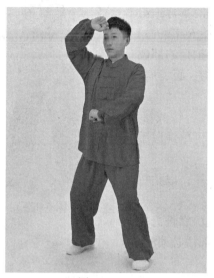
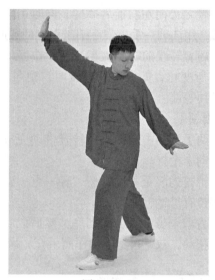

图 6-12-4a   图 6-12-4b

【要领】

1. 本式是本套功法中较复杂的一式，要注意上、下肢体动作要协调，两手要相互呼应。

2. 撑掌拗腰时方向不可弄错，如向左侧拗腰，则应为左弓步，若以右弓步而向左侧拗腰即为方向错误，整个动作要力求连贯，上掌以降龙下掌以伏虎，行势中柔中带刚。

第五式　二龙戏珠

本段功法属折腰功，又称"折腰回转"。

【动作】

1. 两足开立，与肩同宽，两臂侧平举望一字形，随俯身弯腰之势，右手直臂下伸，向右足外侧沿地面向左脚外侧直臂划拨，如滚球状；同时左手相应地直臂徐徐高举，两臂始终保持一字形（图6-12-5）。

2. 稍停片刻，接着做右式。

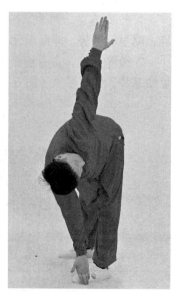

图 6-12-5

【要领】

1. 两臂要始终保持"一"字形，直臂下伸时，两膝不可弯曲。

2. 整个动作是以腰脊为轴、双臂为杠杆做左右拧转。

3. 此动作发动于腰，上身及双臂为被动运动，不可主动划动。

第六式　货郎击鼓

本段功法属拍腰功，与古导引"引八维"相类似。

【动作】

1. 两足开立，与肩同宽，以腰为轴，左右转腰，两手直臂随转腰之势向左右前后挥摆，同时用向后一手的掌背拍击后腰部，用向前一手以掌心拍击对侧的腰胯部（图6-12-6）。

2. 随着转腰的幅度大小及速度快慢的不同，拍打的部位也可有所变化，如大幅度转腰时，也可以拍打胸、腹、肩、背、颈项等部。

【要领】

1. 两手的拍击动作是由转腰带动完成的，不可单纯以手臂的运动来拍打。

2. 拍打的轻重程度，按"轻—重—轻"的次序，以拍打后各部位有舒适感为度。

3. 力求全身上下放松彻底，然后以脊柱为轴，靠腰力发动徐徐扭动，双臂自然随动作而甩开，肩肘腕等部位必须放松。

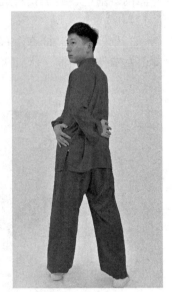

图 6-12-6

第七式　观天按地

本段功法属弯腰功，由古代导引"鸟伸"变化发展而来。

【动作】

1. 并步站立，两手掌护于后腰，掌心向后，指尖向下。先身体后仰使腰部柔缓地背伸，略呈反弓势，仰面观天，同时吸气（图6-12-7a）。

2. 稍停片刻，直身前俯弯腰，两腿挺直，两手手掌随势向前方地面下按，指尖向前，呈按掌势，同时呼气（图6-12-7b）。

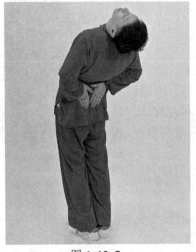

图 6-12-7a

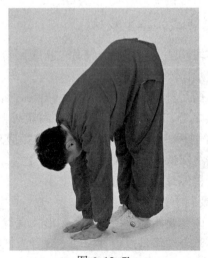

图 6-12-7b

【要领】

1.两手下按时双手全掌触地，双腿伸直，膝盖不可弯曲。

2.双手触地时要保持背部平整，避免伛偻驼背。

第八式　黑熊晃身

本段功法属晃腰功，古名"熊经"，其名首见于《庄子》。

【动作】

1.并步站立，以腰为轴，先出左脚向前迈一小步，足跟着地；左足迈出时腰部右旋，上体随势转向右上方，右肩上耸，左肩下沉（图6-12-8a）。

2.两手呈俯掌，随着两足跟一起一落，两肩一耸一沉，身躯左右摇晃，双手以俯掌随身体的晃动一屈一伸地在体前画水平圈或在身体侧画立形圆圈，两眼亦随身体的晃动而左顾右盼（图6-12-8b）。

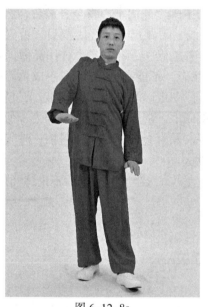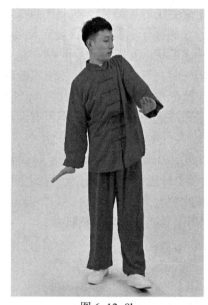

图6-12-8a　　　　　　　　　　　　　　　图6-12-8b

【要领】

1.晃动要像熊一样笨拙，但笨拙当中有虚有实、有刚有柔、有动有静、有屈有伸、有旋有转。

2.既要形似，又要神似。要自然地流露出如熊娱戏般的轻松愉快，使整个身心处于一种协调的运动之中。

3.此式走时避免漂浮，重心宜低，气向下沉，但头要向上领，寻找狗熊直立行走时的沉稳雄健的神态。

第十三节　大力鹰爪功

大力鹰爪功早在明代的武术书籍中就有所记载，明代抗倭名将戚继光所著的《纪效新书·拳经捷要篇》写道："……吕红八下虽刚，未及绵张短打、山东李半天之腿、鹰爪王之拿、千跌张之跌、张伯敬之打。"本功法是以内功辅外功的一种练功方法，可健身、抗暴，适用于推拿练功者、青少年武术爱好者练习。

一、大力鹰爪功五式

预备式　（心意归田）

【动作】

1. 于夜半子时（23点～次日1点），自然活动手脚，并用掌心将全身搓热，然后盘坐于床上，左腿架于右腿上，百会穴与会阴穴成一线，腰背挺直，轻闭双目，舌尖抵于上腭，双手成爪状，五指向上，爪心向前，分别置于左右腰侧，排除杂念，用鼻做深呼吸。

2. 吸气时，气归下丹田，使小腹鼓起（自然状态，不能有意识），双手成爪随吸气用劲拉回于腰侧（似牵动千斤之力）；呼气时，气从下丹田上涌至中丹田（胸膛），使小腹陷进，中丹田鼓起（自然状态，不可有意识），双手成爪，随呼气向前用力推去（似推动千斤之物）。吸气时，意想大自然之生气，从双爪劳穴及百会穴下归至下丹田；呼气时，意想大地之气，从脚底涌泉穴涌上，向百会、劳宫冲去。

【要领】呼吸意念要在有意无意之间，自然而然。每次半小时（以后不论练任何一式，都要先练此功）。

【作用】本式可增强上肢肌力。

第一式　卧虎功法

【动作】

1. 双爪撑地同肩宽，两足并拢伸直，足尖垂直支撑于地，百会与会阴成一线，腰挺直，舌抵上腭，做体操中的俯卧撑运动；吸气时，气从鼻至下丹田，双臂弯曲，身体贴近地面；呼气时，气从下丹田至中丹田，双臂慢慢推动身体离开地面。

2. 本式练功7天后，将小指减去；再练14天，将无名指减去。每14天减去1指，最后以双爪食指支撑全身做卧虎功，练到两食指能支撑身体练功5分钟，则此功似初有火候，再换一式练习。

【要领】训练量要由小到大，循序渐进。

【作用】有增强臂力、指力和腰腹下肢肌群的作用。

第二式　狸猫上树

【动作】

1. 右手成爪，指面支撑于地，臂伸直，两腿交叉伸直，右足外侧着地，左足搭于右腿上，内侧着地，身体成侧卧。

2.左手握拳置于腰部，百会与会阴成一线，右臂屈肘，身体下降使右胸贴近地面，同时，气从鼻吸至下丹田。略停片刻，右臂推撑伸直还原，同时气从下丹田送至上丹田。

3.数次以后，换左臂进行。双爪交替练习，每20天减去一指，至练到能以食、中两指支地练功10分钟。在减指的同时，每次用砖将脚垫高，至能将身体完全倒立，则外功完成，换下一式内功。

【要领】精力集中，着力于臂、指，循序渐进。

【作用】有增强臂力、指力和下肢肌群的作用。

第三式 手提千斤

【动作】

1.取一小口酒坛，重约10kg，用拇、中、食三指扣住坛口，双足分开成四平马，另一手成爪置于腰，眼向前视，百会穴与会阴成一线。吸气时，气沉丹田，肛门收紧。三指扣住坛口而上提至与胸同高。呼气时，气上升于胸膛，肛门松开，三指随之下降于地。

2.数次以后，再换另一手。双爪交替练习，每10天加细沙2.5kg，直至坛口加满。至数日后，可随意提升，再以铁砂更替之，至坛口加满，约75kg，能升降自如，则大力鹰爪功阳劲练成。再换下一式。

【要领】运力于指，训练量要由小到大，循序渐进。

【作用】可增强臂力和指力。

第四式 阴阳结合

【动作】每天早晨，当太阳升起时，面向东方，站立四平马，两手成双爪如"心意归田"式向阳光做拉推之状。

【要领】呼吸意念要在有意无意之间，自然而然。

【作用】可增强上肢和下肢肌群的肌力。

二、注意事项

1.练功时要注意力高度集中，特别是练"狸猫上树"式时，以防手指折断，发生事故。

2.练功前先要活动手关节，练后必须用醋、酒或热水洗之，并反复活动手指，以防手指僵硬。

3.练功半个月后，双手推出时伴有胀感、得气感，下丹田有一股热气会团团转，并有心跳、呼吸增快，属正常情况。

4.习练本功，以健身、抗暴、挖掘祖国遗产为目的。练就此功不可随意出手，以防伤人。

5.习练本功法以童子为好，如已婚青年在百日筑基时须忌房事，以防无法聚集真气，影响练功效果。

第七章　器械练功法

第一节　概述

器械练功法是指在器械辅助下的功法锻炼，属于抗阻力锻炼法。其主要目的是锻炼人体肌肉的力量和弹性、关节的灵活性以及肢体的柔韧性。少儿推拿调理师可根据推拿手法操作特点有选择性地进行各种器械锻炼，以增强身体肌肉力量，保证推拿手法力量的强劲、持久和深透。

器械练功不同于徒手练功，作为一种阻抗力锻炼方法，可以有效增加肌肉容量，提高骨强度，增强肌肉和韧带的力量、弹性和伸展性，提高内脏器官的代谢水平，提高氧的利用率，加强神经系统的协调性。器械练功对于提高少儿推拿手法临床疗效和预防少儿推拿调理师自身损伤很有益处，同时还可用于指导患者有针对性地进行康复训练。

一、练功器械的分类和功能

中国民间历来就有通过器械练功的传统，"举石""开弓""舞刀"等都是古代习武练功者常用的训练方法，这些方法直到现在仍然以不同的方式、在不同的领域得以传承。练功器械的分类，按出现的时间一般可分为传统练功器械和现代练功器械；按功能一般可分为单功能器械和多功能器械。我们着重介绍与推拿专业有关的传统练功器械和现代练功器械。

（一）传统练功器械

1. 坛子　家用的坛子形状各异，可大可小，但选择坛子的坛口应适合五指抓握。坛内可装不同重量的水或沙子，以调节坛子的重量。重量由轻到重，逐渐增加练习者的运动量，训练的节奏和幅度可因人而异。五指抓坛是运用传统器械训练推拿调理师指力、腕力十分有效的方法之一，坚持锻炼则增力效果明显。

2. 沙袋　手工缝制的沙袋可以制作成片状、球状或其他各种形状，可以制作成封口的或开口的。沙袋的锻炼方式灵活多样，封口的沙袋可以用于五指抓拿、拳掌击打或投掷等，也可以绑在练习者的肢体上进行锻炼，起到增强局部肌肉力量的作用；开口的沙袋可用于练习五指向下直插或抓握搅动等，这些都是推拿调理师锻炼指力、腕力和臂力的有效方法。沙袋的重量、训练的强度、持续的时间应根据练习者各自的身体素质、体重条件等个体差异而有所区别。

3. 石锁　石锁是古代常用的练功器械，至今已流传千年，作为传统的健身器材已被列入非物质文化遗产名录。石锁的制作方法是采用坚石凿出古铜锁的形状，分为锁身和锁簧两个部分，样式与一般铜锁无异，锁簧部分即为把手，方便抓、举、掷、接。石锁的大小不等，重量也各不相同，根据练习者的需求，小的20多斤，大的可达百斤以上。练习者可持石锁上举、平举和前臂屈伸等，能够有效锻炼臂力、腰力和腿力，是增强肌肉力量训练的有效手段。

（二）现代练功器械

1. 哑铃 哑铃虽是一种起源于古希腊的健身器械，但它传入中国已经是现代时期，经过不断的改进，哑铃成为现代最常用、最方便而且最为有效的健身器材，也是推拿功法中常用的练功器材。哑铃分为固定重量和可调节重量两种，前者多用生铁浇铸而成，重量在2～10kg之间不等，后者多用硬塑或者生铁制成，在短铁棒两端套上重量不等的圆形铁片，可通过增加或减少哑铃片的数量来调节哑铃的重量，适应不同的锻炼需求。练习者手持哑铃，利用哑铃的重量进行抗阻力主动运动，可以强壮肌纤维，增加肌肉耐力，经常进行哑铃锻炼，可以有效加强身体各部位的肌肉力量，尤其是上肢肌肉与胸部肌肉的力量。

2. 杠铃 杠铃的造型和功能类似古代的石担，只是作为现代训练器材更加标准化。杠铃由横杠、铃片和卡箍三部分组成，主要用于力量训练。训练者通过杠铃及不同重量的铃片组合，对全身肌群做力量训练，腿部、腰部、背部、肩部、胸部及手臂等处的肌肉力量都可以得到有效锻炼。杠铃训练对延缓肌肉功能衰退、增加骨骼的代谢、防止骨质疏松症等均有效果，是推拿器械锻炼的有效方式。

3. 拉力器 拉力器是一种简单实用的推拿练功器械，是目前非常流行且适合于大众进行健身和功法练习的器械，根据弹性材料的不同，可分为弹簧拉力器和胶带拉力器两种，拉力的大小可以通过增减弹簧或胶带的根数进行调节。拉力器主要用于胸部、背部和臂部肌肉力量的训练，是锻炼肱二头肌、胸大肌和背阔肌的主要手段之一。

4. 握力器 握力器又称手力器、指力器，器械体积小巧，携带方便，简单实用，握力器的结构一般是在铅制握手之间装有数根弹簧，利用弹簧的反作用力增强握力和前臂肌群的力量。此外，还有用弹簧钢带弯成的 N 型握力器和优质钢丝制成的 A 型握力器。握力器是锻炼手部肌肉和前臂肌肉力量的主要器械。使用时分单手握、双手握、上握和下握等，主要是从不同角度和方向锻炼手指和肌肉，是手部推拿器械锻炼的必备小型器械。

5. 跑步机 跑步机是现代家庭健身和练功的常备器械，训练者可以突破场地和气候的限制，在运动器械的帮助下通过跑步或快走实现锻炼的目的。跑步机训练能使全身的肌肉有节律地收缩和松弛，达到提高机体耐力、促进血液循环、加速新陈代谢、增强心肺功能的功效，是推拿调理师加强锻炼、提高身体素质的一种可供选择的方式。

6. 划船器 划船器是一种模拟划船动作的健身练功器械。划船动作不仅可以使腰、背、腹、腿部肌群完成一次完整的收缩和伸展，而且能让脊背在身体前屈和后伸当中获得比平时更大的活动范围，使脊柱的各个关节以及肩关节、肘关节、髋关节等得到有效的锻炼。划船器训练还能提高肌肉的耐力和韧带的弹性，这对少儿推拿调理师而言是至关重要的。

二、器械练功的原则和规范

无论是使用传统的练功器械还是使用现代的练功器械，推拿调理师的功法训练都需要遵循自然法则和生命规律，都需要遵守运动的基本原则和科学规范。

（一）器械练功的科学性

功法训练的科学性首先体现为对生命规律的认识与遵循。功法练习者必须了解自身的基本情况，包括性别年龄、身体条件、运动基础、训练目的等，从实际出发安排具体的训练方案，这是器械锻炼取得成功的前提和保证。

其次必须了解练功器械的基本性能，了解不同的器械对人体各不相同的作用机制，正确地选择适合自己的锻炼器械。锻炼器械多种多样，大小不一，性能各异，小到健身球，大到多功能训练器。由于器械的结构特点及功能各不相同，因此，器械锻炼的方法和效果也不相同，训练者一定要根据自己的体质特点与锻炼目的来选择器械进行锻炼。一般来说，初练以简便实用、易于操作的小型器械为宜，熟练后可选择负荷大、稍复杂的器械进行练习。

此外，必须掌握科学的练功方法。应该根据不同的阶段、不同的目的，合理地安排器械锻炼的内容，正确地选择练习的方式、方法，科学地安排运动的强度和周期。尤其需要强调的是，科学练功需要根据练习者的体质状况、所能承受的练习运动负荷、特定时期的练习水平和明确的练习目的等来确定。只有使用正确方法锻炼，才能收到最佳的训练效果。

（二）器械练功的针对性

功法练习应该有很强的针对性。从宏观的角度来说，练习计划的安排必须能够满足练习者的长期目标和合理预期，必须能够增强练习者的身体素质和运动水平，必须能够为练习者的职业行为提供有效的帮助。

从微观的角度来说，练习计划的针对性更多地表现为练习器械与练习对象的具体联系。不同的练功器械往往针对不同的人体部位，反之，人体的某一部分骨骼、肌肉、韧带，至少有一种或多种相应的器械锻炼方法，这就需要了解人体的结构和器械的性能，有针对性地进行有效的锻炼。例如，三角肌的肌纤维有前、中、后三个不同位置，每个部位都有一种或几种行之有效的器械锻炼方法，若使用哑铃练习，前平举可练到其前束，侧平举、侧上举可练到中束，俯身侧平举可练到后束，推举则可练到整块三角肌。当然，训练器械与人体各部分的关系是复杂的，同块肌肉可选择不同的练习器械和方式，而相同的练习方式可训练到不同的肌肉或肌群。如使用杠铃向上推举至两臂伸直，之后缓慢循原路线还原至起始位，可训练到三角肌、肱三头肌、胸大肌、斜方肌等肌肉。同样，如要锻炼胸肌和上肢肌力，可以选择哑铃、拉力器、划船器等不同的器械。总之，安排训练计划、选择练功器械要有针对性，要适合练功者自身的特点和需求，才能取得事半功倍的锻炼效果。

（三）器械练功的计划性

功法练习是一个艰苦而漫长的过程，练习者需要为自己确立明确的目标、安排周到的计划，才能获得预期的效果。

器械练功的计划至少应该包含目标、项目、强度和周期四项主要内容。

1. 目标 练习者必须明确练习的目的。要达到什么样的效果，作为推拿调理师，功法练习将对自己的职业规划所产生的影响，等等。总体目标可以分解成若干阶段性的目标，然后按计划一步一步地实现。

2. 项目 练习者应该根据自己的身体条件、练习目标、职业需要选择合适的练习项目和练功器械。一般来说，练习初期应选择器械功能单一、动作幅度小、速度较慢的小型器械，有一定练习基础之后，可选择负荷较大的多功能器械和复杂的练习项目。

3. 强度 器械练功的强度是根据练习者的体质状况、练习水平和目的来确定的。锻炼的强度通常体现为锻炼次数和锻炼重量，至于锻炼次数及重量以多少为宜，并无统一标准，需要根据练功者能承受的负荷来制订。

4. 周期 功法练习既有按照总体计划安排的大的练习周期，也有具体练功过程中的小频率。一般来说，初学者以隔天练习为宜，便于体能的恢复，确保锻炼的效果。此外，练功的周期和频率也可以根据身体状况、工作安排以及季节变化等适时调整。

（四）器械练功的规范性

功法练习经历了从传统到现代、从徒手到器械、从经验到科学的转化，形成了一系列规范和原则，例如在器械练功的过程中坚持积极主动的原则、综合锻炼的原则、安全有效的原则、循序渐进的原则、持之以恒的原则等。规范性的练习能使器械练功的作用得以充分实现，可以增强肌肉的强度、力量、协调性、稳定性和灵活性，同时也能够改善内分泌，对体内糖、脂的水平起到很好的控制作用，心肺功能也会得到很大程度的提高。总之，规范性的器械练功能够有效改善推拿医师的身体条件，有利于提高推拿医师的执业能力和业务水平。

三、器械练功的注意要点

器械练功与徒手锻炼有很大区别，作为一种阻抗力锻炼，器械练功的过程更为复杂。除了上文提及的各种原则、规范之外，练习者在锻炼的不同阶段还需注意以下要点。

（一）准备阶段

器械练功前的准备活动是锻炼过程中不可或缺、至关重要的环节。准备活动包括生理准备、心理准备和细节准备。

1. 生理准备 生理准备是指通过徒手活动把全身大小关节活动开，使关节更加灵活，以防损伤。同时要充分拉伸全身各部肌肉和韧带，增加肌肉的血流量，提高韧带的柔软性。具体可以做旋转腕踝关节、屈膝下蹲、弯腰下压、弓步压腿、扩胸和转腰等动作，或用推拿手法拍打放松肢体等，使练习者身体放松并逐步进入兴奋状态。

2. 心理准备 心理准备要求练功者保持心境平静、意念集中、精神内守。练功和通常的体育运动有所不同，它要求练习者通过调息、养气保持专注和平静，以便进入练习状态后手到心到，人体和器械配合默契、融会贯通，取得最好的习练效果。

3. 细节准备 器械练功还需要注意许多细节，例如忌穿紧身衣裤，尽量穿练功服、运动装等适合锻炼的衣物；除去饰物、眼镜、手表等，避免出现运动损伤。此外，寒暑易节、四时更替，练习者也须因时而动、因地制宜做好练功的准备，这样有助于练功质量的提高。

（二）练习阶段

1. 身心俱佳 进入练习阶段后，首先要保持良好的心理和身体状态。从心态来说必须积极主动、意念集中，提高神经系统兴奋性，使大脑皮质处于最佳状态，确保全心全意投身于推拿练功之中，才能达到事半功倍的效果。从身体状态来说，必须使身体适应高强度运动的需要，如提高内脏器官的功能水平，使心肺功能处于良好状态，血液循环加快，保证在运动过程中保持较高的血氧饱和度，确保人体在生物氧化过程中产生运动所需的热量。当然，最重要的是使骨骼、肌肉等人体的运动系统保持最佳状态。

2. 循序渐进 器械练功是一个循序渐进的过程，练习者应该按照既定的计划科学地进行锻炼。每一种器械的锻炼都伴随着练习次数和练习重量不断交替增加的练习过程，例如练习肌肉最有效的次数是适宜负荷下练习 8 ～ 12 次。随着机体耐力、功力的增加，可逐渐地增加练习时间与强度，如练习时间可由 20 分钟延长到 30 分钟，哑铃的重量可由 5 磅增加至 8 磅。这是一个渐增负荷的练习过程，逐渐增加练习负荷，不断给机体以超出习惯承受但经过努力可以承受的运动强度及密度等"超负荷"的刺激，使机体特别是肌肉获得"超负荷补偿"或者"超能恢复"效应，从而不断提高练习者的练功能力和练习水平。

3. 注意安全 此外，在练习过程中还需要注意练习安全问题。首先要合理选择和使用练功器械，使之适应练习者的身体条件和练习水平，避免在练功的过程中出现意外，导致运动损伤；饥饿、劳累、疲乏等体能不佳时易出现头昏、乏力等症状，严重者出现晕厥，此时不宜练功，饭后 1 小时、睡前 1 小时也不宜练习；如有条件可以在练功过程中记录下体重、心率、血压等身体重要参数，观察功法练习后的身体反应、感受与效果，一方面有利于练习安全，同时也可以为下一个计划的制订或修订提供依据。

（三）整理阶段

器械练功结束后就进入到整理阶段。练习者通过一系列放松活动，使人体器官、系统的功能水平逐渐恢复到正常状态。

整理活动的主要生理作用：一是能有效地改善肢体局部血液循环和神经肌肉的紧张性，使练习后僵硬、发胀的肌肉和韧带松弛下来，减轻肌肉酸痛症状，促进疲劳消除和恢复体能；二是能保护内脏系统，尤其是防止大强度剧烈运动后身体突然停止活动而导致大量血液潴留于下肢静脉，心、脑等重要器官严重缺血性缺氧，发生重力性休克等意外伤害。

整理活动的方式多种多样，可以用双手快速抖动大腿肌肉；两腿交替做小幅度的抖踢动作；上体左右旋转，放松腰、背和双臂；身体局部的按摩、揉捏、抖动等，有助于消除疲劳、防止肌肉劳损；在做好整理活动的同时，做几次深呼吸，也有很好的方式作用。

第二节　沙袋练功法

一、概述

沙袋练功是增加肌肉力量的有效锻炼方法，对推拿调理师的身体素质和局部肌肉力量的提高起到很大的作用。根据不同的功法锻炼目的，在沙袋重量、锻炼方法和锻炼强度等方面要因人而异。

沙袋练功前最好先进行特定的动作锻炼，尽量避免剧烈对抗性运动时绑沙袋锻炼。沙袋重量的选择并不是越重越好，负重的时间切忌贪多，以免走入锻炼误区。应该根据各自身体素质、体重等个体差异在沙袋重量和锻炼时间上做适当的调整，以不出现过度疲劳为宜。如果出现上下肢和腰部疼痛的情况，应当停止锻炼，以免引起运动性损伤。

沙袋的制作是沙袋练功的重要准备工作。根据不同的锻炼方式，沙袋可以制作成片状、球状以及其他各种形状。片状沙袋，用结实耐磨损的弹性材料，如帆布，量体裁剪成大小和形状一样的两片，对齐叠放，然后在相应的位置缝制成片状袋子。装沙后，可以用四个结实的布条在沙袋的四周加固成片状沙袋。按照上述方法，根据锻炼部位的不同制作成沙绑腿、沙护腕、沙腰带、沙背心等片状沙袋。而球状沙袋把结实耐用的弹性材料，如帆布及各种车辆的内、外胎等，裁成多个小片，并将这些小片拼接缝合成球壳形空心体，在即将完成密封时，向里面装满沙子，最后完全密封缝合。同时也可在最后密封缝合时，缝接上结实的绳子制成沙链球等；或将废旧的篮球、足球、排球等，剪个小口，向内装满沙子后再缝合，改制成沙球。

二、练功方法

常见的沙袋练功方法介绍以下五式：五指抓沙袋或沙球、俯卧直腿上抬、弯举小腿、深蹲弹跳及负重转肩等。这些方法简便易行、切实有效，是沙袋锻炼的常用方法。

（一）五指抓沙袋或沙球

【器械】
沙袋或沙球。
【方法】
1. 起势　马裆式。微屈膝弯腰，身体稍前倾，一手五指抓住重约 5kg 的沙袋或沙球待练（图 7-2-1a）。
2. 动作　抓沙袋或沙球的五指松开，沙袋或沙球自然下落；练功者迅速用另一手的五指抓住下落沙袋或沙球并迅速上提（图 7-2-1b），然后松开五指，如此交替重复上述动作。练功者也可以马步开立，身体保持正立，双手五指同时抓住重约 5kg 沙袋或沙球静止不动，保持姿势 3～5 分钟。
【要领】
1.要求五指松开、迅速抓住下落沙袋或沙球，并迅速上提，是一个动作周期。

2. 整个动作要自然连贯、一气呵成，周期与周期之间要有一定的节奏感，速度均匀。

3. 全神贯注，眼睛注视沙袋或沙球，呼吸自然流畅，不可屏气。

4. 动作要沉稳，忌轻浮。

【次数】

左右手五指各锻炼 10～20 次为 1 组，每组间隔 5 分钟，连续做 3 组，每天锻炼 1～2 次。

【作用】

此动作主要锻炼手指力量，只要坚持锻炼，功效十分明显。

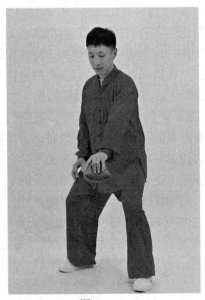 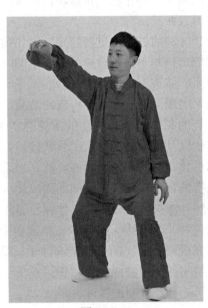

图 7-2-1a 　　　　　　　　　　图 7-2-1b

（二）俯卧直腿上抬

【器械】

沙袋。

【方法】

1. 起势　小腿部绑上重约 5kg 的沙袋，俯卧在垫子上，双下肢自然伸直，双手放在头部两侧以稳定身体（图 7-2-2a）。

2. 动作　双下肢交替用力后伸，直到最高点后缓缓下落还原（图 7-2-2b）。练功者也可先将一条腿上抬至最高点，静止不动，保持此姿势 1 分钟，然后换另腿锻炼。

【要领】

1. 腿和呼吸相配合，一腿后抬时吸气，还原时呼气。

2. 可以借助腰部用力。

3. 练功时，腹部要紧贴垫子，后伸时应尽量至最大范围，然后慢慢还原。

【次数】

每条腿锻炼 10～20 次为 1 组，组间隔 5 分钟，连续做 3 组，每天锻炼 1～2 次。

【作用】

本练功动作主要锻炼股二头肌和腿部肌肉力量。

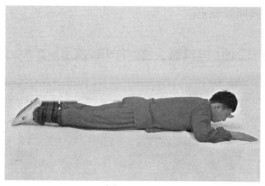
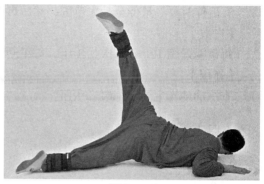

图 7-2-2a

图 7-2-2b

（三）弯举小腿

【器械】

沙袋。

【方法】

1. 起势　站立位。小腿部绑上沙袋，双手扶墙或椅背，身体保持中立或微前倾（图7-2-3a）。

2. 动作　以一条腿支撑体重，另一条腿屈膝，把小腿尽量向后上弯举至最大范围，停留并保持此姿势3分钟（图7-2-3b），然后徐徐收力放松，还原至起始姿势。交换另一条腿锻炼。重复上述动作。

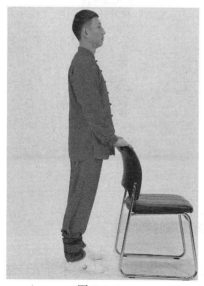
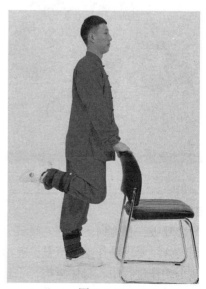

图 7-2-3a

图 7-2-3b

【要领】

1.配合呼吸，屈膝时小腿弯曲并吸气，还原时呼气。

2.小腿弯曲时，身体要保持平衡，下肢不要任意摆动。

3.后伸时要尽量伸至最大范围，然后再缓慢回到原点。

【次数】

每条腿锻炼10～20次为1组，每组间隔5分钟，连续做3组，每天锻炼1～2次。

【作用】

本练功动作主要锻炼股二头肌。

（四）深蹲弹跳

【器械】

沙袋。

【方法】

1.起势　平步开立，双脚与肩同宽，双手各抓住一沙袋，深蹲至最大限度，蓄势待发（图7-2-4a）。

2.动作　伸膝、展体、伸臂与屈足，使身体爆发性垂直向上弹起（图7-2-4b）。身体下落时随势深蹲，臂后摆，完成一次蹲跳。重复上述动作。

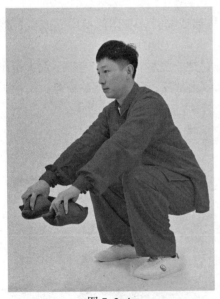
图 7-2-4a

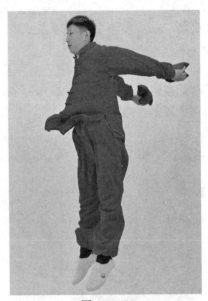
图 7-2-4b

【要领】

1.配合呼吸，身体向上弹起时吸气，身体下落深蹲时呼气。

2.深蹲弹跳要求动作连续流畅，有节奏。

3.整个动作过程中，身体挺拔，手臂保持伸直，弹起时整个身体要求舒展自然。

4.落地时动作轻灵，足尖先着地，轻巧而富有弹性。

【次数】

每次锻炼深蹲弹跳20～30次为1组，每组间隔5分钟，连续做3组，每天锻炼1～2次。

【作用】

本练功动作主要锻炼小腿肌、屈足肌群和股四头肌力量。

（五）负重转肩

【器械】

沙袋。

【方法】

1. 起势　以左肩部锻炼为例。右脚向右前方斜跨一大步，成右弓步，右脚脚尖稍内扣，左脚脚跟向后蹬地，身体保持中正；左手握空拳，屈肘90°，上臂部捆绑并固定重约5kg的沙袋，右手叉腰（图7-2-5a）。

2. 动作　上臂部发力，使肩关节做顺时针或逆时针方向旋转（图7-2-5b，图7-2-5c）；然后收右弓步成站立位，此式动作完成。右肩部锻炼同左肩部锻炼。

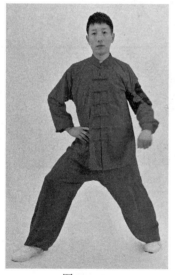 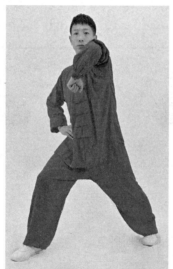 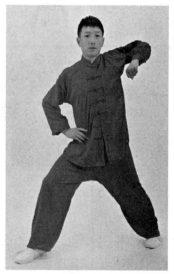

图7-2-5a　　　　　　　　　图7-2-5b　　　　　　　　　图7-2-5c

【要领】

1. 在斜跨成弓步之前，先深呼吸数次，自己感觉到身体协调自然时，再斜跨锻炼。

2. 自然调匀呼吸，不可屏气，以免受伤。

3. 肩关节旋转幅度要大，旋转速度不宜太快，整个功法锻炼过程中躯干都要保持中正。

【次数】

左右肩各按顺、逆时针方向旋转10～20次为1组，每组间隔5分钟，连续做3组，每天锻炼1～2次。

【作用】
本练功动作主要锻炼肱二头肌、肱三头肌、三角肌、胸大肌和背阔肌力量。

第三节 指力器械练功法

一、指拉弹簧

【器械】
握力器。

【方法】

1. 起势 身体放松，左右两手各握手指握力器（图 7-3-1a）。

2. 动作 左右手指分别向两端水平牵拉握力器，牵到最大限度，停留 5 秒（图 7-3-1b），缓慢回缩弹簧。重复上述动作。

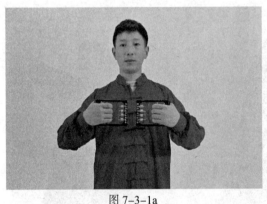 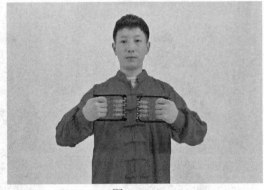

图 7-3-1a   图 7-3-1b

【要领】

1. 向两边牵拉时吸气，回缩弹簧时呼气。

2. 锻炼时应循序渐进。

3. 缓拉缓放，以免手指受伤。

4. 双手手指对称锻炼。

【次数】
每对手指锻炼 10～20 次为 1 组，每组间隔 5 分钟，连续做 3 组，每天练习 1～2 次。

【作用】
本练功动作主要锻炼手指屈肌，增强指力。

二、指抓铁球

【器械】
铁球、桌子。

【方法】

1. 起势 把铁球放在桌子边缘,锻炼手悬腕抓铁球(图 7-3-2a)。

2. 动作 用五指把铁球悬扣起(图 7-3-2b);把铁球移到桌子中央,再放下铁球(图 7-3-2c);把铁球从中央再悬扣起到桌子边缘放下。重复上述动作。

【要领】

1. 把铁球提起再慢慢放下,形成一个由低→高→低的高峰曲线,不要水平移动。

2. 坐位、站立位均可。可由五指改为四指、三指、二指抓铁球或夹住铁球。

【次数】

每次锻炼 5 ～ 10 次为 1 组,每组间隔 5 分钟,连续做 3 组,每天练习 1 ～ 2 次。

【作用】

本练功动作可锻炼手的外侧、内侧等肌群。

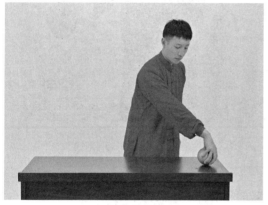
图 7-3-2a

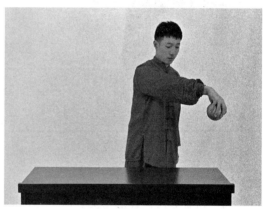
图 7-3-2b

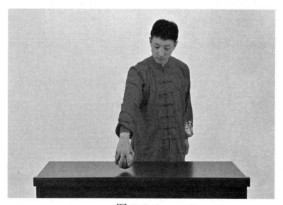
图 7-3-2c

三、身后弯举

【器械】

杠铃。

【方法】

1. 起势　两足开立站稳，双手置于背后持杠铃，拳心向后（图 7-3-3a）。

2. 动作　手腕向上弯曲至极限（图 7-3-3b），然后缓慢下放还原。重复练习。

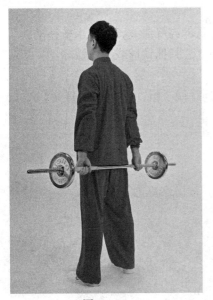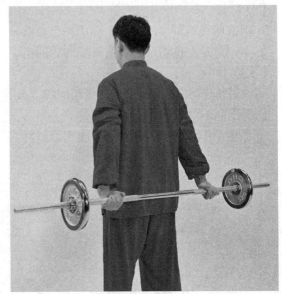

图 7-3-3a　　　　　　　　　　　　　　图 7-3-3b

【要领】

两手持杠铃距离比肩稍宽，腕部弯曲时上臂部和前臂尽量保持不动。

【次数】

练习 8 ～ 12 次为 1 组，每组间隔 3 分钟，连续做 2 ～ 3 组，隔天训练。

【作用】

本练功动作主要训练屈指肌群。

四、体侧弯举

【器械】

哑铃。

【方法】

1. 起势　两足开立站稳，与肩同宽。两手各持哑铃置于体侧，拳眼朝前（图 7-3-4a）。

2. 动作　前臂用指肌群收缩，屈肘至肩前（图 7-3-4b），然后缓慢下放还原。重复上述动作。

【要领】

上臂紧贴体侧，不要外展，前臂向上起至肩前。

【次数】

练习 8 ～ 12 次为 1 组，每组间隔 3 分钟，连续做 2 ～ 3 组，隔天训练。

【作用】

本练功动作主要训练前臂屈指肌群和上臂、肩部肌肉。

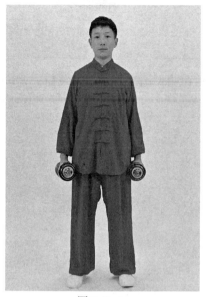 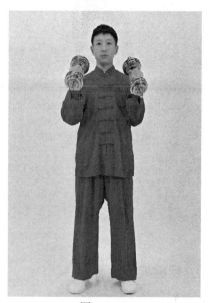

图 7-3-4a   图 7-3-4b

第四节 腕力器械练功法

一、正握弯举

【器械】

杠铃。

【方法】

1.起势 双脚分立，与肩同宽。双手紧握杠铃，置放在大腿前，拳心向前（图7-4-1a）。

2.动作 前臂屈肌群收缩，手腕向上弯起至极限（图7-4-1b），然后缓慢放下还原。重复上述动作。

【要领】

开始时手腕自然背伸到最大程度，然后向上弯起至极限。

【次数】

练习8～12次为1组，每组间隔3分钟，连续做2～3组，隔天训练。

【作用】

本练功动作主要训练桡侧腕屈肌、尺侧腕屈肌等屈指肌群。

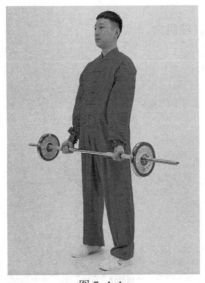
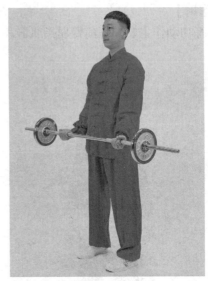

图 7-4-1a　　　　　　　　　　　　图 7-4-1b

二、反握弯举

【器械】

杠铃。

【方法】

1.起势　两足开立站稳，与肩同宽，双手紧握杠铃，置放在大腿前，拳心向后（图7-4-2a）。

2.动作　前臂伸肌群收缩，手腕向上弯起至极限（图7-4-2b），然后缓慢下放还原至原位。重复上述动作。

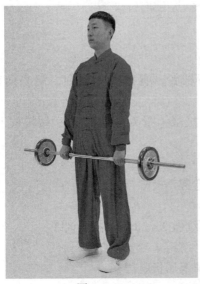
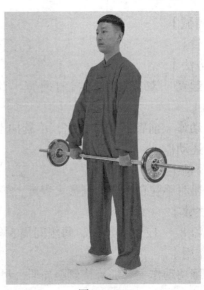

图 7-4-2a　　　　　　　　　　　　图 7-4-2b

【要领】

前臂保持静止，不可上下移动。

【次数】

练习 8 ～ 12 次为 1 组，每组间隔 3 分钟，连续做 2 ～ 3 组，隔天训练。

【作用】

本练功动作主要锻炼桡侧伸肌。

三、腕部屈伸

【器械】

拉力器。

【方法】

1. 起势　正坐于凳上，拉力器下端固定，上臂自然下垂，两手反提拉力器上端把柄，拳心向上（图 7-4-3a）。

2. 动作　前臂不动，两手腕尽力向上内屈至极限（图 7-4-3b），静止 3 ～ 5 秒，缓慢还原。重复上述动作。

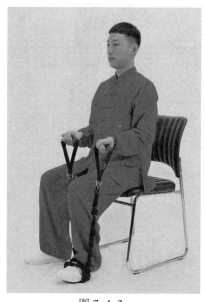 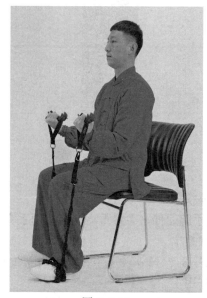

图 7-4-3a　　　　　　　　　　　　　　　图 7-4-3b

【要领】

前臂与大腿保持平行，屈肘至 90° 直角，手腕向上内屈时前臂不要上下移动。

【次数】

练习 8 ～ 12 次为 1 组，每组间隔 3 分钟，连续做 2 ～ 3 组，隔天练习。

【作用】

本练功动作主要锻炼前臂屈指肌群。

四、屈腕卷棒

【器械】

卷绳棍（悬挂重物）。

【方法】

1. 起势 双手正或反握木棒两端置于胸前，木棒中间下悬挂重物（图7-4-4a）。

2. 动作 以手屈伸之力将重物逐渐卷起，待重物靠近木棒时（图7-4-4b），再反方向卷动，使之缓慢下降。重复上述动作。

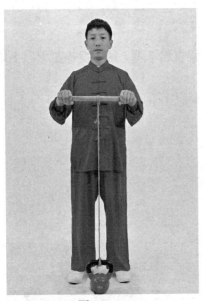
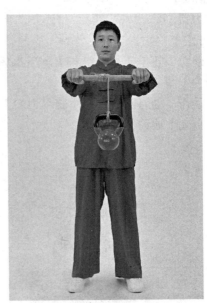

图 7-4-4a　　　　　　　　　　　　　　　图 7-4-4b

【要领】

用手腕屈伸之力将重物卷起，两手交替屈伸。

【次数】

练习8～12次为1组，每组间隔3分钟，连续做2～3组，隔天训练。

【作用】

本练功动作主要锻炼前臂屈指肌群。

第五节　臂力器械练功法

一、双臂屈伸

【器械】

哑铃。

【方法】

1. 起势　两脚开立，与肩同宽，两手握哑铃自然下垂，拳心向前（图7-5-1a）。

2. 动作　双臂同时屈伸，屈时拳心由朝前变为朝后（图7-5-1b），然后循原路还原。重复上述动作。

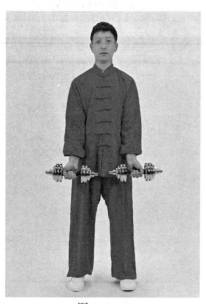
图7-5-1a

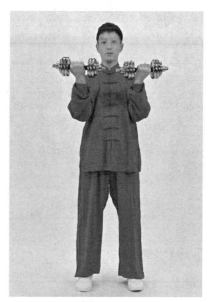
图7-5-1b

【要领】

身体保持直立，不要晃动，以免借力，影响锻炼效果。

【次数】

练习8～12次为1组，每组间隔3分钟，连续做2～3组，隔天训练。

【作用】

本练功动作主要训练肱二头肌和前臂屈肌群。

二、俯立弯举

【器械】

杠铃或哑铃。

【方法】

1. 起势　两脚开立比肩宽，两腿稍屈，上身前屈与地面平行，两手握杠铃或哑铃，垂于腿前，拳心向前（图7-5-2a）。

2. 动作　双臂共同用力屈，拳心向后（图7-5-2b），然后缓慢还原。重复上述动作。

【要领】

在屈伸过程中，上臂应始终垂直于地面，上身与地面平行，不得前后晃动。

【次数】

练习8～12次为1组，每组间隔3分钟，连续做2～3组，隔天训练。

【作用】

本练功动作主要训练肱二头肌、三角肌和前臂屈肌群。

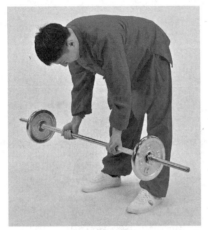 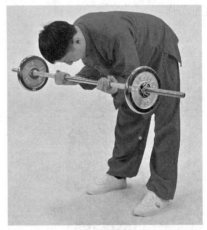

图 7-5-2a　　　　　　　　　　　　　　图 7-5-2b

三、俯坐弯举

【器械】

哑铃。

【方法】

1. 起势　坐在凳上，两腿分开，双手持哑铃垂于两腿间，拳心朝向正前方，上体稍前屈，持哑铃的肘关节外侧贴近同侧大腿内侧（图 7-5-3a）。

2. 动作　上臂固定，以肘关节为轴，用肱二头肌的力量使前臂向上弯起，拳心朝后（图 7-5-3b），然后缓慢还原。重复上述动作。

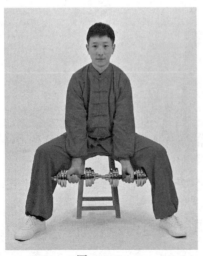 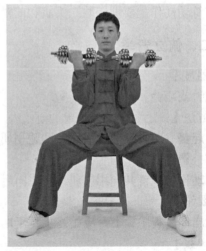

图 7-5-3a　　　　　　　　　　　　　　图 7-5-3b

【要领】

在动作过程中，持哑铃的手不能靠在腿上，上臂尽量保持不动。

【次数】

练习 8～12 次为 1 组，每组间隔 3 分钟，连续做 2～3 组，隔天训练。

【作用】

本练功动作主要训练肱二头肌。

四、仰卧弯举

【器械】

哑铃。

【方法】

1. 起势　仰卧垫子上，两手握住哑铃手柄，两臂向上伸直垂直于地面，两肘向内夹紧（图 7-5-4a）。

2. 动作　用肱二头肌的收缩力使前臂向上弯起，维持 3～5 秒（图 7-5-4b），缓慢还原。重复上述动作。

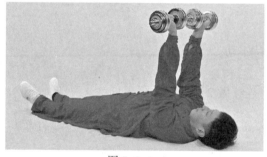

图 7-5-4a

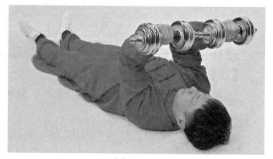

图 7-5-4b

【要领】

肱二头肌收缩屈伸时，上臂不得移动。

【次数】

练习 8～12 次为 1 组，每组间隔 3 分钟，连续做 2～3 组，隔天训练。

【作用】

本练功动作主要训练肱二头肌和前臂屈肌群。

五、颈后屈伸

【器械】

杠铃。

【方法】

1. 起势　两脚开立，与肩同宽，两手握杠铃于颈后，拳心向下（图 7-5-5a）。

2. 动作　上臂不动，前臂上举伸直于头上，拳心向后（图 7-5-5b），保持 5～10 秒，然后循原路还原。重复上述动作。

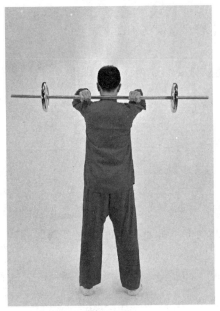
图 7-5-5a

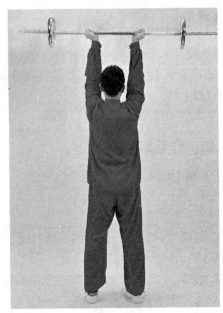
图 7-5-5b

【要领】

控制身体尽量不要前后晃动，上臂尽量保持不动。

【次数】

练习 8 ～ 12 次为 1 组，每组间隔 3 分钟，连续做 2 ～ 3 组，隔天训练。

【作用】

本练功动作主要训练肱三头肌和三角肌。

六、霸王举鼎

【器械】

壶铃。

【方法】

1. 起势 两脚开立，与肩同宽，右臂屈肘握壶铃置于肩侧，左手叉腰（图 7-5-6a）。

2. 动作 右臂向上推举壶铃（图 7-5-6b），保持 3 ～ 5 秒，然后平稳下落成起势。两臂交替练习。重复上述动作。

【要领】

上举过程中抓牢壶铃环，注意动作连贯性。

【次数】

练习 8 ～ 12 次为 1 组，每组间隔 3 分钟，连续做 2 ～ 3 组，隔天训练。

【作用】

本练功动作主要训练肱三头肌。

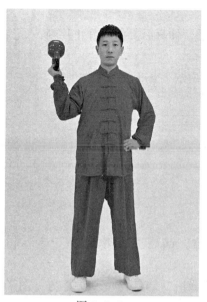

图 7-5-6a

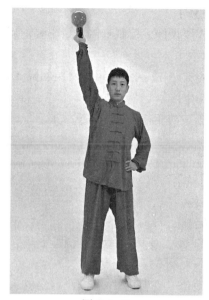

图 7-5-6b

七、水平屈伸

【器械】

拉力器。

【方法】

1. 起势 两脚开立，与肩同宽，身体直立，两手握拉力器于背后（图 7-5-7a）。

2. 动作 两臂同时向外推拉力器，伸直后静止 3 ～ 5 秒（图 7-5-7b），慢速还原。重复上述动作。

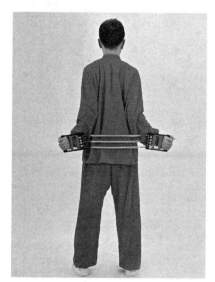

图 7-5-7a

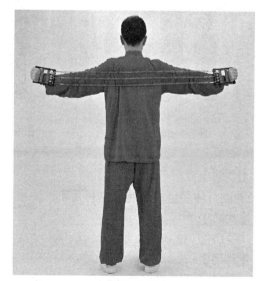

图 7-5-7b

【要领】

动作要缓慢，控制身体尽量不要前后晃动，手臂伸直后要保持静止片刻。

【次数】

练习8～12次为1组，每组间隔3分钟，连续做2～3组，隔天训练。

【作用】

本练功动作主要训练肱三头肌。

八、前平上举

【器械】

哑铃。

【方法】

1. 起势　身体站立，两脚分开，与肩同宽，两臂下垂持哑铃，拳心相对（图7-5-8a）。

2. 动作　右臂前平举（图7-5-8b），然后继续抬臂使哑铃位于头上方（图7-5-8c），慢慢复位。换另一侧手臂，重复上述动作。

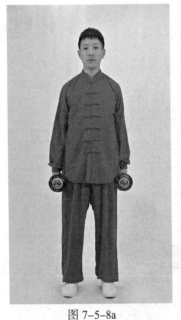
图 7-5-8a

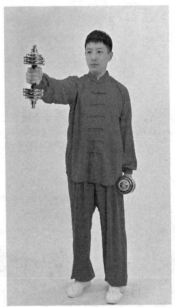
图 7-5-8b

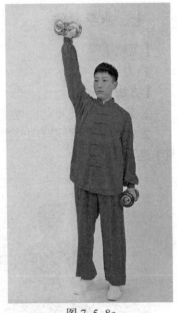
图 7-5-8c

【要领】

控制身体尽量不要前后左右晃动，注意力要集中。

【次数】

练习8～12次为1组，每组间隔3分钟，连续做2～3组，隔天训练。

【作用】

本练功动作主要训练三角肌前部肌束。

九、侧平上举

【器械】

哑铃。

【方法】

1. 起势　身体站立，两脚分开，与肩同宽，两臂下垂持哑铃，拳心相对（图 7-5-9a）。

2. 动作　两臂侧平举（图 7-5-9b），然后继续抬臂伸铃高于肩，静止 3 ～ 5 秒（图 7-5-9c），慢慢复位至起势。重复上述动作。

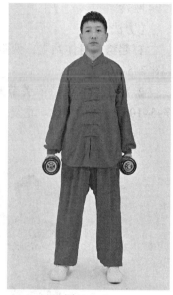

图 7-5-9a

【要领】

1. 当两臂向两侧上方提起哑铃时，两肘微屈，上臂与前臂呈 100° ～ 120° 角，向前倾的两臂与躯体呈 10° ～ 15° 角，要始终保持这两个角度，这样才能保证肩带肌群的集中收缩。

2. 两臂向上提举时，一定要超过肩或与肩同高并位于肩前，不要向身后方向举起。

【次数】

练习 8 ～ 12 次为 1 组，每组间隔 3 分钟，连续做 2 ～ 3 组，隔天训练。

【作用】

本练功动作主要训练三角肌中部肌束。

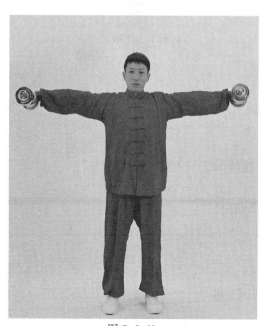

图 7-5-9b

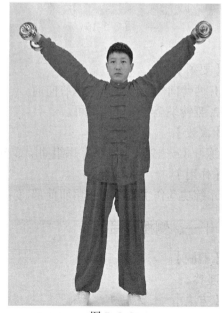

图 7-5-9c

十、屈肘开合

【器械】

哑铃。

【方法】

1. 起势 身体站立，两脚分开，与肩同宽，两手分握哑铃举于双肩外上方，拳心相对（图 7-5-10a）。

2. 动作 在保持肩关节和肘关节 90° 的状态下，两臂向侧后方摆动，拳心向前（图 7-5-10b），缓慢复位。重复上述动作。

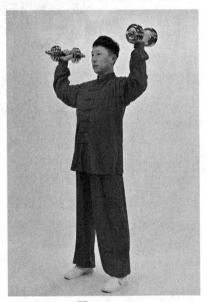
图 7-5-10a

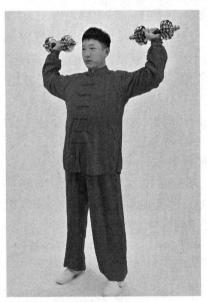
图 7-5-10b

【要领】

1. 两臂向侧后方摆动，拳心向前。

2. 哑铃举至与头同高即可。

【次数】

练习 8 ～ 12 次为 1 组，每组间隔 3 分钟，连续做 2 ～ 3 组，隔天训练。

【作用】

本练功动作主要训练三角肌前部肌束和中部肌束。

十一、侧摆拉弓

【器械】

哑铃。

【方法】

1. 起势 两脚开立，与肩同宽，双手提哑铃垂于身体两侧，拳心相对（图 7-5-11a）。

2. 动作　两臂同时向上举起，一臂屈肘于胸前，一臂侧平举，拳心向下，宛如"拉弓"姿势（图7-5-11b），然后缓慢下落，两侧交替进行。重复上述动作。

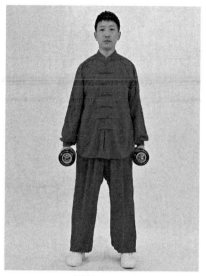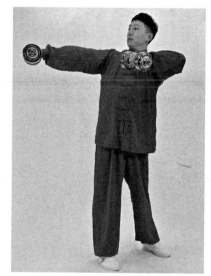

图 7-5-11a　　　　　　　　　　图 7-5-11b

【要领】

1. 整个练习动作，拳心要始终朝下。

2. 动作要连续进行，速度不可过快。

【次数】

练习 8 ～ 12 次为 1 组，每组间隔 3 分钟，连续做 2 ～ 3 组，隔天训练。

【作用】

本练功动作主要训练三角肌。

十二、单臂屈伸

【器械】

哑铃。

【方法】

1. 起势　两腿开立，与肩同宽，两手握哑铃自然下垂，拳心向前（图7-5-12a）。

2. 动作　双臂轮流屈伸，屈肘，拳心由朝前变为朝后（图7-5-12b），然后循原路还原。重复上述动作。

【要领】

保持身体直立，不可晃动，以免借力，影响效果。

【次数】

每次锻炼 5 ～ 10 次为 1 组，每组间隔 5 分钟，连续做 3 组，每天训练 1 ～ 2 次。

【作用】

本练功动作主要训练肱二头肌和前臂屈肌群。

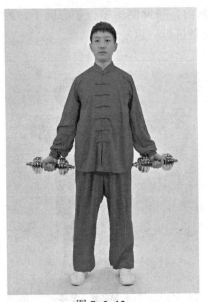
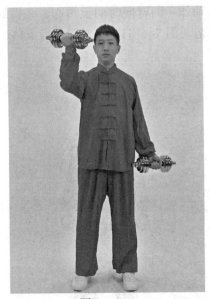

图 7-5-12a   图 7-5-12b

十三、上臂屈伸

【器械】

杠铃。

【方法】

1.起势　两脚自然开立，与肩同宽，身体保持正直，双手正握杠铃，拳心向后，握距比肩稍宽（图 7-5-13a）。

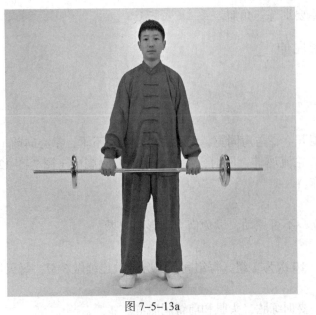

图 7-5-13a

2.动作 翻腕，将杠铃举过头顶，使上臂始终保持与地面垂直（图7-5-13b）；两肘靠近耳部，持杠铃向颈后屈前臂（图7-5-13c）；至耳轮位置向上做伸臂动作，直至两臂伸直。重复上述动作。

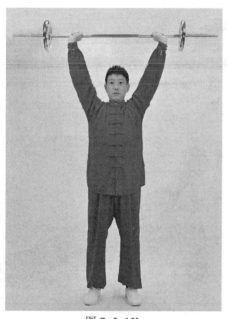 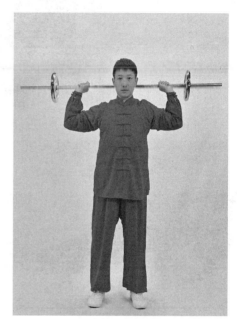

图7-5-13b   图7-5-13c

【要领】

1.颈后向上做伸臂动作时，应用鼻子吸气，反之用口呼气。

2.锻炼时，要尽量保持上臂与地面垂直，前臂动、上臂不动。

3.也可反握杠铃（拳心向前），其对肱三头肌刺激强度更大，适合有锻炼基础的人练习。

【次数】

每次锻炼5～10次为1组，每组间隔5分钟，连续3组，每周锻炼3次。

【作用】

本练功动作主要锻炼肱三头肌的力量。

十四、仰卧上撑

【器械】

俯卧撑器。

【方法】

1.起势 身体后仰，双手于背后撑在俯卧撑器上，撑距与肩同宽（图7-5-14a）。

2.动作 两臂同时弯曲，身体下降（图7-5-14b）；抬头，直腰，收腹，两臂撑直，身体上挺（图7-5-14c）。重复两臂的屈伸动作。

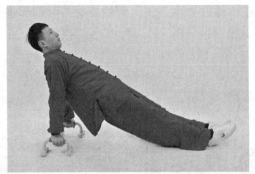

图 7-5-14a

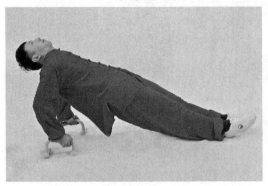

图 7-5-14b

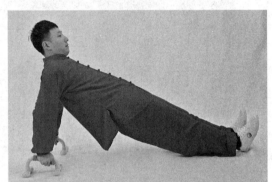

图 7-5-14c

【要领】

1. 当臂做伸动作时用鼻子吸气，反之呼气。

2. 双手于背后撑在俯卧撑器时，上体与两腿始终保持伸直姿势，腰部要挺直。

3. 屈肘到最大限度时，身体要尽量下沉。

4. 两脚与俯卧撑器的距离越远对肱三头肌刺激也就越大；两腿与上体做臂屈时成垂直状对锻炼三角肌有利。

【次数】

每次锻炼 5～10 次为 1 组，每组间隔 5 分钟，连续做 3 组，每天锻炼 12 次。

【作用】

本练功动作主要锻炼肱三头肌、胸大肌、三角肌的力量。

第六节　背力器械练功法

一、站立耸肩

【器械】

哑铃。

【方法】

1. 起势 两腿开立，与肩同宽，身体直立。两手各握持一个哑铃，上肢自然垂于身体两侧（图 7-6-1a）。

2. 动作 两肩先尽量下沉，再用力向上耸肩到最高限度为止（图 7-6-1b）。然后两肩再徐徐下落到起始位置，重复上述动作。

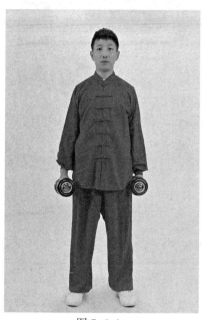

图 7-6-1a

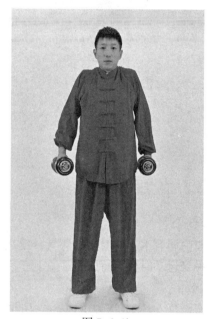

图 7-6-1b

【要领】

1. 两手腕微屈，两肘微向外转。

2. 耸肩时可以控制双肩旋转，由前往后做圆周运动，然后再落下，充分锻炼斜方肌。

【次数】

每次锻炼 5 ～ 10 次为 1 组，每组间隔 5 分钟，连续做 3 组，每周锻炼 3 次。

【作用】

本练功动作主要锻炼斜方肌和冈上肌的力量。

二、弓身运动

【器械】

杠铃。

【方法】

1. 起势 两腿开立，与肩同宽，身体直立，两手握杠铃置于颈后肩上，腰部收紧（图 7-6-2a）。

2. 动作 上体慢慢前屈，臀部后移，上体前屈至 90°（图 7-6-2b），再用腰部力量向上挺直身体，恢复起势。重复上述动作。

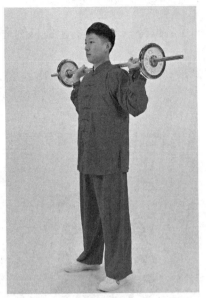
图 7-6-2a

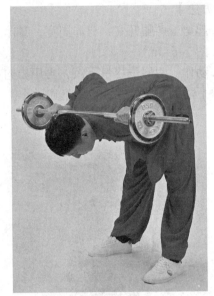
图 7-6-2b

【要领】

1. 向前屈到水平位时用口呼气，反之用鼻子吸气。

2. 弓身运动时要保持腰背平直。

【次数】

每次锻炼 5 ～ 10 次为 1 组，每组间隔 5 分钟，连续做 3 组，每周锻炼 3 次。

【作用】

本练功动作主要锻炼腰背肌群及骶棘肌力量。

三、直身飞鸟

【器械】

哑铃。

【方法】

1. 起势　两腿直立，与肩同宽，身体保持正直，两手分别持哑铃，自然下垂置于身体两侧，拳心相对（图 7-6-3a）。

2. 动作　背部肌肉收缩发力，带动上肢外展至水平位，拳心向下，同时挺胸收腹，静止停留 3 ～ 5 秒（图 7-6-3b）。两手臂再慢慢回落至身体两侧。亦可外展至水平位后不做停留而回落至身体两侧，连续外展下落，如同飞鸟展翅。

【要领】

1. 练功者身体保持平衡稳定，不要随上肢的外展下落而有大幅度起伏。

2. 外展时吸气，下落时呼气。

3. 上肢要伸直，下落时应缓慢匀速下落，以增强锻炼的效果。

【次数】

每次锻炼 5 ～ 10 次为 1 组，每组间隔 5 分钟，连续做 3 组，每天锻炼 1 次。

【作用】

本练功动作主要锻炼背阔肌、斜方肌、大圆肌、冈上肌和三角肌力量。

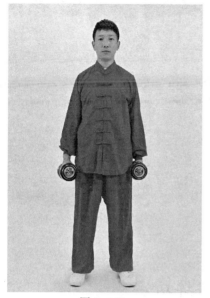

图 7-6-3a

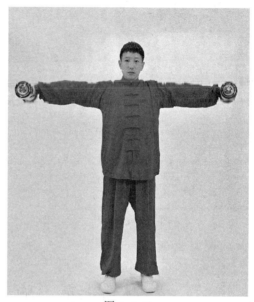

图 7-6-3b

四、大鹏展翅

【器械】

哑铃。

【方法】

1. 起势 双脚开立，与肩同宽，身体直立，两手握住哑铃，前平举至与肩同高，拳心相对（图 7-6-4a）。

2. 动作 将两臂由前平举位向左右两侧扩胸，水平位尽量拉开，拳心向前，如大鹏展翅（图 7-6-4b）。双臂收力复原至前平举位。重复上述动作。

【要领】

1. 扩胸时注意力要集中，要尽量把身体扩展开，扩开时胸部要挺起。

2. 向后扩胸时吸气，向前复原时呼气。

【次数】

每次练习 10～15 次为 1 组，每组间隔 3～5 分钟，连续做 3 组，每天练习 1～2 次。

【作用】

本练功动作主要锻炼的肌肉有背部斜方肌、冈上肌、冈下肌、大圆肌和小圆肌。本动作有扩胸作用，容易被误认为练习该动作是锻炼胸大肌，实际上本动作对胸大肌作用很小。

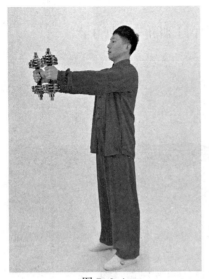

图 7-6-4a

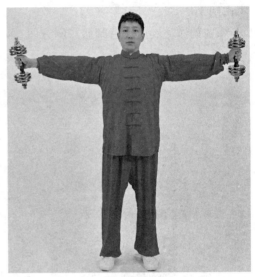

图 7-6-4b

第七节 胸部器械练功法

一、俯卧撑

【器械】

俯卧撑架。

【方法】

1. 起势 两手直臂支撑于俯卧撑架上，两手距离比肩稍宽（图 7-7-1a）。

2. 动作 抬头，直腰，收腹，呼气，同时两臂弯曲，身体下降（图 7-7-1b），然后支撑至起势位。重复上述动作。

【要领】

1. 撑起时用鼻子吸气，反之用口呼气，身体始终保持肩、臀、腿同一直线，肩关节稍前倾。

2. 屈臂支撑时，要充分沉肩，拉长胸大肌，注意肩部应处于手掌之前，腹部始终收紧，胸部不可内收。

3. 向上撑起时，始终保持身体的姿势，直至两臂伸直，不要提臀或塌腰。

【次数】

每次锻炼 15 次为 1 组，每组间隔 3～5 分钟，连续做 4 组，每天 1～2 次。

【作用】

本练功动作可用多种形式来做，如垫高双脚的位置、单手俯卧撑、上斜俯卧撑、手指俯卧撑等，其中单手俯卧撑对改变胸肌两侧不平衡有帮助。两肘内收，紧靠体侧，锻炼肱三头肌的力量；两肘稍外展，锻炼胸大肌的力量。

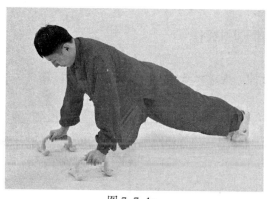
图 7-7-1a

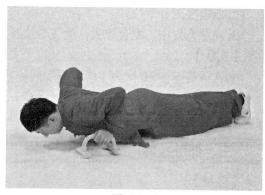
图 7-7-1b

二、胸前斜拉

【器械】

拉力器。

【方法】

1. 起势 两脚分立，与肩同宽，躯干保持直立，抬头、挺胸、收腹。屈肘，双手握住拉力器两端，一端在肩前，另一端在对侧胸乳下，拉力器斜过胸前（图 7-7-2a）。

2. 动作 两臂发力向肩外、胁外拉开拉力器，直到两肘关节完全伸直，停留 3 ～ 5 秒（图 7-7-2b），缓慢解除拉力，复原至起势位。重复上述动作。

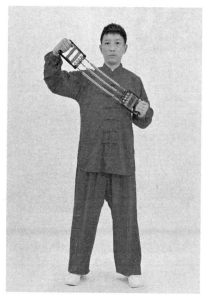
图 7-7-2a

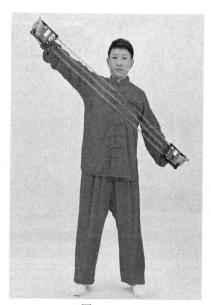
图 7-7-2b

【要领】

1. 动作要协调，力量要有控制，不能突然用力。

2. 肌肉要充分牵拉开。

3. 注意力集中，配合呼吸：吸气时拉开，呼气时收回。

【次数】

每次锻炼 5 ～ 10 次为 1 组，每组间隔 5 分钟，连续做 3 组，每天锻炼 1 ～ 2 次。

【作用】

本练功动作主要锻炼胸大肌、肱三头肌和三角肌力量。

三、仰卧拉臂

【器械】

杠铃。

【方法】

1. 起势　练功者仰卧在凳上或床垫，两手握住杠铃，距离与肩同宽，两臂伸直与身体成直角（图 7-7-3a）。

2. 动作　两臂保持伸直，将杠铃从头部向后拉，并尽量拉至最低点，停留 3 秒钟（图 7-7-3b），使胸部肌肉尽量拉开；收缩胸部肌肉，两臂向下画弧，将杠铃下划至大腿部，停留 5 秒（图 7-7-3c）。重复上述动作。

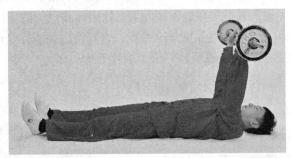

图 7-7-3a

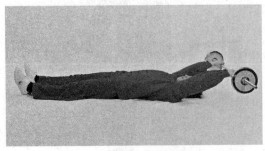

图 7-7-3b

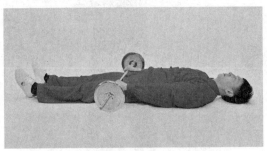

图 7-7-3c

【要领】

1. 向后拉时深吸气，吸气尽则拉至最低点，向下回复时呼气。也可向后拉时吸气，拉至吸气尽时，双臂保持不动时呼气，向下回复时吸气，回复至开始位置时呼气。

2. 向后拉时，两臂、躯干要充分伸展开；向下回复时两臂要充分向前伸直。

【次数】

每次锻炼 5 ~ 10 次为 1 组，每组间隔 5 分钟，连续做 3 组，每天锻炼 1 次。

【作用】

本练功动作主要锻炼胸大肌力量。

四、直臂开拉

【器械】

拉力器。

【方法】

1. 起势　两脚开立，与肩同宽，身体直立，抬头，挺胸，收腹，紧腰。两臂伸直平举，两手心相对，分别握住弹簧拉力器的两端（图 7-7-4a）。

2. 动作　吸气，两臂同时用力向两侧扩展，直到两臂与体侧平行成直线，停留 2 ~ 3 秒（图 7-7-4b），然后呼气慢慢将力收回。重复上述动作。

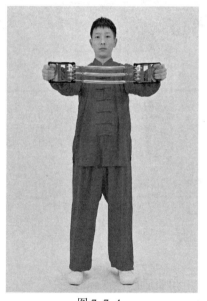
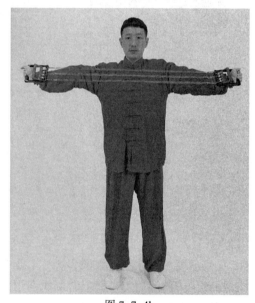

图 7-7-4a　　　　　　　　　　　　　　　　　图 7-7-4b

【要领】

1. 两臂用力均匀。

2. 动作要协调。

3. 两臂伸直，两肘不能弯曲，上体不可后仰、晃动以借力。

【次数】

每次练习 8 ~ 10 次为 1 组，每组间隔 1 ~ 2 分钟，连续做 5 ~ 8 组，每周练习 1 次。

【作用】

本练功动作主要锻炼斜方肌、胸大肌、三角肌等。

五、弓身飞鸟

【器械】

哑铃。

【方法】

1. 起势　两脚分立，与肩同宽，身体前弓至水平位；两手分别握持哑铃，两臂伸直垂于体前，拳心相对（图 7-7-5a）。

2. 动作　用肘关节带动上臂，用力扩胸两臂向上平举，拳心向下，停留 3～5 秒（图 7-7-5b），两手臂再缓慢回落至起势位。重复上述动作。

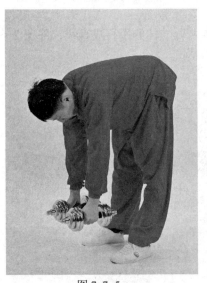
图 7-7-5a

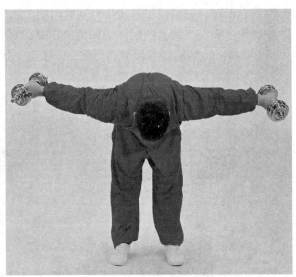
图 7-7-5b

【要领】

1. 弓身后要尽量保持原来的姿势，不要上下摆动。

2. 两臂用力向侧后上举，上背部肌肉用力收缩，三角肌后部也得到锻炼。

3. 复原时要控制手臂的速度，以增加锻炼的效果。

4. 开臂扩胸时吸气，哑铃下落时呼气。

【次数】

每次练习 8～10 次为 1 组，每组间隔 1～2 分钟，连续做 3～5 组，每天练习 1 次。

【作用】

本练功动作主要锻炼胸大肌、斜方肌、大圆肌和三角肌的后部。

六、卧推杠铃

【器械】

杠铃。

【方法】

1. 起势 练功者仰卧在垫子上，两手握住杠铃，距离与肩同宽，双手用力控制好杠铃，缓慢将杠铃横杠移至胸部（图 7-7-6a）。

2. 动作 用力将杠铃向上推至两臂平直（图 7-7-6b），再屈肘收力将杠铃收至胸前（图 7-7-6c），有节律性地重复以上动作。亦可用力将杠铃向上推至两臂平直后停留 3 ～ 5 秒，再屈肘收力将杠铃收至胸前。重复上述动作。

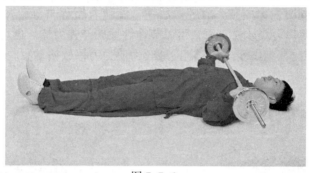

图 7-7-6a

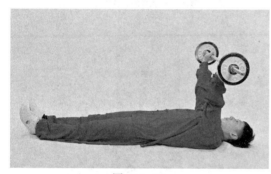

图 7-7-6b

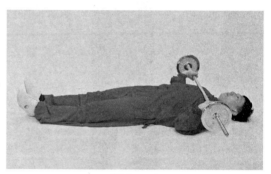

图 7-7-6c

【要领】

1. 上推用力时吸气，两臂伸直后呼气。

2. 将杠铃置于胸部时，胸部要挺起，上推时主要以胸大肌发力。

3. 屈肘收力时，要控制好杠铃，严防脱落，造成伤害。

【次数】

每次练习 15 ～ 30 次为 1 组，每组间隔 3 ～ 5 分钟，连续做 3 组，可每天练习 1 次或隔天练习 1 次。

【作用】

本练功动作主要锻炼胸大肌、三角肌前束、前锯肌和肱三头肌。本势可以采用宽握、中握和窄握三种不同的姿势，且对肌肉的影响不同。宽握对锻炼胸大肌效果比较明显，窄握对锻炼肱三头肌效果比较明显，中握对锻炼胸大肌、三角肌、前锯肌和肱三头肌均有比较良好的影响。

七、内屈弹力棒

【器械】

弹力棒。

【方法】

1. 起势　练功者双脚分开站立，与肩同宽，身体直立，双手握住弹力棒两端，位置高度在胸下部或腹上部（图7-7-7a）。

2. 动作　两臂同时发力内收，肩胛骨后缩，使弹力棒弯曲至最大限度（图7-7-7b），双臂控制性收力，使弹力棒放松复原，可以节律性地屈伸弹力棒。也可以用力将弹力棒屈曲至最大限度后停留5～10秒，再控制性地收力使弹力棒放松复原。

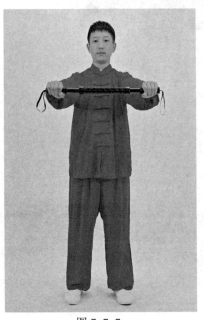 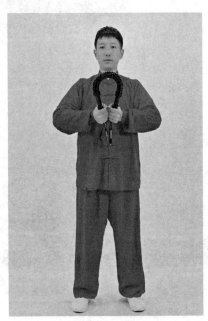

图7-7-7a　　　　　　　　　　　　　　　　　图7-7-7b

【要领】

1. 两臂用力内收时吸气，收力还原时呼气。

2. 主要以胸大肌发力，锻炼时注意力要集中在胸大肌。

3. 注意要控制性收力，防止弹力棒快速回弹而受伤。

【次数】

每次练习20～25次为1组，每组间隔2分钟，连续做3～5组，可每天练习1～2次。

【作用】

本练功动作主要锻炼胸大肌中、下部肌束。

第八节　腹部器械练功法

一、仰卧起坐

【器械】

垫了。

【方法】

1. 起势　屈腿平卧在垫上，腿屈成 90°，双手抱头（图 7-8-1a）。

2. 动作　用腹肌的力量使上体向前弯起，尽量使头部触及膝部，手不离头（图 7-8-1b），然后腰背后伸，头、双手后伸贴垫，恢复起势位。重复上述动作。

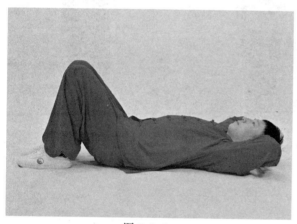

图 7-8-1a

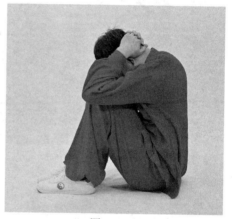

图 7-8-1b

【要领】

1. 向上弯体时用鼻子吸气，反之用口呼气。

2. 弯腰起坐，不可先直腰后起坐。

3. 不要直腿做仰卧起坐，以免损伤骶部肌肉。

【次数】

每次锻炼 10 ～ 20 次为 1 组，每组间隔 5 分钟，连续做 3 组，每天锻炼 1 次。

【作用】

本练功动作主要锻炼腹直肌。

二、负重体旋转

【器械】

杠铃。

【方法】

1. 起势 两脚平步开立，与肩同宽，身体保持正立，肩负杠铃，双上肢外展扶持稳定杠铃（图 7-8-2a）。

2. 动作 下肢保持不动，身体徐徐向左后转体至最大幅度，静止 3 ～ 5 秒（图 7-8-2b），然后徐徐收力，慢慢还原成起势位。下肢保持不动，身体徐徐向右后转体至最大幅度，静止 3 ～ 5 秒（图 7-8-2c），然后徐徐收力，慢慢还原成起势位。重复上述动作。

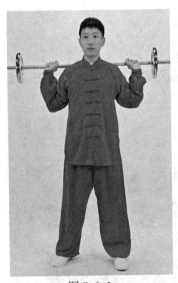 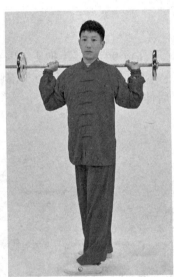 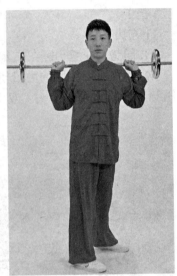

图 7-8-2a   图 7-8-2b   图 7-8-2c

【要领】

1. 随转体动作自然呼吸，不要憋气。

2. 由于旋转时会产生一种离心力，所以注意旋转速度要稍慢，可以用对侧的腹内斜肌、腹外斜肌加以控制，以免造成损伤。

3. 随着锻炼时间推移，转体至最大幅度后静止时间可逐渐增加，静止时间越长，锻炼强度越大。

【次数】

每次练习 10 ～ 15 次为 1 组，每组间隔 3 ～ 5 分钟，连续做 3 ～ 5 组，每天或隔天练习 1 次。

【作用】

本练功动作主要锻炼腹内斜肌和腹外斜肌。

三、转腰硬拉

【器械】

杠铃。

【方法】

1. 起势 两脚平步开立，与肩同宽。练功者两手一正一反握住杠铃站立，身体保持正立（图 7-8-3a）。

2.动作 下肢直立保持不动，身体向左侧转腰至最大幅度后，弯腰屈体下落杠铃（图 7-8-3b），然后徐徐收力，慢慢沿原路线还原成起势位；再向右侧转腰重复做以上动作（图 7-8-3c）。重复上述动作。

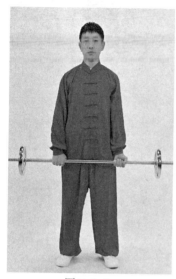

图 7-8-3a

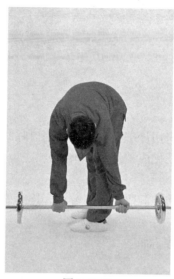

图 7-8-3b

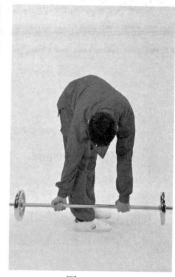

图 7-8-3c

【要领】

1. 上拉时吸气，弯腰屈体时呼气。

2. 由于旋转时会产生一种离心力，所以注意旋转速度要稍慢，可以用对侧的腹内斜肌、腹外斜肌加以控制，以免造成损伤。

3. 整个动作过程背部保持平直，转腰时两脚保持固定不动。

【次数】

每次练习 10 ～ 15 次为 1 组，每组间隔 3 分钟，连续做 3 ～ 5 组，每天或隔天练习 1 次。

【作用】

本练功动作主要锻炼腹外斜肌、髂腰肌和腰大肌。

四、两头起腹肌运动

【器械】

沙袋。

【方法】

1.起势 把沙袋绑在双小腿上（有力量者双上臂亦可绑沙袋），平躺垫子上，双臂伸直，双手置于头部两侧，两腿伸直，脚尖绷直（图 7-8-4a）。

2.动作 以腹肌力量使上体起坐，身体起坐同时上举双腿，双手碰双脚（图 7-8-4b），然后还原起势位。重复上述动作。

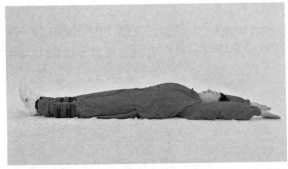

图 7-8-4a

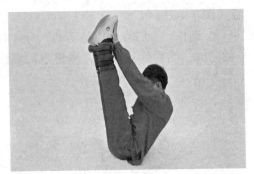

图 7-8-4b

【要领】

1. 当身体起坐、双腿上举时用鼻子吸气，反之用口呼气。

2. 身体起坐同时举腿，不要做成"仰卧起坐"。

【次数】

练习 10～15 次为 1 组，每组间隔 3～5 分钟，连续做 3～5 组，每周练习 3 次。

【作用】

本练功动作主要锻炼整个腹直肌。

第九节　腿力器械练功法

一、负重提踵

【器械】

杠铃、哑铃。

【方法】

1. 起势　两脚并立，与肩同宽，身体直立。将杠铃置于颈后肩上，两手紧握杠铃之杠杆保持稳定（图 7-9-1a）；或双手紧握哑铃，两臂自然垂直于体侧（图 7-9-1b）。

2. 动作　小腿肌肉群收缩，使脚跟尽量提高至最大限度，静止 3～5 秒钟（图 7-9-1c，图 7-9-1d），还原成起势位。重复上述动作。

【要领】

1. 提起脚跟时吸气，放松还原时呼气。

2. 脚跟上提和还原时，要注意保持身体重心稳定特别是上提时，要防止脚步向前移位。

【次数】

每次锻炼 10～20 次为 1 组，每组间隔 5 分钟，连续做 3 组，每天锻炼 1～2 次。

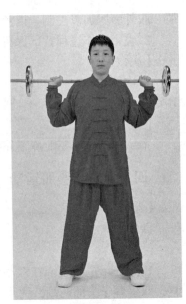

图 7-9-1a

【作用】

本练功动作主要锻炼腓肠肌、股三头肌和屈趾肌群。

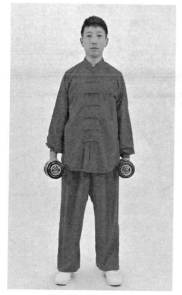
图 7-9-1b

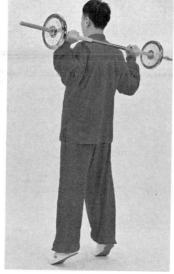
图 7-9-1c

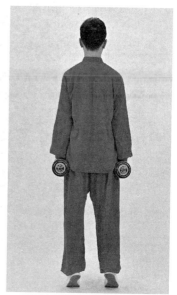
图 7-9-1d

二、前蹲

【器械】

杠铃。

【方法】

1. 起势　平步开立，两脚距离稍宽于肩，足趾微微外撇，两手紧握杠铃之杠杆，将杠铃托于胸前，身体保持正直（图 7-9-2a）。

2. 动作　控制平衡，屈膝下蹲，下蹲的高度以大腿与地面平行为宜，静止 3 秒钟（图 7-9-2b）；膝关节挺直起立，回复至起势位。重复上述动作。

【要领】

1. 有两种呼吸气方式：一是下蹲时呼气，起立时吸气；二是下蹲时吸气，静止时呼气，然后起立时再吸气，静止时呼气。

2. 下蹲和起立都要注意保持身体重心稳定。

3. 在整个运动过程中，背部都要保持平直，上体不前倾，臀部不后突，但腰部在下蹲时要下塌。

4. 起立时要快速伸直膝关节，并用力挺直膝关节。

【次数】

每次锻炼 10 ～ 20 次为 1 组，每组间隔 5 分钟，连续做 3 组，每天锻炼 1 ～ 2 次。

【作用】

本练功动作主要锻炼股四头肌前部、膝周韧带和上背部肌肉。

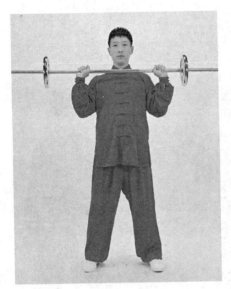

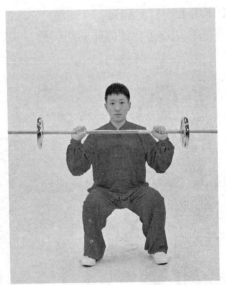

图 7-9-2a   图 7-9-2b

三、后蹲

【器械】

杠铃。

【方法】

1.起势　两手紧握杠铃之杠杆，将杠铃置于颈后部肩上（图 7-9-3a），其余动作姿势与前蹲相同。

2.动作　同前蹲（图 7-9-3b）。

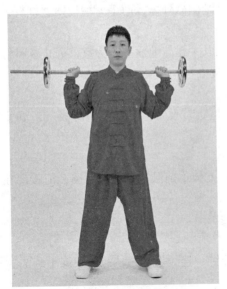

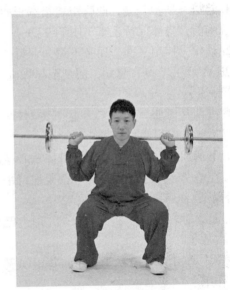

图 7-9-3a   图 7-9-3b

【要领】

同前蹲。

【次数】

同前蹲。

【作用】

本练功动作主要锻炼股四头肌后部、膝周韧带和腰背部肌肉。本动作可以与前蹲动作交替合练。

四、站立后摆腿

【器械】

弹力皮条、椅子。

【方法】

1. 起势　练功者平步开立，两脚距离稍窄于肩，两手扶墙或抓住椅背，将弹力皮条套在两下肢脚部（图 7-9-4a）。

2. 动作　一脚站稳支撑体重，把另一脚尽量向后上方抬起，直到可能达到的最高点（图 7-9-4b），然后收力放松回复至中立位。重复上述动作。然后换另一只脚重复上述动作。

【要领】

1. 脚向后上方抬起时吸气，收力放松回复时呼气。

2. 脚向后上方抬起时，整个下肢保持平直，应收缩臀大肌和腰部肌肉使下肢后伸。

3. 脚向后上方抬起时，足尖要尽量伸直，髋关节和膝关节应尽量伸展。

【次数】

每次练习 30 ～ 50 次为 1 组，每组间隔 3 分钟，连续做 3 ～ 5 组，每天练习 1 次。

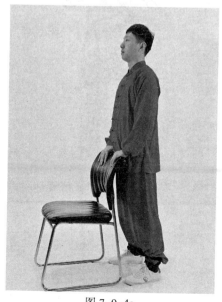

图 7-9-4a

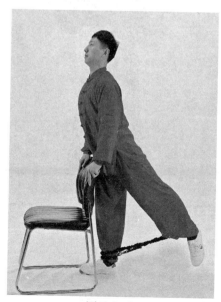

图 7-9-4b

【作用】

本练功动作主要锻炼臀大肌。

五、负重蹲跳

【器械】

杠铃。

【方法】

1.起势　两脚开步站立，双手紧握杠铃之杠杆将杠铃置于肩上，目正视，负重而立（图7-9-5a）。

2.动作　两手紧握杠铃，做半蹲跳或全蹲跳动作（图7-9-5b）。重复多次。

【要领】

1.半蹲跳时，半蹲两脚站距要比肩窄；全蹲跳时，下蹲两脚站距要比肩宽。

2.挺胸直腰，保持腰部紧张。

3.下蹲时两膝要向两侧外分，不要向前，以免损伤膝部。

【次数】

练习5～8次为1组，每组间隔5分钟，连续3组，每周练习3次。

【作用】

本练功动作主要锻炼腓肠肌、胫前肌、股四头肌等，是提高弹跳力的有效方法。

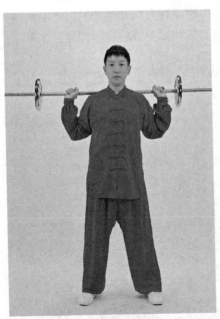

图 7-9-5a

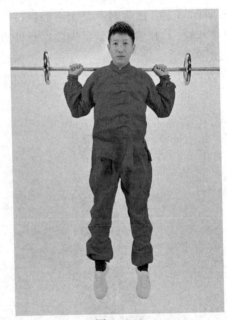

图 7-9-5b